全国高等学校国家级规划教材配套教材
从"教材"到"临床"导学丛书
国内名院、名科、知名专家临床实践（习）导引与图解丛书

传染科临床实践（习）导引与图解

主　编　陈士俊
副主编　李　强

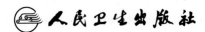

人民卫生出版社

图书在版编目（CIP）数据

传染科临床实践（习）导引与图解 / 陈士俊主编 . —北京：人民卫生出版社，2014

ISBN 978-7-117-19790-8

Ⅰ . ①传… Ⅱ . ①陈… Ⅲ . ①传染病学 – 医学院校 – 教学参考资料 Ⅳ . ①R51

中国版本图书馆 CIP 数据核字（2014）第 232846 号

| 人卫社官网 | www.pmph.com | 出版物查询，在线购书 |
| 人卫医学网 | www.ipmph.com | 医学考试辅导，医学数据库服务，医学教育资源，大众健康资讯 |

传染科临床实践（习）导引与图解

主　　编：陈士俊
出版发行：人民卫生出版社（中继线 010-59780011）
地　　址：北京市朝阳区潘家园南里 19 号
邮　　编：100021
E - mail：pmph @ pmph.com
购书热线：010-59787592　010-59787584　010-65264830
印　　刷：北京铭成印刷有限公司
经　　销：新华书店
开　　本：889 × 1194　1/32　印张：16
字　　数：568 千字
版　　次：2014 年 12 月第 1 版　2014 年 12 月第 1 版第 1 次印刷
标准书号：ISBN 978-7-117-19790-8/R · 19791
定　　价：69.00 元

打击盗版举报电话：010-59787491　E-mail：WQ @ pmph.com
（凡属印装质量问题请与本社市场营销中心联系退换）

编者名单 （按姓氏汉语拼音排序）

陈士俊 （山东大学）

杜文军 （山东大学）

盖中涛 （山东大学）

郭彩萍 （首都医科大学）

黄建荣 （浙江大学）

李　强 （山东大学）

李志伟 （中国医科大学）

宋建新 （华中科技大学）

苏明华 （广西医科大学）

孙　建 （南方医科大学）

于岩岩 （北京大学）

余祖江 （郑州大学）

曾兆清 （山东大学）

张凯宇 （吉林大学）

张文宏 （复旦大学）

张欣欣 （上海交通大学）

赵彩彦 （河北医科大学）

赵英仁 （西安交通大学）

赵志新 （中山大学）

周　智 （重庆医科大学）

学术秘书

曾兆清 （山东大学）

主编简介

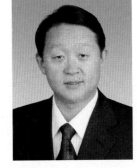

陈士俊,1957年12月出生,山东人,医学博士,山东大学医学院教授,博士生导师。山东大学附属济南市传染病医院主任医师。首届齐鲁名医,国务院特殊津贴获得者,山东省肝病专业学科带头人。现任山东大学传染病教研室主任,山东省感染病质量控制中心主任。曾任山东大学附属济南市传染病医院院长,中华医学会感染病分会委员,中国医师协会全国委员。

从事传染病医教研工作30多年,对传染病的防治,尤其是病毒性肝炎抗病毒治疗及危重症抢救有深入的研究。近年来在国内外发表医学论文数十篇。主编参编医学专著六部,国家规划教材五年制、八年制编委(人卫社)。高教社五年制教材编委。研究生规划教材副主编,北京大学五年制规划教材副主编。数字化教材编委。

副主编简介

李强,山东大学医学院教授、博士生导师,济南市传染病医院主任医师、肝病科主任、重型肝炎专业学科带头人。曾留学日本东京大学,师从世界著名肝病学家Omata教授。在SCI及核心期刊发表论文40余篇。

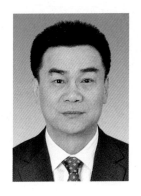

前　言

　　多年来，针对《传染病学》教材有很多临床教学参考书和临床手册，但都是以文字介绍为主的编写模式，类似于教科书的简化版，对提高读者的临床实践能力作用有限。该书打破了既往教材的编写模式，采用图片，诊疗流程图和文字注释形式，对实习医师和住院医师在临床实践中可能遇到的问题，通过关键词设置，诊疗流程构思，图示和注释等形式，对临床典型症状，体征以及辅助检查结果以流程图解形式，展示如何理解从教材中学到的理论知识，如何解决实践中遇到的问题。具有形象直观、易于理解、便于记忆的鲜明特色。适合五年制、七年制、八年制临床研究生和住院医师在临床实践阶段学习应用。

　　该书编写过程得到各位同仁专家的大力支持，从编者，学术秘书到出版社编辑，兢兢业业，查阅大量文献，付出大量心血。在此，对参与者及关心本书的人们一并表示衷心的感谢。但由于工作任务重，内容形式新，编写经验不足，致使本书一定存在很多不足和缺点，敬请各位同仁在教学和实践中不吝指正，以便加以改进。

陈士俊

目　录

目 录

第一章 常见症状

第一节 发　热

发热常见于传染病,但并非传染病所特有。外源性致热原(病原体及其产物、免疫复合物、异性蛋白、大分子化合物或药物等)进入人体后,激活单核 - 吞噬细胞、内皮细胞和 B 淋巴细胞等,使后者释放内源性致热原,如白细胞介素 -1(IL-1)、肿瘤坏死因子(TNF)、白细胞介素 -6(IL-6)、干扰素(IFN)等。内源性致热原通过血液循环刺激体温调节中枢、释放前列腺素 E2(PGE2),后者把恒温点调高,使产热超过散热而引起体温上升。

一、发热的分类

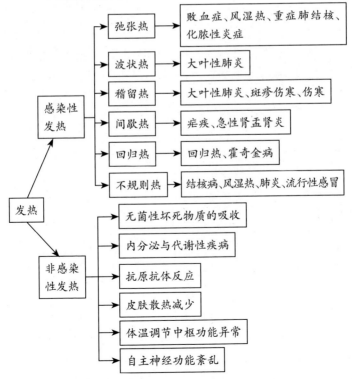

败血症、风湿热、重症肺结核、化脓性炎症 ← 弛张热

大叶性肺炎 ← 波状热

大叶性肺炎、斑疹伤寒、伤寒 ← 稽留热

疟疾、急性肾盂肾炎 ← 间歇热

回归热、霍奇金病 ← 回归热

结核病、风湿热、肺炎、流行性感冒 ← 不规则热

感染性发热

发热

非感染性发热 → 无菌性坏死物质的吸收
→ 内分泌与代谢性疾病
→ 抗原抗体反应
→ 皮肤散热减少
→ 体温调节中枢功能异常
→ 自主神经功能紊乱

二、发热的伴随症状及其相关疾病

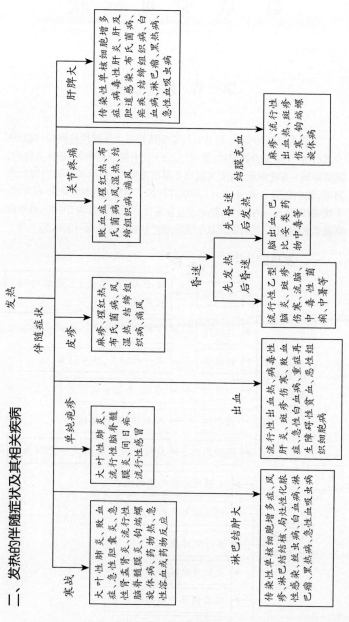

（陈士俊 曾兆清）

第二节 皮 疹

许多传染病在发热的同时伴有皮疹,称为发疹性传染病(eruptive communicable diseases)。发疹时可出现皮疹,分为外疹、内疹两大类,出疹时间、部位和先后次序对诊断和鉴别诊断有重要参考价值。

一、皮疹的分类

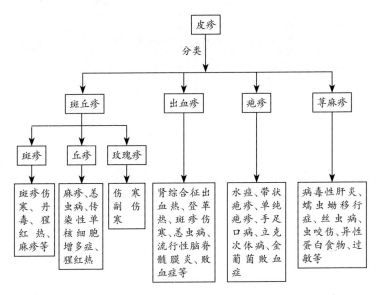

二、出疹时间、部位及先后次序

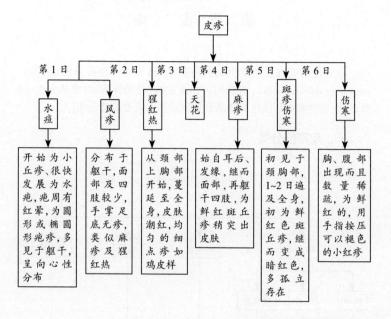

（陈士俊 曾兆清）

第三节 肝　　大

　　肝大可由很多疾病引起,是临床上的一个重要体征。正常人的肝脏,一般在肋缘下触不到,但腹壁松软的瘦人,于深吸气时可于肋弓下触及肝下缘,在 1cm 之内。在剑突下可触及肝下缘,一般在 3cm 之内,在腹上角较锐的瘦高者剑突根部下可达 5cm,但是不会超过剑突根部至脐距离的中、上 1/3 交界处。如超出上述标准,肝脏质地柔软,表面光滑,并无压痛,则首先应考虑肝下移,此时可用叩诊法叩出肝上界,如肝上界也相应降低,肝上下径正常,则为肝下移,如肝上界正常或升高,则提示肝大。

一、肝大常见原因

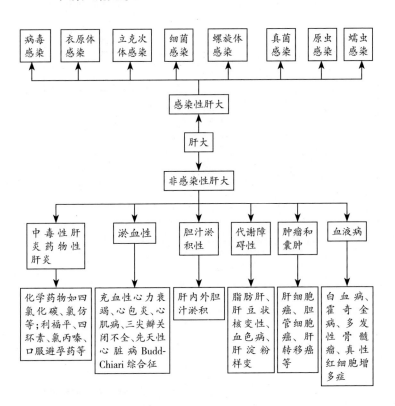

二、肝大常见疾病的鉴别诊断

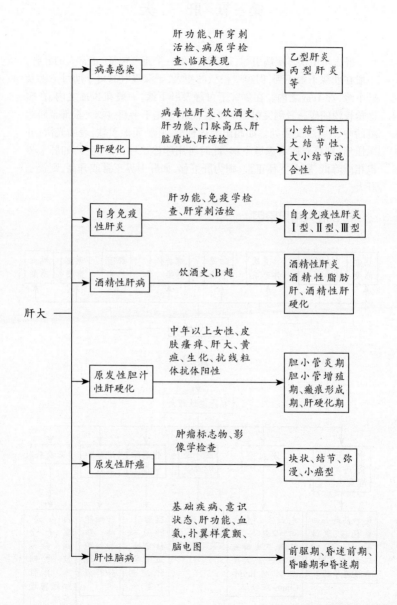

（陈士俊　曾兆清）

第四节 脾 大

正常情况下脾不能触及,当内脏下垂或左侧胸腔积液、积气时膈下降,可使脾向下移位。除此之外,能触到脾则提示脾大。

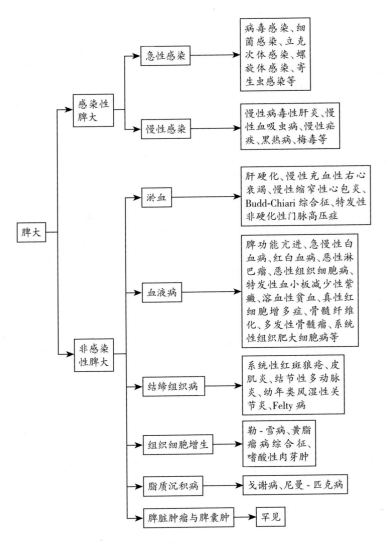

脾大的伴随症状及其相关疾病

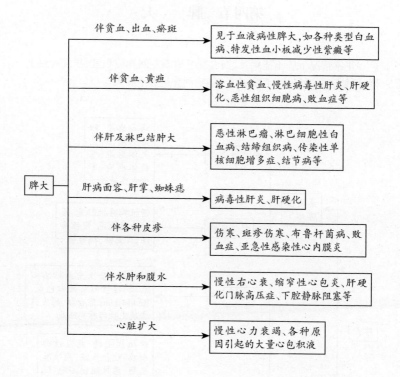

(陈士俊 曾兆清)

第五节 淋巴结肿大

淋巴结因内部细胞增生或肿瘤细胞浸润而体积增大的现象,是临床常见的体征。淋巴结肿大可见于任何年龄段人群,可见于多种疾病,有良性,亦有恶性,故重视淋巴结肿大,及时就诊、确诊,以免误诊、漏诊,是非常重要的。

一、淋巴结肿大的常见原因

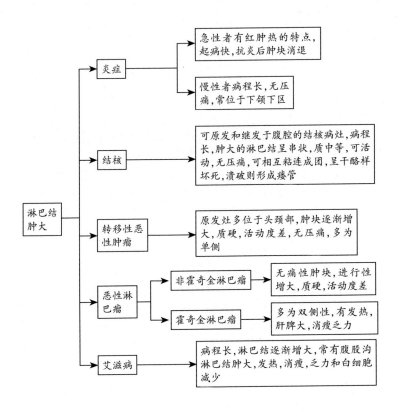

二、淋巴结肿大的常见疾病

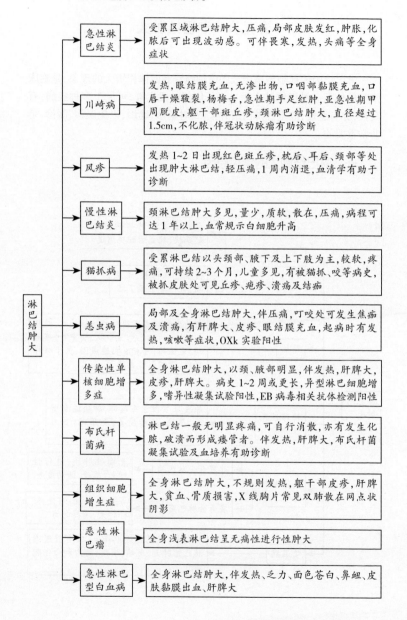

淋巴结肿大

- **急性淋巴结炎** → 受累区域淋巴结肿大,压痛,局部皮肤发红,肿胀,化脓后可出现波动感。可伴畏寒,发热,头痛等全身症状

- **川崎病** → 发热,眼结膜充血,无渗出物,口咽部黏膜充血,口唇干燥皲裂,杨梅舌,急性期手足红肿,亚急性期甲周脱皮,躯干部斑丘疹,颈淋巴结肿大,直径超过1.5cm,不化脓,伴冠状动脉瘤有助诊断

- **风疹** → 发热1~2日出现红色斑丘疹,枕后、耳后、颈部等处出现肿大淋巴结,轻压痛,1周内消退,血清学有助于诊断

- **慢性淋巴结炎** → 颈淋巴结肿大多见,量少,质软,散在,压痛,病程可达1年以上,血常规示白细胞升高

- **猫抓病** → 受累淋巴结以头颈部、腋下及上下肢为主,较软,疼痛,可持续2~3个月,儿童多见,有被猫抓、咬等病史,被抓皮肤处可见丘疹、疱疹、溃疡及结痂

- **恙虫病** → 局部及全身淋巴结肿大,伴压痛,叮咬处可发生焦痂及溃疡,有肝脾大、皮疹、眼结膜充血,起病时有发热,咳嗽等症状,OXk实验阳性

- **传染性单核细胞增多症** → 全身淋巴结肿大,以颈、腋部明显,伴发热,肝脾大,皮疹,肝脾大。病史1~2周或更长,异型淋巴细胞增多,嗜异性凝集试验阳性,EB病毒相关抗体检测阳性

- **布氏杆菌病** → 淋巴结一般无明显疼痛,可自行消散,亦有发生化脓,破溃而形成瘘管者。伴发热,肝脾大,布氏杆菌凝集试验及血培养有助诊断

- **组织细胞增生症** → 全身淋巴结肿大,不规则发热,躯干部皮疹,肝脾大,贫血、骨质损害,X线胸片常见双肺散在网点状阴影

- **恶性淋巴瘤** → 全身浅表淋巴结呈无痛性进行性肿大

- **急性淋巴型白血病** → 全身淋巴结肿大,伴发热、乏力、面色苍白、鼻衄、皮肤黏膜出血、肝脾大

(陈士俊 曾兆清)

第六节 腹 水

腹水的鉴别诊断：

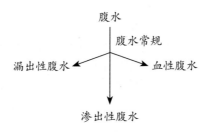

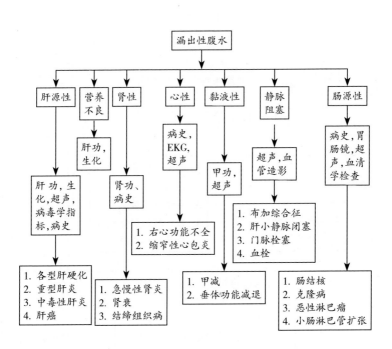

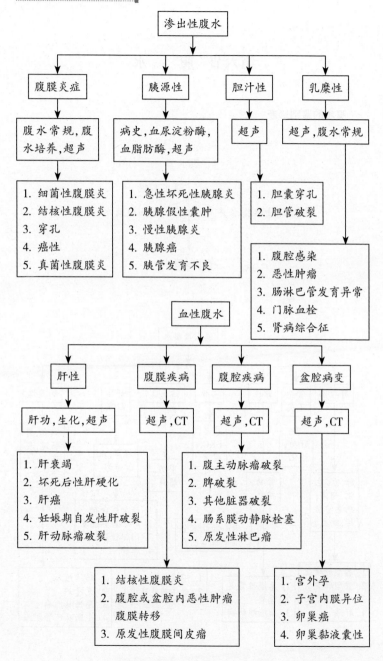

```
                        ┌─────────────┐
                        │  渗出性腹水  │
                        └──────┬──────┘
                               ↓
    ┌──────────┬───────────────┼───────────────┬──────────┐
    ↓          ↓               ↓               ↓
┌────────┐ ┌────────┐    ┌────────┐      ┌────────┐
│ 腹膜炎症 │ │ 胰源性  │    │ 胆汁性  │      │ 乳糜性  │
└───┬────┘ └───┬────┘    └───┬────┘      └───┬────┘
```

腹膜炎症	胰源性	胆汁性	乳糜性
腹水常规,腹水培养,超声	病史,血尿淀粉酶,血脂肪酶,超声	超声	超声,腹水常规
1. 细菌性腹膜炎 2. 结核性腹膜炎 3. 穿孔 4. 癌性 5. 真菌性腹膜炎	1. 急性坏死性胰腺炎 2. 胰腺假性囊肿 3. 慢性胰腺炎 4. 胰腺癌 5. 胰管发育不良	1. 胆囊穿孔 2. 胆管破裂	1. 腹腔感染 2. 恶性肿瘤 3. 肠淋巴管发育异常 4. 门脉血栓 5. 肾病综合征

┌─────────────┐
│   血性腹水   │
└──────┬──────┘

肝性	腹膜疾病	腹腔疾病	盆腔病变
肝功,生化,超声	超声,CT	超声,CT	超声,CT
1. 肝衰竭 2. 坏死后性肝硬化 3. 肝癌 4. 妊娠期自发性肝破裂 5. 肝动脉瘤破裂		1. 腹主动脉瘤破裂 2. 脾破裂 3. 其他脏器破裂 4. 肠系膜动静脉栓塞 5. 原发性淋巴瘤	
	1. 结核性腹膜炎 2. 腹腔或盆腔内恶性肿瘤腹膜转移 3. 原发性腹膜间皮瘤		1. 宫外孕 2. 子宫内膜异位 3. 卵巢癌 4. 卵巢黏液囊性

(杜文军)

第七节 腹 泻

腹泻的鉴别诊断

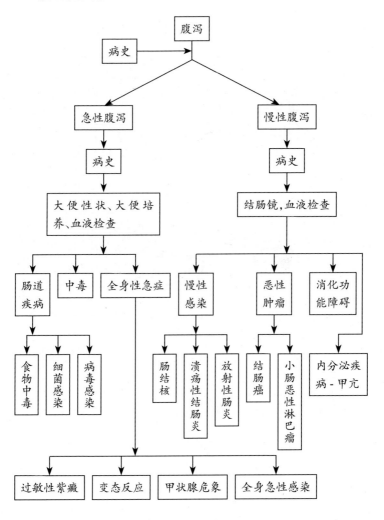

(杜文军)

第八节 黄 疸

黄疸的鉴别诊断

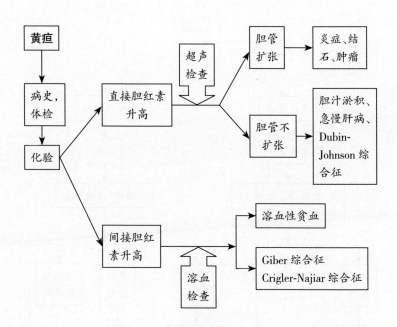

（杜文军）

第二章 病毒性传染病

第一节 病毒性肝炎

关键词

病毒性肝炎 甲型肝炎 乙型肝炎 丙型肝炎 丁型肝炎 戊型肝炎 肝硬化 原发性肝癌 临床分型 治疗

常见就诊原因

患者常因近期内出现的、持续几天以上但无其他原因可解释的症状:如全身乏力、食欲缺乏、恶心、呕吐、厌油、腹胀等,也可出现尿色加深、大便颜色变浅,肝区疼痛等,可伴有发热、畏寒等毒血症状。部分严重病例可出现重度黄疸、有明显出血倾象、神志障碍等。

病毒性肝炎诊疗思路

接诊患者

↓

病史采集(发病季节、家族史、既往病史等)(注 1.1),临床类型及经过(注 1.2)

↓

体格检查(发热、全身中毒症状、肝病面容、黄疸、肝掌、蜘蛛痣、肝大、脾大、肝区叩击痛、腹水、扑翼征阳性等)(注 1.2)

↓

血常规、尿常规、肝功、PTA、影像学检查(注 1.3)

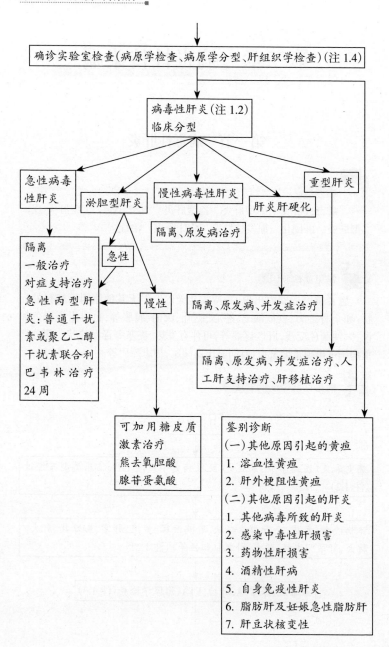

确诊实验室检查(病原学检查、病原学分型、肝组织学检查)(注1.4)

病毒性肝炎(注1.2)
临床分型

急性病毒性肝炎

淤胆型肝炎

慢性病毒性肝炎

肝炎肝硬化

重型肝炎

隔离、原发病治疗

隔离
一般治疗
对症支持治疗
急性丙型肝炎:普通干扰素或聚乙二醇干扰素联合利巴韦林治疗24周

急性

慢性

隔离、原发病、并发症治疗

隔离、原发病、并发症治疗、人工肝支持治疗、肝移植治疗

可加用糖皮质激素治疗
熊去氧胆酸
腺苷蛋氨酸

鉴别诊断
(一)其他原因引起的黄疸
1. 溶血性黄疸
2. 肝外梗阻性黄疸
(二)其他原因引起的肝炎
1. 其他病毒所致的肝炎
2. 感染中毒性肝损害
3. 药物性肝损害
4. 酒精性肝病
5. 自身免疫性肝炎
6. 脂肪肝及妊娠急性脂肪肝
7. 肝豆状核变性

💡 注1.1 流行病学特点

1. 甲型、戊型肝炎 患者病前是否在甲、戊型肝炎流行区，有无进食未煮熟海产品如蛤蜊及饮用污染水。秋冬散发，暴发以水传播为主。甲型肝炎多见于儿童。戊型肝炎多见于成年人。

2. 乙型、丁型肝炎 有经血液、体液传播获得感染的风险(如输血或血制品、注射、手术、针刺、血液透析、器官移植、骨髓移植等及性伴侣健康状况等)，有家庭聚集现象，特别是婴儿母亲是否HBsAg阳性。散发，全球不均衡。

3. 丙型肝炎 有经血液、体液传播获得感染的风险(如输血或血制品、注射、手术、针刺、血液透析、器官移植、骨髓移植等及多个性伴侣等)，母亲为HCV感染者等，我国以西南部感染率高。散发或输血流行，全球不均衡。

💡 注1.2 临床类型及经过

1. 病毒性肝炎临床分型

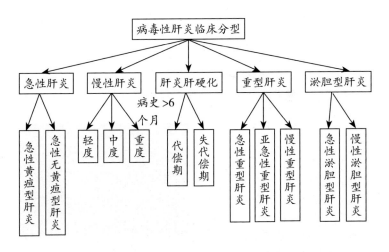

2. 不同临床分型临床表现 不同类型病毒引起的病毒性肝炎潜伏期不同：甲型肝炎2~6周，平均4周；乙型肝炎1~6个月，平均3个月；丙型肝炎2周~6个月，平均40日；丁型肝炎4~20周；戊型肝炎2~9周，平均6周。

(1) 急性病毒性肝炎临床表现

```
急性肝炎
├─ 急性黄疸型肝炎
│   ├─ 黄疸前期:持续5~7天。甲、戊型较长,平均10天。
│   │  甲、戊型肝炎起病急,多伴中毒症状
│   │  乙、丙、丁型肝炎起病较缓,仅少数有发热
│   │  表现:全身乏力、消化道症状(食欲缺乏、厌油、腹胀、
│   │  尿色加深等)体格检查:肝区叩击痛等
│   │
│   ├─ 黄疸期:持续1~6周。中毒症状减轻、消化道症状明
│   │  显、尿黄加深、可有梗阻性黄疸表现:皮肤瘙痒、粪便
│   │  变浅等。
│   │  体格检查:皮肤及巩膜黄染,肝大、质软、有压痛及叩
│   │  击痛、部分病例可有脾大
│   │
│   └─ 恢复期:可持续1~2个月
│      症状逐渐消失、黄疸消退、肝脾回缩
│
└─ 急性无黄疸型肝炎:全身乏力、消化道症状、无黄疸
   体格检查:可有肝大、有轻度压痛及叩击痛
```

急性丙型肝炎临床表现一般较轻,无黄疸型病例占到2/3以上,黄疸型病例,黄疸属轻度。

急性丁型肝炎可与HBV感染同时发生或继发于HBV感染者中,其临床表现部分取决于HBV感染状态。大多表现为黄疸型,极少数发展为重型肝炎。重叠感染者,部分可进展为急性重型肝炎。

戊型肝炎与甲型肝炎相似,症状重,病程较长。晚期妊娠妇女、老年患者患戊型肝炎时、HBV慢性感染者重叠戊型肝炎时,通常病情重,病程较长,病死率较高。

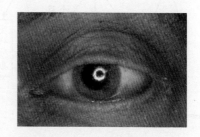

图2-1-1 急性病毒性肝炎黄疸期,可出现皮肤及巩膜黄染

(2)慢性病毒性肝炎临床表现:急性肝炎病程超过半年,或原有乙、丙、丁型肝炎或有HBsAg携带史因同一病原再次出现肝炎症状、体征、肝功能异常者。发病日期不明确或虽无肝炎病史,但根据临床表现、实验室检查、B超检查综合分析符合慢性肝炎者。

慢性肝炎

轻度:病情轻
反复出现乏力、消化道症状(食欲缺乏、厌油、肝区不适等)、尿黄
体格检查:可有肝大、轻触痛,部分可有脾大

中度:介于轻度和重度之间

重度:持续或明显的肝炎症状
乏力、头晕、消化道症状、尿黄
体格检查:慢肝病容、肝掌、蜘蛛痣、脾大、皮肤及巩膜黄染

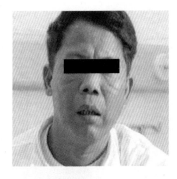

图 2-1-2 慢性病毒性肝炎,可出现慢肝病容

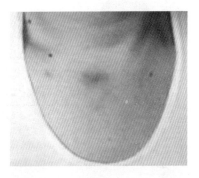

图 2-1-3 慢性病毒性肝炎,可出现蜘蛛痣

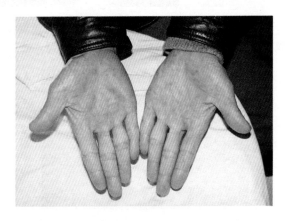

图 2-1-4 慢性病毒性肝炎,可出现肝掌

(3) 肝炎肝硬化临床表现

肝炎肝硬化

代偿期:症状轻或无,乏力、消化道症状、尿色加深等
体格检查:慢肝病容、肝掌、蜘蛛痣、可有脾大
无门脉高压症

失代偿期:乏力、消化道症状、尿色加深、腹胀、便溏等
可伴腹水、呕血、便血、神志障碍等
体格检查:慢肝病容、肝掌、蜘蛛痣、脾大、腹壁静脉曲张、
腹水征阳性、扑翼征阳性等

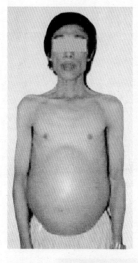 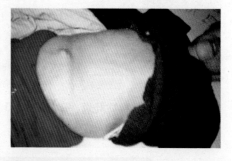

图 2-1-5 肝炎肝硬化者,可出现腹水

图 2-1-6 肝炎肝硬化者,重度腹水可出现脐疝

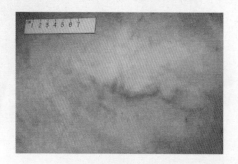

图 2-1-7 门脉高压患者,可见腹壁静脉曲张

(4) 重型肝炎临床表现

重型肝炎

急性重型肝炎(暴发性肝炎):急性黄疸型肝炎起病,发病2周内、极度乏力、消化道症状明显、迅速出现Ⅱ度以上肝性脑病、黄疸急剧加深、出血倾向明显

亚急性重型肝炎:急性黄疸型肝炎起病,发病15日~24周内,出现极度乏力、消化道症状明显、黄疸急剧加深、TBIL>10倍正常值上限、PTA≤40%、出血倾向明显;首先出现Ⅱ度以上肝性脑病者,为脑病型;首先出现腹水者,为腹水型

慢性重型肝炎:在慢性肝病基础上出现同亚急性重型肝炎表现者

重型肝炎分期

早期:极度乏力、并有明显厌食、呕吐和腹胀等严重消化道症状
黄疸进行性加深(血清TBIL≥171μmol/L或每日升高≥17.1μmol/L)
有出血倾向,PTA≤40%
未出现肝性脑病或明显腹水

中期:出现Ⅱ度以上肝性脑病和(或)明显腹水
出血倾向明显(出血点或瘀斑),且20%<PTA≤30%

晚期:有难治性并发症,如肝肾综合征、上消化道出血、严重感染和难以纠正的电解质紊乱
出现Ⅲ度以上肝性脑病
有严重出血倾向(注射部位瘀斑等),PTA≤20%

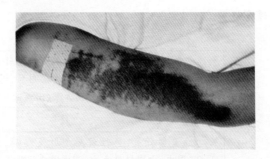

图 2-1-8 重型肝炎患者,可见瘀斑

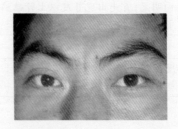

图 2-1-9 重型肝炎患者,皮肤及巩膜重度黄染

(5) 淤胆型肝炎临床表现

淤
胆
型
肝
炎

→ 急性淤胆型肝炎:起病似急性黄疸型肝炎,皮肤瘙痒、粪便灰白,黄疸持续 3 周以上
体格检查:肝脏增大

→ 慢性淤胆型肝炎:慢性肝炎基础上发生,表现同急性淤胆型肝炎

约 20% 急性戊型肝炎会发展为急性淤胆型肝炎,戊型肝炎胆汁淤积症状较甲型肝炎重。

注1.3 实验室检查

1. 血常规 急性肝炎时初期白细胞总数正常或略升高,黄疸期白细胞总数正常或稍低,淋巴细胞相对增高;重型肝炎时白细胞可升高,红细胞及血红蛋白可下降。肝硬化伴脾功能亢进者可有白细胞、红细胞、血小板减少的"三少"现象。

2. 尿常规 尿胆红素、尿胆原检测有助于鉴别黄疸。肝细胞性黄疸时二者均升高,溶血性黄疸时以尿胆原为主,梗阻性黄疸时以尿胆红素为主。重度黄疸或发热时,尿中除胆红素阳性外,还可出现少量蛋白质、红、白细胞或管型。

3. 肝功能检查

(1) 血清酶测定:急性肝炎:ALT、AST 明显升高,AST/ALT 常小于 1;如 AST 持续高水平,有转为慢性可能性;黄疸出现后 ALT 开始下降;急性黄疸型肝炎时 TBIL、DBIL 升高。慢性肝炎和肝硬化时 ALT 可轻度至中度升高或反复异常,AST/ALT 常 >1。淤胆型肝炎时 TBIL、ALP、GGT 可明显升高,而 ALT 轻度升高。重型肝炎时可出现 ALT 快速下降,胆红素不断升高的"酶胆分离"现象,提示肝细胞大量坏死。

(2) 血清白蛋白测定:急性肝炎时可正常。慢性肝炎中度以上、肝硬化、重型肝炎时白蛋白下降、球蛋白升高,A/G 下降或倒置。

(3) 血清胆红素测定:急性、慢性黄疸型肝炎时可升高。失代偿期肝硬化消退缓慢。重型肝炎 TBIL>171μmol/L,且每日升高 >17.1μmol/L。DBIL 在 TBIL 中比例可反映淤胆程度。

(4) PTA:PTA≤40% 是诊断重型肝炎的重要依据,也是判断重型肝炎预后的最敏感的实验室指标。

(5) 血浆胆固醇:CH 愈低,预后愈差。

(6) 血糖:重型肝炎患者可降低,需鉴别低糖性昏迷和肝性脑病。

(7) 血氨:升高见于重型肝炎、肝性脑病者。

(8) 胆汁酸:肝炎活动时升高,有助于鉴别胆汁淤积和高胆红素血症。

4. 甲胎蛋白 肝炎活动时和肝细胞修复时有不同程度升高。急性重型肝炎 AFP 升高时,提示有肝细胞再生,对判断预后有帮助。

5. 肝纤维化指标检查 HA、PⅢP、C-Ⅳ、LN 等对肝纤维化的诊断有一定参考

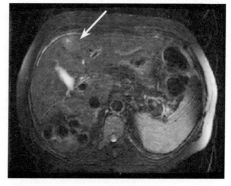

图 2-1-10 CT 检查见肝内占位性病变

价值。

6. 影像学检查　B型超声有助于鉴别诊断阻塞性黄疸、脂肪肝及肝内占位性病变。CT、MRI 在肝硬化、肝癌的诊断方面优于 B 超，但价格较为昂贵。

7. 慢性肝炎

表 2-1-1　慢性肝炎实验室检查异常程度参考指标

项目	轻度	中度	重度
ALT 和（或）AST（IU/L）	≤正常 3 倍	>正常 3 倍	>正常 3 倍
TBIL（μmol/L）	≤正常 2 倍	正常 2~5 倍	>正常 5 倍
A（g/L）	≥35	32~35	≤32
A/G	≥1.4	1.0~1.4	<1.0
电泳 γ 球蛋白（%）	≤21	21~26	≥26
PTA（%）	>70	70~60	40~60
胆碱酯酶（CHE，U/L）	>5400	4500~5400	≤4500

8. 肝炎肝硬化

表 2-1-2　肝硬化患者 Child-Pugh 分级标准

临床生化指标	1 分	2 分	3 分
肝性脑病（级）	无	1~2	3~4
腹水	无	轻度	中 - 重度
总胆红素（μmol/L）	<34	34~51	>51
白蛋白（g/L）	>35	28~35	<28
凝血酶原时间延长（秒）	<4	4~6	>6

A 级:5~6 分;B 级:7~9 分;C 级:≥10 分。Child-Pugh A 级属于肝硬化代偿期，Child-Pugh B、C 级属于肝硬化失代偿期

💡注 1.4　病原学检查

1. 甲型肝炎

（1）抗 -HAV IgM:早期诊断甲型肝炎的特异性指标。

（2）抗 -HAV IgG:恢复期时为抗 -HAV IgG 阳性。如果急性期与恢复期双份血清抗 -HAV IgG 滴度有 4 倍以上增长,为诊断甲型肝炎的证据。

2. 乙型肝炎

（1）血清学检测 HBV 标志物

表 2-1-3　乙型肝炎血清病毒标志及临床意义

HBsAg	抗-HBs	HBeAg	抗-HBe	抗-HBc	HBV-DNA	临床意义
+	-	+	-	-	+	急性 HBV 感染早期，HBV 复制活跃
+	-	+	-	+	+	急、慢性 HBV 感染，HBV 复制活跃
+	-	-	-	+	+	急、慢性 HBV 感染，HBeAg/抗-HBe 空白期
+	-	-	+	+	+	HBeAg 阴性 CHB
+	-	-	+	+	-	急、慢性 HBV 感染，HBV 复制极低或停止
-	-	-	+	+	-	HBV 既往感染，未产生抗-HBs，或 HBV 复制极低
-	+	-	+	+	-	抗-HBs 出现前阶段，HBV 复制低
-	+	-	+	+	-	HBV 感染恢复阶段，已获免疫力
-	+	-	-	+	-	HBV 感染恢复阶段，已获免疫力
+	-	+	-	+	+	不同亚型 HBV 感染
+	-	-	-	-	-	HBV DNA 整合
-	+	-	-	-	-	病后或接种疫苗后获得免疫力

(2) HBV DNA 定量检测：主要用于慢性 HBV 感染的诊断、治疗适应证的选择及抗病毒疗效的判断。HBV DNA 的检测值可以国际单位(IU)/ml 或拷贝/ml 表示，根据检测方法的不同，1 IU 相当于 5.6 拷贝。急性 HBV 感染时，HBV-DNA 可转阴。

(3) HBV 基因分型和耐药突变株检测常用的方法有：①基因型特异性引物 PCR 法；②限制性片段长度多态性分析法(RFLP)；③线性探针反向杂交法(INNO-LiPA)；④基因序列测定法等。

3. 丙型肝炎

(1) 血清学检测抗 -HCV：抗 -HCV 阳性，是 HCV 感染的标志。抗 -HCV IgM 阳性提示现症 HCV 感染。抗 -HCV IgG 阳性提示现症感染或既往感染。

(2) 检测血清 HCV-RNA：多采用逆转录 - 聚合酶链反应(RT-PCR) 或套式聚合酶链反应 (nestet PCR)。HCV-RNA 阳性是病毒感染和复制的标志。暴露于 HCV 后 1~3 周，在外周血可检测到 HCV RNA。

4. 丁型肝炎

(1) HDAg、抗 -HDV IgM、抗 -HDV IgG：HDAg 阳性是诊断急性 HDV 感染的直接证据。急性 HDV 感染时，抗 -HDV IgM 出现早，呈高水平，且为高分子量抗 -HDV IgM(分为高分子量和低分子量两种抗 -HDV IgM)，一般持续 2~20 周，可用于急性感染早期诊断。而抗 - HDV IgG 多于发病后 3~8 周，滴度较低，也可不出现。

(2) HDV-RNA：HDV-RNA 阳性是 HDV 感染的直接证据。

5. 戊型肝炎

(1) 抗 -HEV IgM、抗 -HEV IgG：抗 -HEV IgM 阳性是近期感染的标志。如果抗 -HEV IgG 滴度较高，或由阴性转为阳性，或由低滴度升为高滴度，或由高滴度降至低滴度甚至转阴，均可诊断为现症或近期 HEV 感染。少数戊型肝炎病人始终不产生抗 -HEV IgM、抗 -HEV IgG，两者均阴性时尚不能完全排除戊型肝炎。

(2) HEV RNA：戊型肝炎病人在发病早期，粪便和血液中存在 HEV，但持续时间不长。

6. 肝组织学检查

(1) 急性肝炎：肝脏增大，肝细胞气球样变和嗜酸性变，形成点、灶性坏死，汇管区炎症细胞浸润，坏死区肝细胞增生，网状支架和胆小管结构正常。黄疸型有明显的肝内胆汁淤积。甲型和戊型肝炎，在汇管区可见较多的浆细胞；乙型肝炎汇管区炎症不明显;丙型肝炎有滤泡样淋巴细胞聚集和较明显的脂肪变性。还可在肝组织中原位检测病毒抗原或核酸,以确定病毒复制状态。

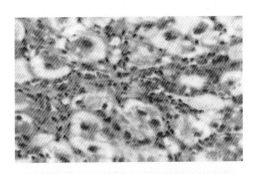

图 2-1-11　急性病毒性肝炎病理图片

(2) 慢性肝炎按炎症活动度和纤维化程度进行分级(G)、分期(S)

表 2-1-4　慢性肝炎分级、分期标准

炎症活动度(G)			纤维化程度(S)	
级	汇管区及周围	小叶	期	纤维化程度
0	无炎症	无炎症	0	无
1	汇管区炎症	变性及少数点、灶状坏死灶	1	汇管区纤维化扩大,局限窦舟及小叶内纤维化
2	轻度 PN	变性,点、灶状坏死或嗜酸性小体	2	汇管区周围纤维化,纤维间隔形成,小叶结构保留
3	中度 PN	变性、融合坏死或见 BN	3	纤维间隔伴小叶结构紊乱,无肝硬化
4	重度 PN	BN 范围广,多小叶坏死	4	早期肝硬化

注:轻度慢性肝炎,G1-2,S0-2 期;中度慢性肝炎 G3,S1-3;重度慢性肝炎,G4,S2-4

(3) 重型肝炎:

1) 急性重型肝炎:发病初肝脏无明显缩小,约 1 周后肝细胞大块坏死或亚大块坏死或桥接坏死,坏死肝细胞占 2/3 以上,周围有中性粒细胞浸润,无纤维组织增生,无明显肝细胞再生。肉眼观肝体积缩小,由于坏死区充满大量红细胞而呈红色,残余肝组织淤胆而呈黄绿色,称之为红色或黄色肝萎缩。

2)亚急性重型肝炎:肝细胞呈亚大块坏死,坏死面积小于1/2。肝小叶周边可见肝细胞再生,形成再生结节,周围被增生胶原纤维包绕,伴小胆管增生,淤胆明显。肉眼肝脏表面见大小不等的结节。

3)慢性重型肝炎:在慢性肝炎或肝硬化基础上出现亚大块或大块坏死,大部分病例见桥接及碎屑状坏死。

(4)肝炎肝硬化:

1)活动性肝硬化:肝硬化伴明显炎症,假小叶边界不清;

2)静止性肝硬化:肝硬化结节内炎症轻,假小叶边界清楚。

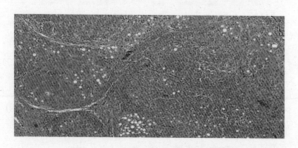

图 2-1-12 肝炎肝硬化病理图片

(5)淤胆型肝炎:轻度急性肝炎变化,毛细胆管内胆栓形成,肝细胞内胆色素滞留,出现小点状色素颗粒。严重者肝细胞呈腺管状排列,吞噬细胞肿胀并吞噬胆色素。汇管区水肿和小胆管扩张,中性粒细胞浸润。

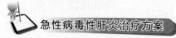
急性病毒性肝炎治疗方案

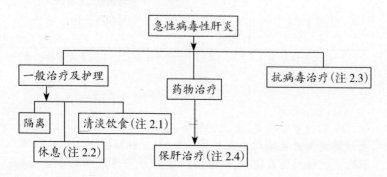

💡 **注2.1** 饮食宜清淡易消化,适当补充维生素,热量不足者可补充葡萄糖。

💡 **注2.2** 症状明显及有黄疸者应卧床休息,恢复期可逐渐增加活动量,但要避免过度劳累。

💡 **注2.3** 急性丙型肝炎易慢性化,早期应用抗病毒治疗可降低患者转化为慢性的概率。可选用普通干扰素或聚乙二醇干扰素,疗程24周,同时加用利巴韦林治疗。

💡 **注2.4** 辅以保肝药物治疗:非特异性保肝药如还原型谷胱甘肽等,降酶药如五味子类、山豆根类(苦参碱)、甘草提取物(甘草酸)等,退黄药物如腺苷蛋氨酸等治疗。

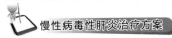
淤胆型肝炎治疗方案

早期治疗同急性黄疸型肝炎,黄疸持续不退时,可加用泼尼松 40~60mg/d 口服或静脉滴注地塞米松 10~20mg/d,2 周后如血清胆红素显著下降,则逐步减量。

慢性病毒性肝炎治疗方案

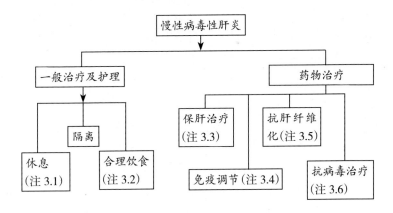

💡 **注3.1** 适当休息:症状明显或病情较重者强调卧床休息,病情轻者以活动后不疲乏为度。

💡 **注3.2** 合理饮食:适当的高蛋白、高热量、高维生素的易消化饮食,不过分强调营养,避免饮酒。

💡 **注3.3** 保肝治疗:同急性病毒性肝炎保肝治疗(注2.4)。

💡 **注3.4** 免疫调节:如胸腺肽、胸腺素、转移因子、特异性免疫核糖核酸等。胸腺肽 100~160mg/d,静脉滴注,3 个月为一疗程。

胸腺肽 α1,1.6mg,每周 2 次,疗程 6 个月。

💡 **注3.5** 抗肝纤维化:有研究表明,经 IFN-α 或核苷(酸)类似物抗病毒治疗后,从肝组织病理学可见纤维化甚至肝硬化有所减轻。因此,抗病毒治疗是抗纤维化治疗的基础。

💡 **注3.6** 抗病毒治疗流程

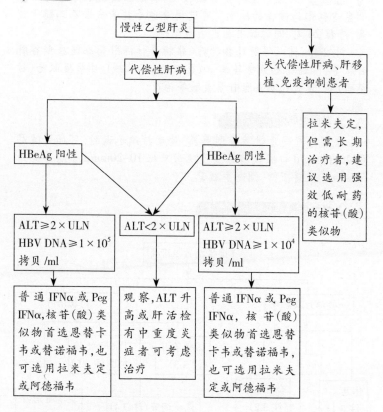

1. 对持续 HBV DNA 阳性、达不到上述治疗标准、但有以下情形之一者,亦应考虑给予抗病毒治疗:①对 ALT 大于正常上限且年龄 >40 岁者。②对 ALT 持续正常但年龄较大者(>40岁),应密切随访,最好进行肝活检;如果肝组织学显示 Knodell HAI≥4,或炎症坏死≥G2,或纤维化≥S2,应给予抗病毒治疗。③动态观察发现有疾病进展的证据(如脾脏增大)者,建议行肝组织学检查,必要时给予抗病毒治疗。

2. 干扰素治疗

(1) 干扰素抗病毒疗效的预测因素:有下列因素者常可取得

较好的疗效:①治疗前 ALT 水平较高;②HBV DNA<10^8 拷贝 / ml［<10^7IU/ml］;③女性;④病程短;⑤非母婴传播;⑥肝组织炎症坏死较重,纤维化程度轻;⑦对治疗的依从性好;⑧无 HCV、HDV 或 HIV 合并感染;⑨HBV 基因 A 型;⑩治疗 12 或 24 周时,血清 HBVDNA 不能检出。其中治疗前 ALT、HBV DNA 水平和 HBV 基因型,是预测疗效的重要因素。

(2) 干扰素治疗的禁忌证:

绝对禁忌证包括:妊娠、精神病史(如严重抑郁症)、未能控制的癫痫、未戒断的酗酒/吸毒者、未经控制的自身免疫性疾病、失代偿期肝硬化、有症状的心脏病。

相对禁忌证包括:甲状腺疾病、视网膜病、银屑病、既往抑郁症史,未控制的糖尿病、高血压,治疗前中性粒细胞计数 <10^9/L 和(或)血小板计数 <50×10^9/L,总胆红素 >50μmol/L(特别是以间接胆红素为主者)。

(3) 干扰素治疗的监测和随访:

治疗前应检查:①生化学指标:包括 ALT、AST、胆红素、白蛋白及肾功能;②血常规、尿常规、血糖及甲状腺功能;③病毒学标志:包括 HBsAg、HBeAg、抗 -HBe 和 HBV DNA 的基线状态或水平;④对于中年以上患者,应作心电图检查和测血压;⑤排除自身免疫性疾病;⑥尿人绒毛膜促性腺激素(HCG)检测以排除妊娠。

治疗过程中应检查:①开始治疗后的第 1 个月,应每 1~2 周检查 1 次血常规,以后每月检查 1 次,直至治疗结束;②生化学指标:包括 ALT、AST 等,治疗开始后每月 1 次,连续 3 次,以后随病情改善可每 3 个月 1 次;③病毒学标志:治疗开始后每 3 个月检测 1 次 HBsAg、HBeAg、抗 -HBe 和 HBV DNA;④其他:每 3 个月检测 1 次甲状腺功能、血糖和尿常规等指标;如治疗前就已存在甲状腺功能异常或已患糖尿病者,应先用药物控制甲状腺功能异常或糖尿病,然后再开始干扰素治疗,同时应每月检查甲状腺功能和血糖水平;⑤应定期评估精神状态,对出现明显抑郁症和有自杀倾向的患者,应立即停药并密切监护。

(4) 干扰素的不良反应及其处理:

1) 流感样综合征:表现为发热、寒战、头痛、肌肉酸痛和乏力等,可在睡前注射 IFN 或在注射干扰素同时服用解热镇痛药。

2) 一过性外周血细胞减少:主要表现为外周血白细胞(中性粒细胞)和血小板减少。如中性粒细胞绝对计数 ≤0.75×10^9/L

和(或)血小板 <50×10^9/L,应降低 IFN-α 剂量;1~2 周后复查,如恢复,则逐渐增加至原量。如中性粒细胞绝对计数 ≤0.5×10^9/L 和(或)血小板 <30×10^9/L,则应停药。对中性粒细胞明显降低者,可试用粒细胞集落刺激因子(G-CSF)或粒细胞巨噬细胞集落刺激因子(GM-CSF)治疗。

3) 精神异常:必要时会同神经精神科医师进一步诊治。可表现为抑郁、妄想、重度焦虑等精神病症状。对症状严重者,应及时停用 IFN。

4) 自身免疫性疾病:一些患者可出现自身抗体,仅少部分患者出现甲状腺疾病(甲状腺功能减退或亢进)、糖尿病、血小板减少、银屑病、白斑、类风湿关节炎和系统性红斑狼疮样综合征等,应请相关科室医师会诊共同诊治,严重者应停药。

5) 其他少见的不良反应:包括肾脏损害(间质性肾炎、肾病综合征和急性肾衰竭等)、心血管并发症(心律失常、缺血性心脏病和心肌病等)、视网膜病变、听力下降和间质性肺炎等,应停止干扰素治疗。

3. 核苷(酸)类似物治疗

(1) 治疗前相关指标基线检测:①生化学指标:主要有 ALT、AST、胆红素、白蛋白等;②病毒学标志:主要有 HBV DNA 和 HBeAg、抗 -HBe;③根据病情需要,检测血常规、血清肌酐和肌酸激酶等。如条件允许,治疗前后最好行肝穿刺检查。

(2) 治疗过程中相关指标定期监测:①生化学指标:治疗开始后每月 1 次、连续 3 次,以后随病情改善可每 3 个月 1 次;②病毒学标志:主要包括 HBV DNA 和 HBeAg、抗 -HBe,一般治疗开始后 1~3 个月检测 1 次,以后每 3~6 个月检测 1 次;③根据病情需要,定期检测血常规、血清肌酐和肌酸激酶等指标。

(3) 少见、罕见不良反应的预防和处理:核苷(酸)类似物总体安全性和耐受性良好,但在临床应用中确有少见、罕见严重不良反应的发生,如肾功能不全、肌炎、横纹肌溶解、乳酸酸中毒等,应引起关注。建议治疗前仔细询问相关病史,以减少风险。对治疗中出现血肌酐、CK 或乳酸脱氢酶明显升高,并伴相应临床表现者,如全身情况变差、明显肌痛、肌无力等症的患者,应密切观察,一旦确诊为尿毒症、肌炎、横纹肌溶解或乳酸酸中毒等,应及时停药或改用其他药物,并给予积极的相应治疗干预。

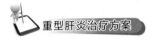 重型肝炎治疗方案

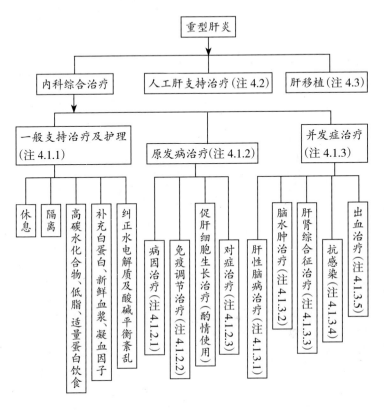

💡 **注 4.1.1**　高碳水化合物、低脂、适量蛋白饮食;进食不足者,每日静脉补给足够的液体和维生素,保证每日 6272 千焦耳(1500千卡)以上总热量。

💡 **注 4.1.2**　原发病治疗

💡 **注 4.1.2.1**　病因治疗　①HBV DNA 阳性者,在知情同意的基础上可尽早酌情使用核苷类似物如拉米夫定、阿德福韦酯、恩替卡韦等,但应注意后续治疗中病毒变异和停药后病情加重的可能。②药物性肝衰竭者,应首先停用可能导致肝损害的药物;对乙酰氨基酚中毒所致者,给予 N- 乙酰半胱氨酸(NAC)治疗,最好在肝衰竭出现前即用口服活性炭加 NAC 静滴。③毒蕈中毒根据欧美的临床经验可应用水飞蓟素或青霉素 G。

注 4.1.2.2 免疫调节治疗：目前对于肾上腺皮质激素应用尚存在不同意见。非病毒感染性肝衰竭，如自身免疫性肝病及急性酒精中毒(严重酒精性肝炎)等是其适应证。其他原因所致的肝衰竭早期，若病情发展迅速且无严重感染、出血等并发症者，可酌情使用。为调节肝衰竭患者机体的免疫功能、减少感染等并发症，可酌情使用胸腺素 α1(Tα1)等免疫调节剂。

注 4.1.2.3 对症治疗：可应用肠道微生态调节剂、乳果糖或拉克替醇，以减少肠道细菌易位或内毒素血症；酌情选用改善微循环药物及抗氧化剂，如 NAC 和还原型谷胱甘肽等治疗。

注 4.1.3 防治并发症

注 4.1.3.1 肝性脑病：①去除诱因，如严重感染、出血及电解质紊乱等；②限制蛋白饮食；③应用乳果糖或拉克替醇，口服或高位灌肠；④视患者的电解质和酸碱平衡情况酌情选择精氨酸、鸟氨酸、门冬氨酸等降氨药物；⑤酌情使用支链氨基酸或支链氨基酸、精氨酸混合制剂；⑥人工肝支持治疗。

注 4.1.3.2 脑水肿：①有颅内压增高者，给予高渗性脱水剂，如 20% 甘露醇或甘油果糖，但肝肾综合征患者慎用；②襻利尿剂，一般选用呋塞米，可与渗透性脱水剂交替使用；③人工肝支持治疗。

注 4.1.3.3 肝肾综合征：①大剂量襻利尿剂冲击，可用呋塞米持续泵入；②限制液体入量，24h 总入量不超过尿量加 500~700ml；③肾灌注压不足者可应用白蛋白扩容或加用特利加压素(terlipressin)等药物，但急性肝衰竭患者慎用特利加压素；④人工肝支持治疗。

注 4.1.3.4 感染：①肝衰竭患者常见感染包括自发性腹膜炎、肺部感染和败血症等；②感染的常见病原体为大肠埃希菌等革兰阴性杆菌、葡萄球菌、肺炎链球菌、厌氧菌、肠球菌等细菌以及假丝酵母菌等真菌；③一旦出现感染，应首先根据经验用药，选用强效抗生素或联合应用抗生素，同时可加服微生态调节剂。尽可能在应用抗生素前进行病原体分离及药敏试验，并根据药敏结果调整用药。同时注意防治二重感染。

注 4.1.3.5 出血：①对门脉高压性出血患者，首选生长抑素类似物，也可使用垂体后叶素(或联合应用硝酸酯类药物)；可用三腔管压迫止血；或行内镜下硬化剂注射或套扎治疗止血；内科保守治疗无效时，可急诊手术治疗。②对弥散性血管内凝血患者，可给予新鲜血浆、凝血酶原复合物和纤维蛋白原等补充凝血因子，血小板显著减少者可输注血小板，可酌情给予小剂量低分子肝素或普通肝素,对有纤溶亢进证据者可应用氨甲环酸或氨甲苯酸等抗纤溶药物。

💡 **注 4.2**　人工肝支持治疗　通过体外的机械、理化或生物装置,清除各种有害物质,补充必需物质,改善内环境,暂时替代衰竭肝脏部分功能的治疗方法,能为肝细胞再生及肝功能恢复创造条件或等待机会进行肝移植。适应证包括:①各种原因引起的肝衰竭早、中期,PTA 在 20%~40% 之间和血小板 >50 × 10^9/L 的患者为宜;晚期肝衰竭患者也可进行治疗,但并发症多见,应慎重;未达到肝衰竭诊断标准,但有肝衰竭倾向者,也可考虑早期干预。②晚期肝衰竭肝移植术前等待供体、肝移植术后排异反应、移植肝无功能期的患者。相对禁忌证包括:①严重活动性出血或弥散性血管内凝血者;②对治疗过程中所用血制品或药品如血浆、肝素和鱼精蛋白等高度过敏者;③循环功能衰竭者;④心脑梗死非稳定期者;⑤妊娠晚期。

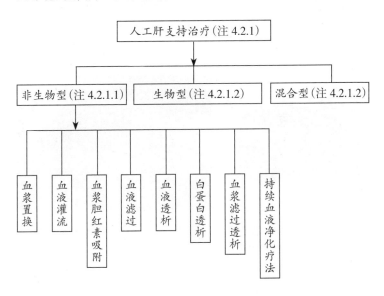

💡 **注 4.2.1.1**　非生物型人工肝方法包括血浆置换(plasma exchange,PE)、血液灌流(hemoperfusion,HP)、血浆胆红素吸附(plasma bilirubin absorption,PBA)、血液滤过(hemofiltration,HF)、血液透析(hemodialysis,HD)、白蛋白透析(albumindialysis,AD)、血浆滤过透析(plasma diafiltration,PDF)和持续性血液净化疗法(continuous blood purification,CBP)等。

由于各种人工肝的原理不同,因此应根据患者的具体情况选择不同方法单独或联合使用:伴有脑水肿或肾衰竭时,可选用 PE 联合 CBP、HF 或 PDF;伴有高胆红素血症时,可选用 PBA 或 PE;伴有水电解质紊乱时,可选用 HD 或 AD。应注意人工肝治疗操作的规范化。

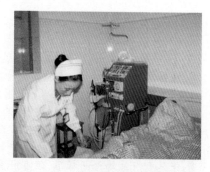

图 2-1-13 非生物型人工肝支持治疗

💡 **注 4.2.1.2** 生物型及混合生物型人工肝不仅具有解毒功能,而且还具备部分合成和代谢功能,是人工肝发展的方向,现正处于临床研究阶段。

💡 **注 4.3** 肝移植 肝移植是治疗晚期肝衰竭最有效的治疗手段。肝移植有多种手术方式,这里指的是同种异体原位肝移植。

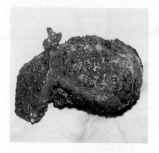

图 2-1-14 重型肝炎患者肝移植术后,摘除肝脏肉眼观

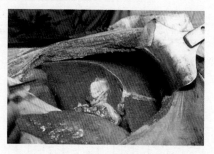

图 2-1-15 肝移植术移植的健肝

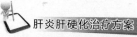

肝炎肝硬化治疗方案

参见慢性病毒性肝炎和重型肝炎的治疗方案。

病毒性肝炎的预防

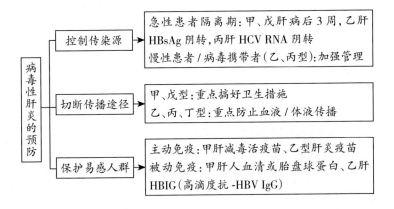

（李　强）

第二节 病毒性腹泻

关键词

呕吐 水样泻 水电解质紊乱 粪便病毒检测 口服补液盐 静脉补液 疫苗预防

常见就诊原因及疑诊的线索

患者以儿童多见,常因突然出现的水样泻,每天 10~20 次,呕吐,腹痛来医院就诊,部分患者可伴有低热,少数患者可有肠道外感染表现。

诊疗思路

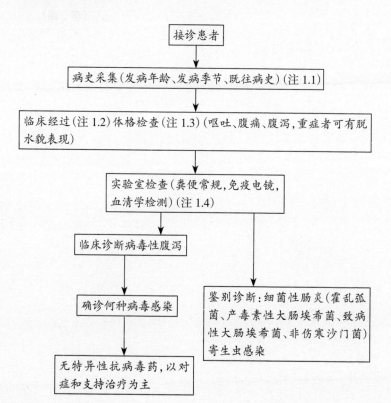

💡 **注 1.1** 流行病学特点

1. **发病年龄** 病毒性腹泻可见于各个年龄段人群,但不同病毒所感染的年龄段可有不同。如:诺如病毒是引起儿童和成人非细菌性急性胃肠炎的主要病原体,A 组轮状病毒主要感染婴幼儿,而 B 组轮状病毒多见于成人感染。

2. **发病季节** 病毒性腹泻因不同病毒和不同季节,发病地区有所不同。如:诺如病毒全年流行,但在寒冷季节更易流行,暴发多见于寒冷季节。轮状病毒腹泻在温带地区多在冬季流行,而热带地区则终年发病。

3. **既往病史** 应注意追问患者有无不洁饮食史,如:有无食用未经烹调的食物、污染水域的海产品等;注意追问患者有无接触或饮用污水,有无接触其他腹泻患者。

💡 **注 1.2** 临床经过 病毒性腹泻的临床表现大致相似。

1. **潜伏期** 不同病毒感染的潜伏期不同。诺如病毒为 12~36 小时,可长至 72 小时。轮状病毒感染潜伏期为 1~3 日,腺病毒感染潜伏期多为 8~10 日,星状病毒感染潜伏期 3~4 日。

2. **临床表现** 患者一般表现为呕吐、腹痛和腹泻表现,不同病毒感染患者的表现可有所差异。

诺如病毒感染:约 1/3 感染者为无症状。起病急,主要症状为腹泻、恶心、呕吐和腹痛。多数病例首先主诉腹痛和恶心。半数病例出现低、中度发热。其他症状有头痛、肌痛和乏力。大便一般每日 4~8 次,稀便或水样便,量中等,无黏液脓血。严重者出现脱水症状。成人以腹泻为多,儿童患者呕吐常见,有些患者仅表现为呕吐症状。新生儿和早产儿常无呕吐,可并发坏死性小肠结肠炎。

轮状病毒感染:病情轻重不等,轻者可呈无症状感染,严重者可出现重度脱水,甚至导致死亡。患者常突然起病,呕吐常为首发症状,多伴有发热,继之出现水样泻;呕吐和发热可持续 2~3 天,腹泻每日可多达 10~20 次,重者伴有脱水及电解质紊乱。大部分患儿粪便排毒时间持续 10 天,极少数可长达 57 天。免疫功能低下者可发生慢性轮状病毒性肠炎,粪便长期排病毒。年龄至 5 岁的儿童几乎均获得对轮状病毒的免疫力,5 岁以上重症病例少见。成人轮状病毒肠炎症状较轻,但在老年人中有发生重型腹泻者。

腺病毒感染:临床表现类似于轮状病毒感染,主要症状是腹泻,呈水样便或稀便,量多少不一,大多有呕吐,持续 1~2 日,少数有发热。成人一般有保护性,很少引起腹泻,但是可引起 AIDS

患者及免疫抑制者发病,病情重且常迁延不愈,可引起特异性腺病毒结肠炎。

星状病毒感染:临床表现似轮状病毒胃肠炎,但是相对较轻。主要表现为水样腹泻、头痛、乏力和恶心,可有低热,呕吐较少见。

3. 缓解期 病毒性腹泻多为自限性。诺如病毒感染病程约12~60小时,通常不超过48小时。轮状病毒感染病程一般5~7日。大部分患儿粪便排毒时间持续10天,极少数可长达57天。腺病毒感染疾病呈自限性,平均病程8~12天。星状病毒感染病程一般在5天以内,少数长达1周。

💡 **注 1.3** 体格检查 轻症患者可无特异性体征,重症患者可有脱水貌,DIC 表现。

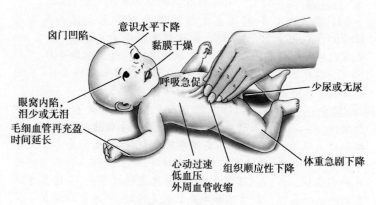

意识水平下降
囟门凹陷
黏膜干燥
呼吸急促
眼窝内陷,泪少或无泪
毛细血管再充盈时间延长
少尿或无尿
心动过速
低血压
外周血管收缩
组织顺应性下降
体重急剧下降

图 2-2-1 脱水貌

脱水表现:皮肤干燥,口渴,眼窝凹陷,尿少

💡 **注 1.4** 实验室检查

1. 粪便常规,血常规 粪常规多无白细胞、红细胞和吞噬细胞,血常规检查多无特殊发现,可初步排除细菌性肠炎、寄生虫及其他病原感染者。

2. 免疫电镜 因病毒性腹泻具有自限性,从治疗需求出发轻症患者一般无需明确病毒。必要时或科研需要可取患者粪便或呕吐液,通过免疫电镜观察病毒颗粒。星状病毒腹泻患者粪便排病毒量大,因此可以直接电镜检查。粪便浸出液接种于组织培养后,用免疫电镜、免疫荧光技术及酶免疫法检测,均可明确病原。

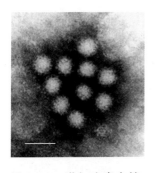

图 2-2-2　诺如病毒电镜:
具有典型的羽状外缘,表面
有凹痕的小圆状结构病毒

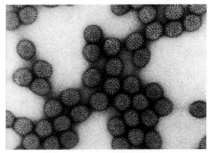

图 2-2-3　轮状病毒电镜

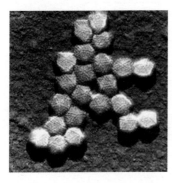

图 2-2-4　腺病毒电镜:普通电
镜观察即能明确腺病毒存在,用
免疫电镜可分型

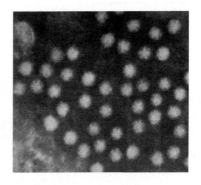

图 2-2-5　星状病毒电镜

3. 血清学检查　针对诺如病毒感染者目前主要采用酶联免疫法(ELISA)和 PCR 方法检测粪便中病毒抗原和核酸。

轮状病毒可采用多种方法进行检测,包括抗原检测方法、RT-PCR、电镜、免疫电镜、聚丙烯酰胺凝胶电泳(PAGE)检测病毒基因组 RNA 和病毒培养。目前临床广泛采用 ELISA 检测粪便(或肛拭)轮状病毒,敏感性及特异性强;也可采用乳胶凝集法,简便易行,不受条件设备限制,但敏感性略低。尽管有很多方法可检测血清、粪便及唾液中轮状病毒抗体,但是由于病程短,呈自限性,所以抗体检测用作临床诊断的意义有限。感染 5 日后可测得血清特异性 IgM 抗体,2~4 周后出现特异性 IgG 抗体。咽部分泌物中能测得特异性 IgA。

腺病毒感染诊断主要依赖于病原学检测。可采用 ELISA 方法检测粪便中 40 和 41 型腺病毒抗原。

星状病毒感染采用免疫电镜、免疫荧光技术及酶免疫法均可检测,RT-PCR 检测病毒的方法较免疫电镜或酶免疫法更敏感。血清测得特异性 IgM 抗体可协助诊断。

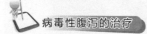 病毒性腹泻的治疗

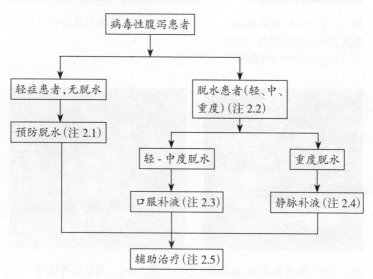

由于病毒性腹泻以婴幼儿多见,故治疗以婴幼儿为例。

注 2.1 预防脱水 腹泻导致体内大量的水与电解质丢失。因此,患儿一开始腹泻,就应该口服足够的液体并继续喂养,尤其是婴幼儿母乳喂养,以防止脱水。WHO 推荐口服补液盐溶液(ORS):标准 ORS 为 2/3 张溶液,用于预防脱水时加等量或半量水稀释以降低张力。每次腹泻后,给予 2 岁以下患儿服 50~100ml,2~10 岁患儿服 100~200ml,>10 岁的能喝多少喝多少。

注 2.2 脱水程度 脱水一般分为轻、中、重度。轻度和中度脱水患者的尿量和血压基本正常,失液量小于体重5%,多采用口服补液。重度失水者,尿量减少,血压下降及皮肤弹性降低,失液量达到体重5%左右,需尽快静脉补充。

注 2.3 口服补液 适用于轻度和中度脱水者。分为补正脱

水阶段和维持治疗阶段。

（1）纠正脱水阶段：应用 ORS，补充累计损失量，轻度脱水给予 50ml/kg，中度脱水给予 50~80ml/kg，少量多次口服，所需液量在 4~6 小时内服完。

（2）维持治疗阶段：脱水纠正后，将标准 ORS 以等量水稀释补充继续丢失量，低张 ORS 可直接用于继续丢失量的补充，"失多少补多少"，也可按每次 10ml/kg 计算。生理需要量选用低盐液体。注意：婴幼儿体表面积相对较大，代谢率高，应注意补充生理需要量。

💡 **注 2.4　静脉补液**　重度脱水和新生儿腹泻患儿均宜静脉补液。

（1）第一天补液：包括累积损失量、继续丢失量和生理需要量。累积损失量根据脱水程度计算，轻度脱水 50ml/kg，中度脱水 50~100ml/kg，重度脱水 100~120ml/kg。溶液电解质和非电解质比例（即溶液种类）根据脱水性质而定，等渗性脱水用 1/2~2/3 张含钠液，低渗性脱水用 2/3 张或等张含钠液，高渗性脱水用 1/3 张含钠液。输液滴速宜稍快，一般在 8~12 小时补完，8~10ml/(kg·h)。对重度脱水合并周围循环障碍者，以 2:1 等张溶液 20ml/kg，于 30~60 分钟静脉推注或快速滴注以迅速增加血容量，改善循环和肾功能。在扩容后根据脱水性质选用前述不同溶液继续静脉滴注，但需扣除扩容量。对重度脱水无明显周围循环障碍患儿不需要扩容。继续丢失量和生理需要量以口服给予，对于不能口服者，给予静脉补液。生理需要量 60~80ml/(kg·d)，用 1/5 张含钠液补充，继续损失量按"失多少补多少"，用 1/2~1/3 张含钠液补充，两者合并，宜在 12~16 小时补完，一般约 5ml/(kg·h)。

（2）第二天补液：补充继续丢失量和生理需要量。能口服者原则同预防脱水。需静脉补液者，将生理需要量和继续丢失量两部分液体一并在 24 小时均匀补充。

（3）纠正酸中毒、补钾，补充钙和镁。

💡 **注 2.5　辅助治疗**

（1）益生菌：乳酸杆菌减少腹泻天数，缩短静脉输液时间。禁忌证：中心静脉置管、免疫抑制和先心患儿。

（2）蒙脱石散：减少大便排出量和次数，缩短病程。

（3）消旋卡多曲：脑啡肽酶抑制剂，减轻分泌。

（4）补充维生素 A 和锌：适于腹泻病死率高的地区，尤其是营养不良的患儿，短程补充锌可以缩短病程。

附:轻症患者门诊治疗即可,重症患者需住院时参考医嘱

长期医嘱	临时医嘱
内科护理常规	血常规、尿常规、大便常规＋潜血
二级护理	肝肾功能
流质饮食	电解质
口服 ORS/ 静脉补液	粪便培养
蒙脱石散 1 包 qd	
儿童必要时加用维生素及锌制剂	

病毒性腹泻的预防

洗手可以使腹泻发生率减少 40%;母乳喂养对 6 个月以下婴儿具有预防腹泻效果;避免摄入污染的食物和水;快速诊断,感染控制,消毒污染表面和区域;食品加工者病情缓解后 2~3 天恢复工作,并严格执行洗手。

轮状病毒可采用疫苗预防,疫苗是预防轮状病毒腹泻尤其是重型腹泻最主要的措施,WHO 推荐将轮状病毒疫苗纳入儿童扩大免疫接种计划中。目前注册使用的疫苗包括多价疫苗和单价疫苗,都是口服减毒活疫苗,具有良好的保护效果和安全性。轮状病毒疫苗首剂接种时间为 6~14 周零 6 天,2 剂服用时间至少间隔 4 周,足 8 个月龄前需完成接种程序。

(张文宏)

第三节 脊髓灰质炎

 关键词

迟缓性瘫痪 脑膜刺激征 三角架征 脊髓灰质炎 IgM 抗体 脊髓灰质炎病毒核酸 减毒活疫苗(OPV)

 常见就诊原因及疑诊的线索

患者出现发热、上呼吸道症状、消化道症状,伴颈背痛、感觉过敏、三角架征、脑膜刺激征等神经系统体征,尤其出现迟缓性瘫痪有助于诊断,病毒分离和特异性抗体可确诊。

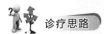 诊疗思路

```
                    ┌──────────┐
                    │  接诊患者  │
                    └──────────┘
                          ↓
```

流行病学资料采集(发病年龄、发病季节、相关病史)(注1.1),**临床经过**(前驱期、瘫痪前期、瘫痪期、恢复期、后遗症期)(注1.2)及**临床类型**(隐性感染、顿挫型、无瘫痪型、瘫痪型)(注1.3)

体格检查(体温增高、急性病容、脑膜刺激征、三角架征、吻膝试验阳性、迟缓性瘫痪)(注1.4)

实验室检查:(血常规、红细胞沉降率、脑脊液、病原分离、血清学检查)(注1.5)

确诊脊髓灰质炎患者	非脊髓灰质炎患者
填报传染病上报卡,城镇2小时内,农村6小时内上报传染病疫情监测信息系统	鉴别诊断: 1. 前驱期:主要围绕感冒样症状和消化道症状进行鉴别诊断 2. 瘫痪前期:需与各种脑膜炎鉴别 3. 瘫痪期:主要与引起迟缓性瘫痪的疾病鉴别(注1.6)
对症支持治疗、康复治疗、和并发症的治疗	

💡 **注1.1** 流行病学资料采集

1. 发病年龄 脊髓灰质炎多见于6个月到5岁儿童,普种疫苗地区发病年龄有所提升,成年人多具免疫力。

2. 流行季节 常年散发,夏秋季多见。

3. 相关病史 应询问疫苗接种史、周围人群发病情况、密切接触史、饮食不洁史,和受凉、损伤、免疫力低下等诱发因素。

💡 **注1.2** 临床经过 临床经过主要分五期:前驱期、瘫痪前期、瘫痪期、恢复期和后遗症期。

1. 前驱期 持续3~4天,主要表现为发热、上呼吸道症状、消化道症状,神经系统无明显异常。

2. 瘫痪前期 体温再次升高,呈双峰热,出现三脚架征、脑膜刺激征、吻膝试验阳性等神经系统异常,尚未出现瘫痪。

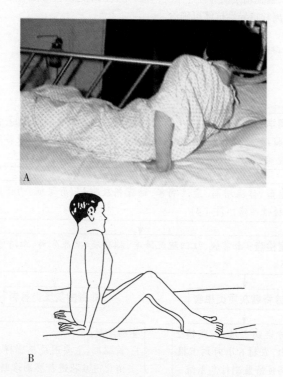

图 2-3-1 三脚架征:坐起时因颈背强直不能屈曲,两臂向后伸直以支撑身体

3. 瘫痪期 随体温下降相继出现肢体不同部位非对称性迟缓性瘫痪,表现为肌力减弱、肌张力减退和腱反射减弱至消失,无感觉障碍,体温正常后瘫痪多不再进展。

4. 恢复期 肢体瘫痪由远及近恢复,恢复时间视病情轻重而定。

5. 后遗症期 瘫痪后 1~2 年仍不能恢复者,表现为肌肉萎缩、痉挛、变形、足内翻或外翻畸形。若在感染后 25~35 年再次出现原瘫痪肌群疼痛、乏力、萎缩或瘫痪加重,称脊髓灰质炎后综合征。

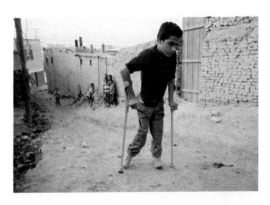

图 2-3-2 患者出现双下肢肌肉痉挛、萎缩,右足外翻畸形,因行走困难需借助拐杖

注 1.3 临床类型

1. 隐性感染 病毒不入血,无任何临床表现,感染后产生保护性抗体。

2. 顿挫型 一般仅有发热、感冒样症状、消化道症状,不伴神经系统异常。

3. 无瘫痪型 除具备顿挫型的临床表现外,出现脑膜刺激征。

4. 瘫痪型 病毒侵入中枢神经系统,损害脊髓前角的运动神经元,导致瘫痪。

注 1.4 体格检查

1. 发热 多为低或中等度热,持续数小时至 3~4 天,顿挫型患者体温逐渐降至正常,进入瘫痪前期的患者在症状消失后 1~6 天体温再次上升,呈现双峰热。

2. 脑膜刺激征 颈抵抗和 Kernig 征、Brudzinski 征阳性。

3. 三角架征　坐起时因颈背强直不能屈曲,两臂向后伸直以支撑身体。

4. 吻膝试验阳性　坐起后不能自如地屈颈使下颌抵膝。

5. 迟缓性瘫痪　肌力下降、肌张力减退、腱反射消失,并呈不对称特点。

💡 注 1.5　实验室检查

1. 血常规　白细胞计数多正常,早期或继发感染时升高,以中性粒细胞为主。

2. 红细胞沉降率　急性期多增快。

3. 脑脊液检查　外观正常,压力稍高,细胞数增加,早期以中性粒细胞为主,后期则以淋巴细胞为主,葡萄糖和氯化物基本正常,蛋白稍高。热退后细胞数迅速减少,呈蛋白-细胞分离现象。部分患者脑脊液始终正常。

4. 病毒分离　发病1周内可从咽部及粪便中分离出病毒,粪便阳性可持续2~3周。多次送检可增加阳性率。RT-PCR法检测病毒RNA较组织培养法更敏感。

5. 血清学检查　应用免疫荧光技术检测抗原及酶免法检测特异性IgM抗体有助于早期诊断,特异性IgM抗体多于1周末达到高峰。急性期及恢复期双份血清显示特异性抗体由阴转阳或抗体滴度增加≥4倍可确诊,但多用于回顾性诊断。另外,中和试验和补体结合试验也较常用。

💡 注 1.6　鉴别诊断

1. 前驱期　上呼吸道感染、流行性感冒、急性胃肠炎。

2. 瘫痪前期　病毒性脑炎、化脓性脑膜炎、结核性脑膜炎、流行性乙型脑炎。

3. 瘫痪期　多发性神经根炎(吉兰-巴雷综合征)、周期性瘫痪、急性脊髓炎、骨关节病。

附:脊髓灰质炎瘫痪期分型

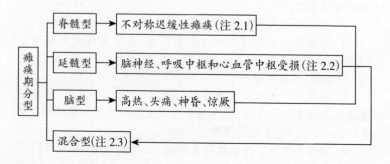

💡 **注 2.1** 脊髓型:最常见,多累及脊髓颈腰部,出现四肢瘫痪,以下肢为重。出现肌力降低、肌张力减退、腱反射消失,严重者因累及呼吸肌出现呼吸运动障碍。

💡 **注 2.2** 延髓型:出现延髓性麻痹,表现为吞咽困难、饮水呛咳、咽反射消失。呼吸中枢受损出现呼吸困难、呼吸频率和节律改变,甚至出现呼吸衰竭,且急性期患者常伴支气管炎、肺炎、急性肺水肿、肺不张等。心血管中枢受损则出现血压、脉率变化,严重者出现循环衰竭。

💡 **注 2.3** 混合型:指脊髓型、延髓型、脑型同时存在。

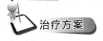
治疗方案

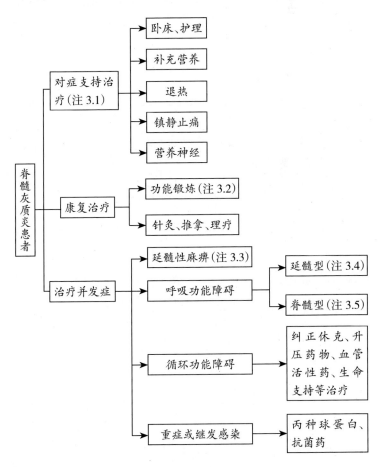

💡 **注 3.1** 对症支持治疗:卧床休息,保持功能体位,隔离患者至发病后至少 40 天,注意呼吸道管理和全身护理。补充足够液体、能量、营养物质,维持电解质平衡。体温较高者予以物理或药物退热。对于烦躁、肌肉痉挛、疼痛者酌情给予镇静药。适当应用营养神经药,如维生素 B_1、B_6、B_{12}。

💡 **注 3.2** 急性期主要帮助患者做外展、伸屈、内收等被动运动,待疼痛消失后积极给予被动及主动运动,并可借助康复器材完成功能锻炼,防止骨骼肌萎缩、畸形。

💡 **注 3.3** 若累及延髓出现延髓性麻痹者,需保持头低脚高的右侧卧位,并留置鼻饲管,防止误吸,及时清理口腔及呼吸道分泌物,保持呼吸道通畅,必要时行气管切开和辅助通气。

💡 **注 3.4** 延髓型呼吸功能障碍多累及呼吸中枢,除保持呼吸道通畅外,适当应用呼吸中枢兴奋剂,如尼可刹米、山梗菜碱,必要时行气管切开或机械通气。

💡 **注 3.5** 脊髓型呼吸功能障碍多累及呼吸肌,应尽早行气管切开或辅助通气。

附:常规医嘱

长期医嘱	临时医嘱
按脊髓灰质炎隔离	血常规、尿常规、大便常规 + 潜血
儿科或感染科护理常规	红细胞沉降率
二级护理	肝、肾功能、电解质
绝对卧床	C 反应蛋白
清淡饮食	脑脊液常规、生化
口腔、呼吸道护理	脊髓灰质炎病毒 IgM 抗体
维生素 B_1 5~10mg po bid 或 tid	咽拭子或大便病毒核酸检测
维生素 B_6 5~10mg po tid	胸片
维生素 B_{12} 0.05~0.1mg im qd 或 qod	心电图
其他药物根据病情需要选择	其他

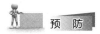 预 防

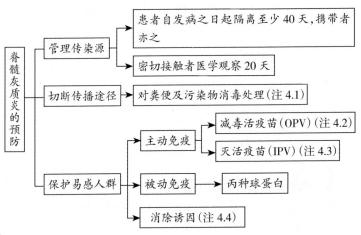

注 4.1 急性期患者的粪便用含氯消毒剂浸泡后再排放,被粪便污染的衣物、床单、毛巾等需煮沸消毒或阳光暴晒。

注 4.2 OPV 为目前广泛采用的免疫剂型。基础免疫指婴儿出生后 2 个月进行首次免疫,此后每间隔 1~1.5 月进行复种,共三次,4 岁时再进行一次加强免疫。脊髓灰质炎疫苗糖丸用冷开水送服。

注 4.3 IPV 多用于免疫功能缺陷或正接受免疫抑制剂治疗者。

注 4.4 脊髓灰质炎流行时,应减少公共场所活动次数,避免劳累,推迟各种非急需的医源性操作。

(赵彩彦)

第四节 流行性感冒病毒感染

一、流行性感冒

关键词

发热 乏力 上呼吸道症状较轻 流感病毒 暴发流行或大流行

常见就诊原因及疑诊的线索

患者一般因出现乏力、发热、头痛、肌痛等全身症状,同时伴或不伴有流涕、咽痛、干咳等局部症状而就诊。

诊疗思路

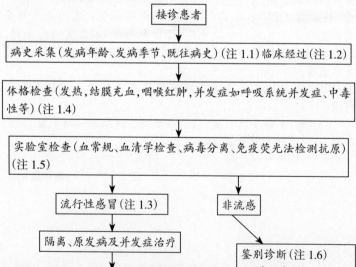

注 1.1 病史采集

1. **发病年龄** 人群普遍易感,感染率最高的通常是青少年。

2. **既往史** 应询问患者发病前 7 天内是否曾到有流感暴发的地区;是否与流感可疑病例共同生活或有密切接触;并应询问患者是否有疫苗接种史。

3. **流感流行季节** 我国北方地区流行高峰一般发生在冬春季,而南方地区全年流行,高峰多发生在夏季和冬季。

4. **在流感流行时期,出现下列情况之一,需要考虑是否为流感** ①发热伴咳嗽和(或)咽痛等急性呼吸道症状。②发热伴原有慢性肺部疾病急性加重。③婴幼儿和儿童发热,未伴其他症状和体征。④老年人(年龄≥65 岁)新发生呼吸道症状,或出现原有呼吸道症状加重,伴或未伴发热。⑤重病患者出现发热或低体温。

注 1.2 临床经过 典型流感起病急;潜伏期一般为 1~3 日。高热,伴畏寒,一般持续 2~3 日;全身症状重,而呼吸道症状轻微。死亡病例主要为免疫力低下者。

注 1.3 流感临床类型

1. **单纯型流感** 以此型为主。畏寒或寒战、乏力、头晕头痛、全身酸痛等症状明显;咳嗽、流涕、鼻塞、咽痛等呼吸道症状较轻;少数可有恶心、呕吐、食欲缺乏、腹泻、腹痛等消化道症状。眼结膜、咽部充血红肿。

2. **肺炎型流感** 较少见,多发生于高龄、儿童、原有慢性疾病基础的人群,病初可类似典型流感病人,1 日后病情迅速加重,表现为高热持续不退,剧烈咳嗽、咯血性痰、呼吸急促、发绀,肺部可闻及干湿性啰音,可伴有心、肝、肾衰竭。多于发病数天后出现呼吸循环衰竭,预后差。

3. **其他类型** 较少见。如胃肠型以恶心、呕吐、腹痛、腹泻为主要临床表现;脑膜脑炎型,表现为谵妄、惊厥、意识障碍、脑膜刺激征等神经系统症状;若病变累及心肌、心包,分别为心肌炎型和心包炎型。此外,还有以横纹肌溶解为主要表现的肌炎型,仅见于儿童。

注 1.4 体格检查

1. 体温升高,可见结膜充血,咽喉红肿,并发肺炎肺部听诊可闻及干啰音。

2. 流感常并发呼吸系统并发症,主要为继发性细菌感染,包括急性鼻窦炎、急性化脓性扁桃体炎、细菌性气管炎、细菌性肺炎等。还可并发中毒性休克、中毒性心肌炎和瑞氏综合征(Reye's syndrome)。

注 1.5 实验室检查

1. **血液常规** 白细胞总数正常或降低,分类正常或淋巴细胞相对增高。若继发细菌感染,白细胞及中性粒细胞可增多;重者可有乳酸脱氢酶(LDH)、肌酸磷酸激酶(CK)等增高。

2. **病毒分离** 患者口咽分泌液接种于鸡胚或猴肾细胞培养分离出病毒。灵敏度高,但实验要求高,费时。

3. **血清学检查** 患者早期和恢复期(2~4周后)2份血清,抗体效价 4 倍及以上为阳性。灵敏度、特异性均较差。

4. **RT-PCR 检测病毒核酸** 具有灵敏高、准确度强、方便、快速等优点。

5. **快速诊断法** 取患者鼻黏膜压片染色找包涵体,免疫荧光检测抗原。

注 1.6 鉴别诊断

1. **普通感冒** 多为散发,起病较慢,上呼吸道症状明显,全身症状轻。轻型流感与普通感冒往往很难鉴别。

2. **其他** 流感伤寒型钩体病一般为夏、秋季多发,有疫水接触流行病史;有典型钩端螺旋体病的体征,包括腓肠肌压痛,腹股沟淋巴结肿大、牙痛;血培养有助于诊断。支原体肺炎可通过病原学检查区别。

治疗方案

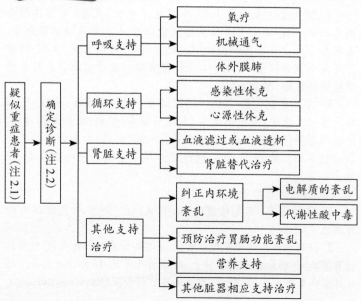

💡 **注 2.1** 一般治疗 卧床休息,多饮水,注意营养,密切观察和检测并发症。避免盲目或不恰当使用抗菌药物,高热者给予解热镇痛药,必要时可使用止咳祛痰药物。儿童忌用阿司匹林或含阿司匹林药物以及其他水杨酸制剂,避免产生瑞氏综合征。

💡 **注 2.2** 抗流感药物治疗

1. 神经氨酸酶抑制剂 奥司他韦,能特异性抑制甲、乙型流感病毒的神经氨酸酶,推荐剂量为成人每日 2 次,每次 75mg,连用 5 天。儿童体重 15kg 者推荐剂量 30mg,15~23kg 为 45mg,24~40kg 为 60mg,大于 40kg 者为 75mg。不良反应包括胃肠道症状、咳嗽和支气管炎、头晕和疲劳以及神经系统症状(头痛、失眠、眩晕)。

2. M2 离子通道阻滞剂 如金刚烷胺,只对甲型流感病毒有效,推荐剂量为成人 200mg/d,老年人 100mg/d,小儿每天 4~5mg/kg,分 2 次口服,疗程 3~4 天。可有焦虑、注意力不集中和轻度头痛等神经系统不良反应以及恶心、呕吐等胃肠道反应。

附:常规医嘱

长期医嘱	临时医嘱
按流感隔离	血常规、尿常规、大便常规 + 潜血
内科护理常规	肝肾功
二级护理	电解质
清淡饮食	胸片
低流量吸氧(必要时)	必要时行心电图及其他
奥司他韦 75mg bid	
解热药、缓解鼻黏膜充血药、止咳祛痰药等	

附:人感染高致病性禽流感

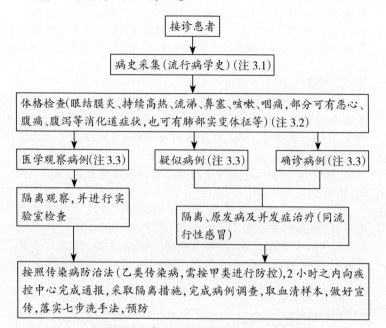

注 3.1　流行病学史　发病前1周内到过禽流感暴发的疫点或与被感染禽类及其分泌物、排泄物等有密切接触者,或从事禽流感病毒实验室工作的人员,目前不排除与禽流感患者有密切接触的人有患病的可能。

注 3.2　临床表现

1. 最常见的临床表现是眼结膜炎和持续高热,体温大多持续39℃以上,其他症状有流涕、鼻塞、咳嗽等,部分可有恶心、腹痛、腹泻稀水样便等消化道症状。

2. 临床表现差异较大,可显示为无症状感染、轻症感染及严重的致死性感染。

3. 半数出现肺部炎症,并有肺部实变征,X线检查示有肺部实质炎性变及胸腔积液,少数呈进行性肺炎,伴肺间质纤维化的广泛肺泡损伤,导致呼吸窘迫综合征,甚至多器官功能衰竭。

注 3.3　诊断

1. 医学观察病例　有流行病学史,1周内出现临床症状者。

2. 疑似病例　有流行病学史和临床表现,患者呼吸道分泌物标本采用甲型流感病毒和 H 亚型单克隆抗体抗原检测阳性者。

3. 确诊病例 有流行病学史和临床表现,从患者呼吸道分泌物标本中分离出特定病毒或采用 RT-PCR 法检测到禽流感 H 亚型病毒特异性基因,且发病初期和恢复期双份血清抗禽流感病毒抗体滴度有 4 倍或以上升高者。

附:甲型 H1N1 流行性感冒

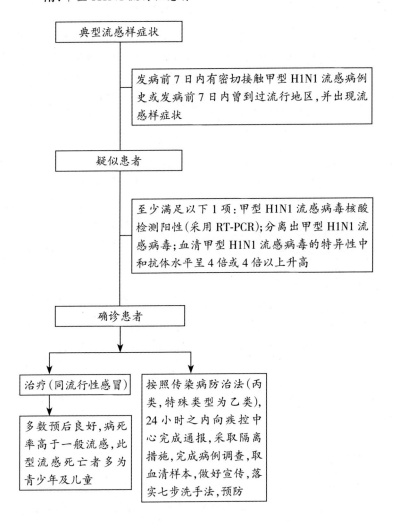

流感的预防

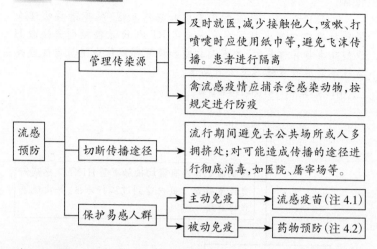

流感预防

管理传染源
- 及时就医,减少接触他人,咳嗽、打喷嚏时应使用纸巾等,避免飞沫传播。患者进行隔离
- 禽流感疫情应捕杀受感染动物,按规定进行防疫

切断传播途径
- 流行期间避免去公共场所或人多拥挤处;对可能造成传播的途径进行彻底消毒,如医院、屠宰场等。

保护易感人群
- 主动免疫 → 流感疫苗(注4.1)
- 被动免疫 → 药物预防(注4.2)

注4.1　流感疫苗接种

1. 重点接种人群　65岁以上老人;严重心肺疾病患者、慢性肾病、糖尿病、免疫缺陷病患者或接受激素及免疫抑制剂治疗者以及医疗卫生机构工作者。

2. 禁忌者　对鸡蛋或疫苗中其他成分过敏者;吉兰巴雷综合征患者;孕期3个月内的孕妇;急性感染性疾病患者;严重过敏体质者。

3. 甲型流感疫苗　接种对象为3岁以上人群,孕妇慎用。

注4.2　药物预防　抗病毒药物预防:金刚烷胺,每次100mg口服,每天2次,连服10~14天,仅对甲型流感有一定的预防作用。奥司他韦可用于甲型、乙型流感的预防,成人75mg,每日1次,连用7天。

（郭彩萍）

二、人禽流感

关键词

　　禽流感病毒　病毒性肺炎　发热　咳嗽　呼吸困难　低氧血症　急性呼吸衰竭　流感样症状　不明原因肺炎　急性呼吸窘迫综合征

常见就诊原因及疑诊的线索

具备流行病学史中任何一项,且无其他明确诊断的肺炎病例。①发病前 7 天内,接触过病、死禽(包括家禽、野生禽鸟),或其排泄物、分泌物,或暴露于其排泄物、分泌物污染的环境;②发病前 14 天内,曾经到过有活禽交易、宰杀的市场;③发病前 14 天内,与人禽流感疑似、临床诊断或实验室确诊病例有过密切接触,包括与其共同生活、居住,或护理过病例等;④发病前 14 天内,在出现异常病、死禽的地区居住、生活、工作过。

诊疗思路

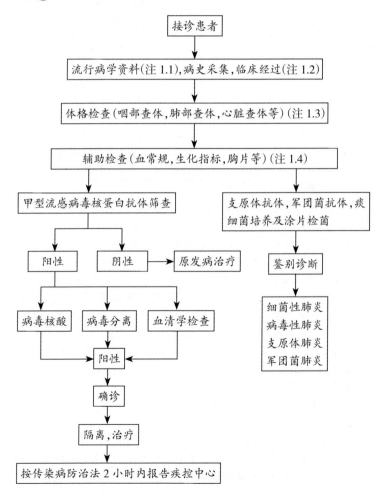

注 1.1 流行病学特点

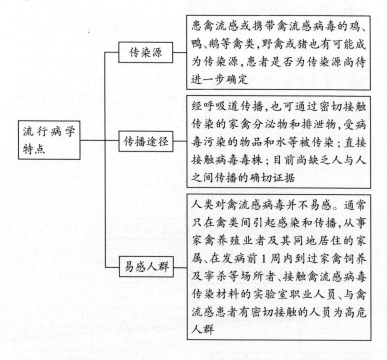

流行病学史定义:①发病前 7 天内,接触过病、死禽(包括家禽、野生禽鸟),或其排泄物、分泌物,或暴露于其排泄物、分泌物污染的环境;②发病前 14 天内,曾经到过有活禽交易、宰杀的市场;③发病前 14 天内,与人禽流感疑似、临床诊断或实验室确诊病例有过密切接触,包括与其共同生活、居住,或护理过病例等;④发病前 14 天内,在出现异常病、死禽的地区居住、生活、工作过;⑤高危职业史:从事饲养、贩卖、屠宰、加工、诊治家禽工作的职业人员;可能暴露于动物和人禽流感病毒或潜在感染性材料的实验室职业人员;未采取严格的个人防护措施,处置动物高致病性禽流感疫情的人员;未采取严格的个人防护措施,诊治、护理人禽流感疑似、临床诊断或实验室确诊病例的医护人员。

注 1.2 临床经过 人禽流感的潜伏期一般为 1~7 天,通常为 2~4 天。

人禽流感患者临床上常见的症状为急性起病、高热、咳嗽、咳痰、呼吸困难等,其中呼吸困难呈进行性加重,可在短时间内出现急性呼吸衰竭的表现;相当比例病人表现为流感样症状和消化系统症状等。热程1~7天,多为3~4天,可伴有流涕、鼻塞、咳嗽、咽痛、头痛、肌肉酸痛和周身不适,常在发病1~5天后出现呼吸急促及明显的肺炎表现。

人感染H5N1流感病毒后常常病情快速进展和发生严重的病毒性肺炎,甚至发展为急性呼吸窘迫综合征。重症病人可表现高热不退,病情迅速发展而出现急性肺损伤、急性呼吸窘迫综合征(ARDS)、肺出血、胸腔积液等。此外,还可以出现一些肺外的症状和体征甚至败血症。

感染H9N2亚型的患者通常仅有轻微的上呼吸道感染症状,部分患者甚至没有任何症状;感染H7N7亚型的患者主要表现为结膜炎。感染H9N2、H7N7、H7N2、H7N3者大多预后良好,而感染H5N1者预后较差,病死率超过30%。

💡 **注1.3 体格检查** 体格检查可发现受累肺叶段区域实变体征,包括叩浊、语颤和语音传导增强、吸气末细湿啰音及支气管呼吸音等。在病程初期常见于一侧肺的局部,但随病情进一步恶化,可扩展至双肺的多个部位,肺内可闻细湿啰音。合并心力衰竭时,部分病人心尖部可闻及舒张期奔马律。

💡 **注1.4 实验室检查**

1. 血常规及生化检查 多数患者在病程中出现外周血白细胞、淋巴细胞和血小板减少,血液生化有多种酶学异常,如丙氨酸氨基转移酶、天冬氨酸氨基转移酶、磷酸肌酸激酶、乳酸脱氢酶等。我国人禽流感患者中,近40%患者出现蛋白尿。

2. 病原学检查

(1) 病毒抗原:取呼吸道标本采用免疫荧光法(或酶联免疫法)检测甲型流感病毒核蛋白抗原(NP)或基质蛋白(M1)、禽流感病毒H亚型抗原。

(2) 用RT-PCR法检测禽流感病毒相应核酸。

(3) 病毒分离:从鼻咽分泌物、口腔含漱液、气管吸出物或呼吸道上皮细胞等标本中分离禽流感病毒。

(4) 血清学检查:发病初期和恢复期双份血清禽流感病毒亚型毒株抗体滴度4倍或以上升高,有助于回顾性诊断。

3. 胸部影像学检查 疾病早期(发病3天左右或较长时间)肺内出现局限性片状影像,为肺实变或磨玻璃密度,多为一个肺段或肺叶内的病灶。各个肺野均可发生病变。

疾病进展后(发病3~7天左右)肺部影像为大片状或融合的斑片状影,片状影内可见"空气支气管"征。病变一般为多发,范围较广泛,位于一侧或两侧肺部。重症患者的肺内病变在两肺弥漫分布。少数病人可合并单侧或双侧胸腔积液。

病变最为严重时(多为发病7~10天左右),患者常合并急性呼吸窘迫综合征,出现两肺弥漫实变影像。

附:诊断标准

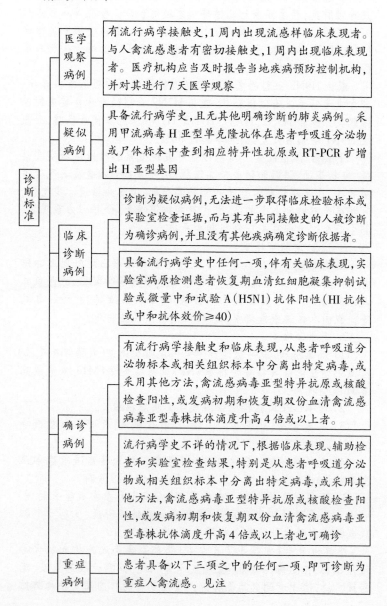

诊断标准

医学观察病例
有流行病学接触史,1周内出现流感样临床表现者。与人禽流感患者有密切接触史,1周内出现临床表现者。医疗机构应当及时报告当地疾病预防控制机构,并对其进行7天医学观察

疑似病例
具备流行病学史,且无其他明确诊断的肺炎病例。采用甲流病毒H亚型单克隆抗体在患者呼吸道分泌物或尸体标本中查到相应特异性抗原或RT-PCR扩增出H亚型基因

临床诊断病例
诊断为疑似病例,无法进一步取得临床检验标本或实验室检查证据,而与其有共同接触史的人被诊断为确诊病例,并且没有其他疾病确定诊断依据者。

具备流行病学史中任何一项,伴有关临床表现,实验室病原检测患者恢复期血清红细胞凝集抑制试验或微量中和试验A(H5N1)抗体阳性(HI抗体或中和抗体效价≥40)

确诊病例
有流行病学接触史和临床表现,从患者呼吸道分泌物标本或相关组织标本中分离出特定病毒,或采用其他方法,禽流感病毒亚型特异抗原或核酸检查阳性,或发病初期和恢复期双份血清禽流感病毒亚型毒株抗体滴度升高4倍或以上者。

流行病学史不详的情况下,根据临床表现、辅助检查和实验室检查结果,特别是从患者呼吸道分泌物或相关组织标本中分离出特定病毒,或采用其他方法,禽流感病毒亚型特异抗原或核酸检查阳性,或发病初期和恢复期双份血清禽流感病毒亚型毒株抗体滴度升高4倍或以上者也可确诊

重症病例
患者具备以下三项之中的任何一项,即可诊断为重症人禽流感。见注

注:人禽流感患者具备以下三项之中的任何一项,即可诊断为重症人禽流感。

(1)呼吸困难,成人休息状态下呼吸频率≥30次/min,且伴有下列情况之一:①胸片显示多叶病变或在正位胸片上病灶总面积占双肺总面积的1/3以上;②病情进展,24~48小时内病灶面积增大超过50%,且在正位胸片上占双肺总面积的1/4以上。

(2)出现明显低氧血症,氧合指数低于300mmHg(1mmHg=0.133kPa)。

(3)出现休克或多器官功能障碍综合征(MODS)。

 治疗方案

疑似病例、临床诊断病例和确诊病例应进行隔离治疗。轻症患者只要注意多休息,多饮水,清淡饮食即可。对在短期内迅速进展为肺炎伴呼吸衰竭者,应高度重视,密切观察,积极治疗。对医疗条件不能满足救治需要的医院,则应转入相应专科医院或医疗中心。治疗措施包括:

1. 卧床休息,密切观察病情变化,早期给予鼻导管吸氧。对发热、咳嗽等临床症状给予物理降温、止咳祛痰等对症治疗,儿童忌用阿司匹林或含阿司匹林以及其他水杨酸制剂的药物,避免引起儿童Reye综合征。

2. 抗流感病毒药物治疗应在发病48小时内使用。目前抗流感病毒治疗药物主要有离子通道M2阻滞剂和神经氨酸酶抑制剂两类。早期应用可能有助于阻止病情发展,减轻病情,改善预后。

(1)奥司他韦(Oseltamivir):奥司他韦仅有口服制剂,仍然是对A(H5N1)感染主要的抗病毒治疗药物。成人的标准治疗方案为75mg,2次/日,疗程5天。儿童患者体重不足15kg时,给予30mg Bid;体重15~23kg时,45mg Bid;体重23~40kg时,60mg Bid;体重大于40kg时,75mg Bid。

有些病人常规应用奥司他韦抗病毒治疗,但临床情况仍不断恶化,WHO建议方案为给予大剂量个体化治疗,成人可加量至150mg,2次/日,疗程延长至10天。

(2)扎那米韦(Zanamivir):已在体外和动物模型中证实对A(H5N1)有效,包括对奥司他韦耐药A(H5N1)株。其给药方法为经鼻吸入10mg,2次/日,疗程5天;预防剂量为经鼻吸入10mg,1次/日,疗程7~10天。

(3)金刚烷胺和金刚乙胺:离子通道M2阻滞剂。对金刚烷胺和金刚乙胺敏感的 A（H5N1）病毒株可给予相应治疗。1~9 岁的患者，可给予 5mg/kg/d（最大 150mg），分两次口服，疗程 5 天；10~65 岁的患者，100mg，2 次／日口服，疗程 5 天；65 岁以上的患者，≤100mg，2 次／日口服，疗程 5 天。预防性治疗方案为在前述同等条件下，治疗 7~10 天。H7N9 感染不建议单独使用。

3. 免疫调节治疗

（1）糖皮质激素：目前其疗效在临床探索过程中。一般不推荐使用。糖皮质激素应用指征：短期内肺病变进展迅速，出现氧合指数 <300mmHg，并有迅速下降趋势；合并脓毒血症伴肾上腺皮质功能不全。推荐量：氢化可的松 200mg/d 或甲泼尼龙 0.5~1mg/（kg·d），在临床状况控制好转后，及时减量停用。

（2）其他免疫调节治疗不推荐常规使用，如胸腺肽、干扰素、静脉用丙种球蛋白等。

4. 抗菌药物　一般不提倡抗菌治疗，但如果合并细菌感染，可根据当地和所在医院的情况选择抗菌药物治疗。

5. 鼻导管和面罩　对于鼻导管或面罩吸氧患者，若在吸氧流量 ≥5L/min（或吸氧浓度 ≥40%）的条件下，SpO_2<93%，或呼吸频率仍 ≥30 次／min 以上，呼吸负荷较高，应及时考虑给予无创正压通气（NIPPV）治疗。

6. 无创通气　在使用的过程中，要求病人：①保持神志清醒状态；②依从性好，增强人 - 机的配合性；③使用 2 小时后，临床无缓解趋势，及时改用有创通气治疗。

7. 有创通气　对于意识障碍、依从性差或正确应用 NIPPV 治疗 2 小时仍未达到预期效果的患者，建议及时实施有创通气治疗。

预 防

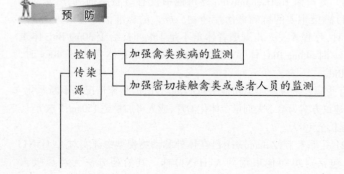

```
                  ┌─ 发生禽流感疫情后,应对禽类养殖场,屠宰场进行
                  │  彻底消毒,对死禽及禽类废弃物应销毁或深埋
                  │
                  ├─ 医院诊室要彻底消毒,防止病人排泄物及血液污
                  │  染院内环境及医疗用品
                  │
          切       │
          断       ├─ 尽可能减少人,特别是少年儿童与禽、鸟类的不必
          传       │  要的接触,尤其是与病、死禽类的接触。因职业关
          播       │  系必须接触者,工作期间应戴口罩、穿工作服
          途       │
          径       ├─ 保持室内空气清新流通
          │        │
   预             ├─ 严格规范收治人禽流感患者医疗单位的院内感染
   防             │  控制措施。
                  │  医务人员加强个人保护意识,进行有效防护,包括
                  │  穿戴隔离衣、手套、N95 口罩、眼罩、面罩等,创建
                  │  良好的通风环境。接触后应规范洗手
                  │
                  ├─ 加强检测标本和实验室禽流感病毒毒株的管理,
                  │  严格执行操作规范,防止实验室的感染及传播
                  │
                  └─ 注意饮食卫生,不喝生水,不吃未熟的肉类及蛋类
                     等食品;勤洗手,养成良好的个人卫生习惯

          保      ┌─ 目前尚缺乏有效的疫苗预防人禽流感
          护      │
          易      └─ 对密切接触者可试用抗流感病毒药物或中医药辨
          感         证施治
          人
          群
```

(李智伟 王雪莲)

第五节　麻　疹

关键词

　　麻疹黏膜斑(koplik spots)　黏膜卡他症状　肺炎　亚急性硬化性全脑炎　麻疹 IgM 抗体　多核巨细胞　麻疹减毒活疫苗　丙种球蛋白

常见就诊原因及疑诊的线索

　　患者一般在发热、上呼吸道炎症、黏膜卡他症状基础上 3~4 天出现皮疹而就诊,亦有不典型患者因化验麻疹抗体阳性而就诊。

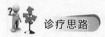

诊疗思路

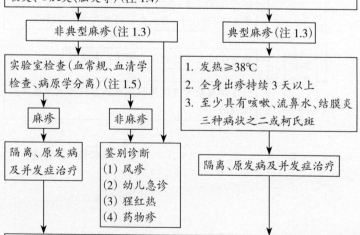

💡 **注 1.1** 流行病学特点

1. 发病年龄　麻疹多见于6个月到5岁儿童,接种疫苗者发病向大年龄推移。目前成人麻疹报道越来越多。

2. 既往史　应询问患者有无急性期病人接触史、疫苗接种史、既往麻疹病史。

3. 麻疹流行季节　本病常年均可发生,亚热带地区流行季节多为冬春季。

💡 **注 1.2** 临床经过　临床经过主要分三期:前驱期、出疹期、恢复期。

1. 前驱期大约持续3~4天,主要表现为上呼吸道炎及眼结膜炎等黏膜卡他症状,最具早期诊断意义的是麻疹黏膜斑(koplik spots);

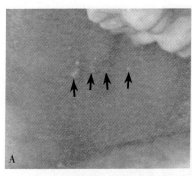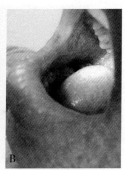

图 2-5-1　麻疹黏膜斑(koplik spots)

出现在病后2~3天,90%患者在口腔双侧第一白齿颊黏膜上出现针尖大小的灰白色小点,周围绕以红晕,逐渐增多,小点逐渐融合,到皮疹出现后2~3日消失

2. 出疹期持续3~5天,发热3~4天后出现皮疹,皮疹顺序从上而下;

3. 恢复期1~2周,表现为体温下降,症状减轻,皮疹先出先退,色素沉着,脱屑(追忆性诊断)。

💡 **注 1.3** 麻疹临床类型　有两种:即典型麻疹和非典型麻疹,非典型麻疹包括轻型麻疹、重型麻疹、异型麻疹、成人麻疹等。

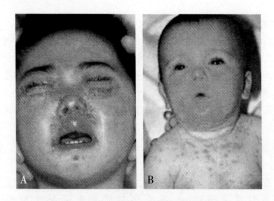

图 2-5-2 麻疹出疹期面部特点
如流涕、眼结膜充血、流泪、畏光及眼睑水肿等

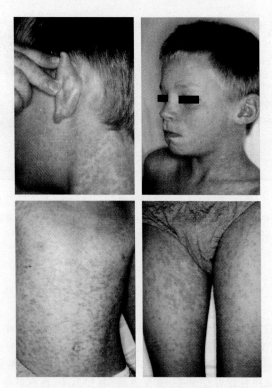

图 2-5-3 麻疹出疹期皮疹出疹顺序
从上而下,依次为耳后、发际、前额、面、颈、胸、腹、背及
四肢、手和足

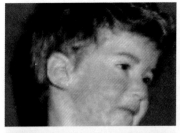
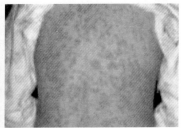
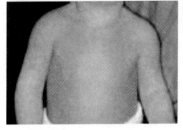

图 2-5-4 出疹期第 1、2、3 天皮疹特点

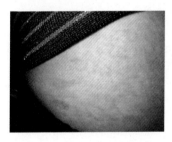
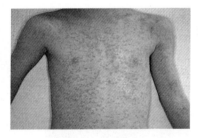

图 2-5-5 恢复期皮疹特点
留有浅褐色色素沉着斑,1~2 周后消失,疹消退时有糠麸样细小脱屑

图 2-5-6 典型麻疹
为充血性斑丘疹,压之退色,大小不等,直径约 2~3mm,形状不规则,疹间皮肤正常。出疹高峰期皮疹可融合

💡 注 1.4 体格检查

1. 典型麻疹患者可有发热,黏膜卡他症状如:咳嗽、呛咳、畏光、流泪,结膜充血,腹泻,口腔麻疹黏膜斑及典型皮疹等表现。

2. 麻疹患者常可并发肺炎(是麻疹最常见的并发症,也是引起麻疹死亡的最主要原因)、喉炎、心肌炎、脑炎、亚急性硬化性全脑炎(发病率约为 1~4/100 万)、中耳炎等并发症。

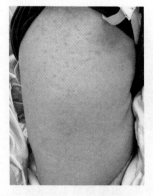

图 2-5-7 轻型麻疹

多见于 6 个月以下婴儿或接种过疫苗或近期注射丙种球蛋白者,该型麻疹前驱期、出疹期短;临床症状轻;常无麻疹黏膜斑;皮疹稀疏、色淡

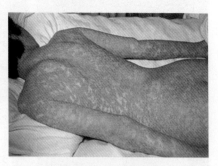

图 2-5-8 重型麻疹

多见于体质虚弱、免疫力低下、有其他急、慢性疾病者;该型中毒症状重,常有严重并发症(心血管、脑等),病死率高

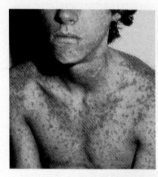

图 2-5-9 成人麻疹

病情重,易导致重要脏器损害和流产,出疹期参差不齐,3~4 天者 50%,5~9 天者 40%,出疹过程大多较重,症状明显,皮疹和麻疹黏膜斑持续时间较长,多数存在胃肠道症状,水样便腹泻多见,肝损害多见,但预后良好,脑炎发生率约为小儿的 3 倍

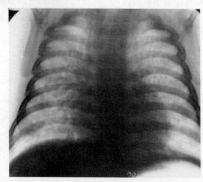

图 2-5-10 麻疹并发症:肺炎

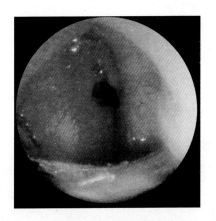

图 2-5-11 麻疹并发症：喉炎

镜下可见喉部、会咽和咽部显著充血

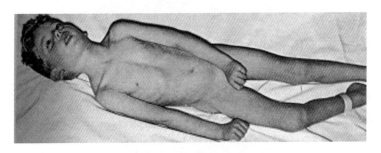

图 2-5-12 麻疹并发症：脑炎

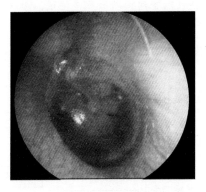

图 2-5-13 麻疹并发症：中耳炎

鼓膜显著凸出、血管明显充血

💡 **注 1.5** 麻疹的实验室检查

1. **血常规** 白细胞总数正常或降低,淋巴细胞相对增多,若白细胞及中性粒细胞增多提示继发细菌感染。

2. **血清学检查** 血清麻疹 IgM 抗体为早期、快速的特异性诊断方法,于病后 5~20 天最高,血清麻疹 IgG 抗体双份血清滴度≥4 倍有回顾性诊断价值。

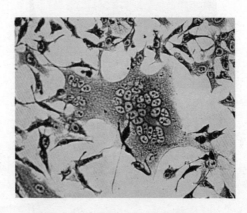

图 2-5-14 麻疹特征性的病理变化

多核巨细胞形成。在出疹前 2 天到出疹后 1 天即可阳性,比麻疹黏膜斑出现早,阳性率可达 90%,对麻疹早期诊断有一定价值。

3. **病原学检查** 取病人眼、鼻、咽部分泌物分离麻疹病毒,但不作为常规检查;麻疹病毒抗原可早期诊断;鼻咽部涂片或尿沉渣染色找多核巨细胞对诊断有参考价值。麻疹病毒核酸检测对免疫力低下而不能产生特异性抗体的麻疹患者有价值。

📖 麻疹原发病及并发症治疗方案

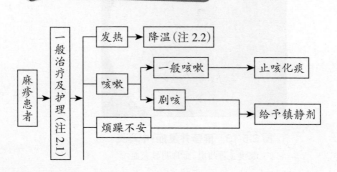

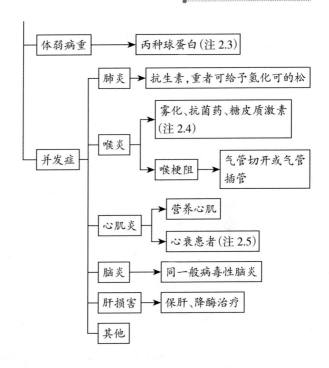

注 2.1　一般治疗：呼吸道隔离至少出疹后 5 天,保持空气流通,卧床休息,眼、鼻、口腔保持清洁,清淡饮食,多饮水。

注 2.2　一般早期发热不给退热药,个别高热者可给予小量镇静退热药,或头部冷敷,避免急促退热致虚脱。

注 2.3　丙种球蛋白一般为每次 200~400mg/kg,用 3~5 天。

注 2.4　麻疹并发喉炎患者要尽量使患者安静,烦躁不安可给予镇静剂,反复给予雾化吸入稀释痰液,每日 2~3 次,及时供氧,选用有效抗菌药物 1~2 种,重者可应用肾上腺皮质激素以缓解喉部水肿。

注 2.5　心肌炎患者出现心力衰竭时及早给予强心药物毒毛花苷 K0.007~0.01mg/kg,加入葡萄糖 10ml 静推,或毛花苷 C,2 岁之内 0.03~0.04mg/kg,2 岁以上 0.02~0.03mg/kg,首剂剂量为总剂量的 1/3~1/2,溶于 10% 葡萄糖 10ml 中缓慢静推,余下剂量分 2~3 次每隔 4~6 小时用一次。同时应用利尿药,重症者可给予肾上腺皮质激素。注意补液总量及电解质平衡。心衰时易并发肺炎,应同时积极治疗肺炎。

麻疹并发支气管肺炎的诊疗思路

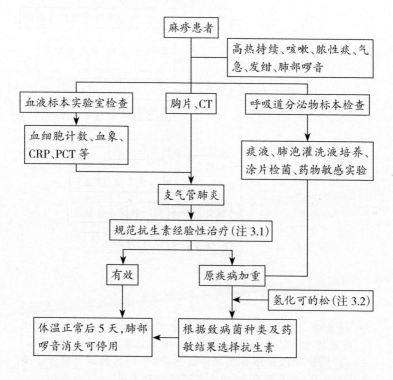

💡注 3.1 规范抗生素经验性治疗,一般首选青霉素 G 3 万～5 万 U/kg,或根据经验选择有效的抗生素。

💡注 3.2 高热和中毒症状重的患者应用氢化可的松每日 5~10mg/kg,静滴,疗程一般 2~3 天。

附:常规医嘱

长期医嘱	临时医嘱
按麻疹隔离	血常规、尿常规、大便常规＋潜血
儿科护理常规	肝肾功
二级护理	电解质
清淡饮食	心肌酶
口腔护理	CRP

续表

长期医嘱	临时医嘱
利巴韦林 10mg/kg ivdrip qd	麻疹 IgM 抗体
必要时加用其他药物	胸片
	心电图及其他

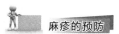 麻疹的预防

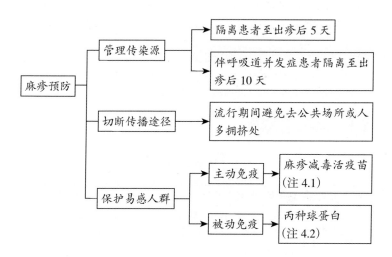

💡 注 4.1 免疫对象为未患过麻疹的患者,8 月龄时初种,7 岁时复种。接种后 12 天可出现 IgM 抗体,1 个月达高峰,阳性率可达 95%~98%,2~6 个月后逐渐下降,一般维持 4~6 年。6 周内接种免疫球蛋白者,需推迟 3 个月接种。

💡 注 4.2 接触病人 5 天内注射丙种球蛋白 3ml(或每次 0.25mg/kg)可防止发病。接触病人 6 天后注射,可减轻症状。免疫有效期 3~8 周。

（陈士俊　曾兆清）

第六节 水痘和带状疱疹

一、水痘

关键词

水痘(varicella,chickenpox) 水痘-带状疱疹病毒(*Varicella-zoster virus*,VZV) 丙种球蛋白

常见就诊原因及疑诊的线索

多因发热伴皮疹而就诊。发热后很快(1~2天内)出现全身皮肤或黏膜广泛的斑丘疹、疱疹、脓疱疹应注意本病。

水痘的诊疗思路

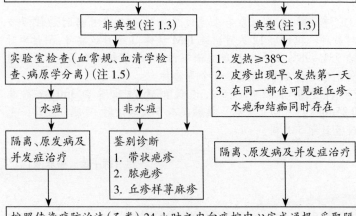

💡 **注 1.1** 流行病学特点

1. 发病年龄　多见于 6 个月到 10 岁儿童。

2. 既往史　潜伏期为 10~24 天,应询问患者三周内有无急性期病人接触史、既往有水痘病史者,再次发病者极少见。

3. 流行季节　本病常年均可发生,多为冬春季。

💡 **注 1.2** 临床经过　临床经过主要分二期:前驱期、出疹期。

1. 前驱期　年长儿童和成人可有畏寒、低热、头痛、乏力、咽痛、咳嗽、恶心、食欲缺乏等症状,持续 1~2 天后才出现皮疹。

2. 出疹期　持续 10 天,发热 1~2 天后出现皮疹:

(1) 皮疹分布特点:向心性分布,主要位于躯干,其次为头面部,四肢相对较少,手掌、足底更少。部分患者可在口腔、咽喉、眼结膜和外阴等黏膜处发生疱疹,破裂后形成溃疡。

(2) 皮疹出疹顺序:首先见于躯干和头部,以后延及面部及四肢。

(3) 皮疹发展过程:初为红色斑疹,数小时后变为丘疹并发展成疱疹。疱疹为单房性,椭圆形,直径 3~5mm,周围有红晕,疱疹壁薄易破,疹液透明,后变混浊,疱疹处伴件瘙痒。1~2 天后疱疹从中心开始干枯、结痂,红晕消失。1 周左右痂皮脱落愈合,一般不留瘢痕。如有继发感染,则成脓疱,结痂、脱痂时间将延长。

(4) 水痘的皮疹特点,俗称"五代同堂":同时间可见不同时期的皮疹。

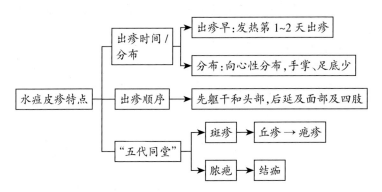

💡 **注 1.3** 水痘的临床类型　有两种:即典型水痘和非典型水痘,非典型水痘包括出血型水痘及坏疽型水痘。

出血型水痘:疹内出血的,病情极严重。此型全身症状重,皮肤、黏膜有瘀点、瘀斑和内脏出血等,是因血小板减少或弥散性血管内凝血(DIC)所致。

坏疽型水痘:因继发细菌感染所致的,皮肤大片坏死,可因败血症死亡。

💡 **注1.4** 体格检查:

1. 典型患者

(1) 前驱期:在出现低热、全身不适的同时已有皮疹出现。

(2) 出疹期:主要表现是皮疹。水痘皮疹是分批出现,故病程中在同一部位同时期可见斑疹、丘疹、水疱和脓疱疹、结痂同时存在。

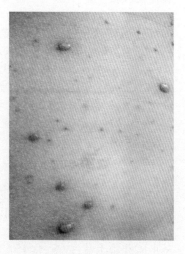

2. 并发症 皮疹继发细菌感染如化脓性感染、丹毒、蜂窝织炎、败血症等。肺炎多见于成人患者或免疫功能缺陷者。脑炎发生率低于1%,多发生于出疹后1周左右;肝炎多表现为 ALT 升高。

图2-6-1 水痘皮疹

可见到丘疹、水疱

💡 **注1.5** 实验室检查

1. 血常规 血白细胞总数正常或稍增高。

2. 血清学检查 常用酶联免疫吸附法、补体结合试验等检测特异性抗体。补体结合抗体于出疹后1~4天出现,2~6周达高峰,6~12个月后逐渐下降。

3. 病原学检查

(1) 疱疹刮片:刮取新鲜疱疹基底组织涂片,用瑞特或吉姆萨染色可见多核巨细胞,用苏木素-伊红染色可查见核内包涵体。对诊断有参考价值;

(2) 病毒分离:取病程3~4天内疱疹液种于人胚成纤维细胞,分离出病毒。但不作为常规检查;

(3) 抗原检查:对病变皮肤刮取物,用免疫荧光法检查病毒抗原。其方法敏感、快速,并容易与单纯疱疹病毒感染相鉴别;

(4) 核酸检测用聚合酶链反应(PCR)检测:患者呼吸道上皮细胞和外周血白细胞中的病毒 DNA,系敏感、快速的早期诊断方法。

注 1.6　鉴别诊断

（1）带状疱疹：成人多见，疱疹常沿一定的神经走行呈带状分布，不对称，局部灼痛明显；

（2）脓疱疹：为儿童常见的细菌感染性疾病。常发于鼻唇周围或四肢暴露部位，初为疱疹，继成脓疱，最后结痂，皮疹无分批出现特点，无全身症状；

（3）丘疹样荨麻疹：系皮肤过敏性疾病，婴幼儿多见，四肢、躯干皮肤分批出现红色丘疹，顶端有小疱，周围无红晕，不结痂，不累及头部和口腔。

治疗方案

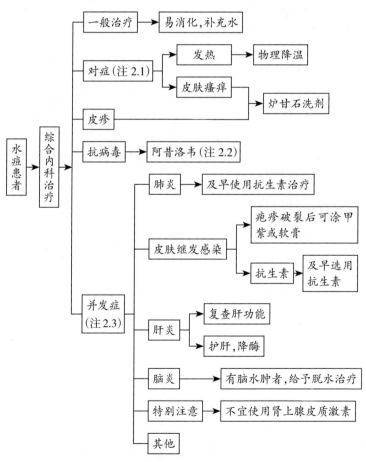

💡 **注 2.1　一般治疗和对症治疗**

发热期卧床休息,给予易消化食物和注意补充水分。退热以物理降温为主。

加强护理,保持皮肤清洁,避免搔抓疱疹处以免导致继发感染。皮肤瘙痒者可用炉甘石洗剂涂擦,疱疹破裂后可涂甲紫或抗生素软膏。

💡 **注 2.2　抗病毒治疗**

阿昔洛韦(acyclovir)是治疗水痘 - 带状疱疹病毒感染的首选抗病毒药物,应早期应用。2 岁以上儿童按体重一次 20mg/kg,一日 4 次,共 5 天。成人常用量一次 0.8g,一日 5 次,共 7~10 天。

💡 **注 2.3　防治并发症**

继发细菌感染时应及早选用抗生素。脑炎出现脑水肿者应采取脱水治疗。水痘不宜使用肾上腺皮质激素。

附:常规医嘱

长期医嘱	临时医嘱
按水痘隔离	血常规、尿常规、大便常规 + 潜血
儿科护理常规	肝肾功能等常规生化
二级护理	抽血查水痘抗原、抗体
清淡饮食	水痘疱疹液检查(PCR 查病毒核酸)
口腔、皮肤护理	胸片
阿昔洛韦 0.8g,q5h	必要时行心电图及其他
必要时加用其他药物	炉甘石洗剂外用
	甲紫或抗生素软膏外用

预 防

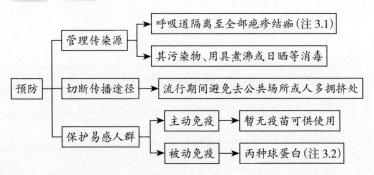

注3.1　患者应予呼吸道隔离至全部疱疹结痂,其污染物、用具可用煮沸或日晒等消毒。

 注3.2　对于免疫功能低下者、正在使用免疫抑制剂治疗者或孕妇等,如有接触后 5 天内,可用丙种球蛋白 0.4~0.6ml/kg,肌肉注射,以减轻病情。免疫有效期 3~8 周。

(赵志新)

二、带状疱疹

关键词

带状疱疹(herps zoster)　潜伏性感染　多核巨细胞　丙种球蛋白

常见就诊原因及疑诊的线索

可因低热和全身不适,某个局部皮肤灼痒、疼痛、感觉异常、皮疹伴有显著的神经痛来诊。如为单侧性、呈带状排列的疱疹和伴神经痛应高度注意本病。

诊疗思路

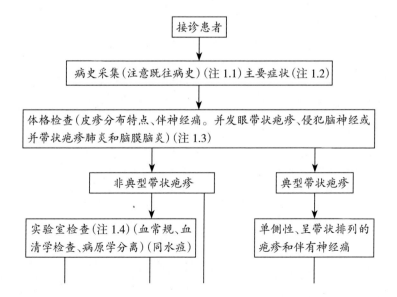

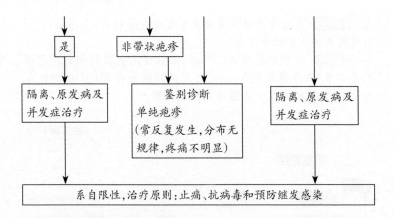

是　　非带状疱疹

隔离、原发病及并发症治疗

鉴别诊断
单纯疱疹
（常反复发生，分布无规律，疼痛不明显）

隔离、原发病及并发症治疗

系自限性，治疗原则：止痛、抗病毒和预防继发感染

💡 **注1.1** 流行病学特点

1. **好发年龄**　多数为50岁以上老年人。

2. **既往史**　应询问患者有无可以导致免疫功能下降的疾病史，如恶性肿瘤、使用免疫抑制剂、艾滋病等。本病可反复发作，故应询问既往有无类似病史。

💡 **注1.2** 临床分型及主要症状

1. **典型带状疱疹**　伴有低热和全身不适、显著神经痛的呈单侧、带状的疱疹。

2. **皮疹的形成及其特点**　初期沿着神经节段分布的局部皮肤出现灼痒、疼痛、感觉异常等。1~3天后沿着周围神经分布区域出现成簇、呈带状排列的红色斑丘疹，很快发展为疱疹。3天左右转为疱疮，1周内干涸，10~12天结痂，2~3周脱痂，不留瘢痕。

3. **皮疹分布**　可发生于任何感觉神经分布区，但以脊神经胸段最常见，因此皮疹部位常见于胸部，约占50%。其次为腰部、面部等。

皮疹多为一侧性，很少超过躯体中线，罕有多神经或双侧受累发生。

本病轻者可以不出现皮疹，仅有节段性神经疼痛。

4. **重型带状疱疹**　即播散性带状疱疹，常见于免疫功能缺损者或恶性肿瘤病人。表现为除皮肤损害外；伴有高热和毒血症，甚至发生带状疱疹肺炎和脑膜脑炎，病死率高。

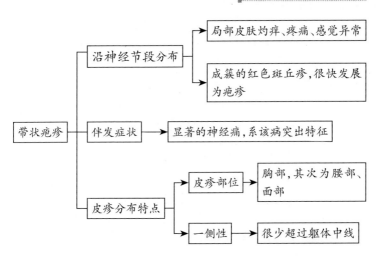

```
                                    ┌─→ 局部皮肤灼痒、疼痛、感觉异常
                    ┌─ 沿神经节段分布 ─┤
                    │                └─→ 成簇的红色斑丘疹,很快发展
                    │                     为疱疹
带状疱疹 ─┤─ 伴发症状 ──→ 显著的神经痛,系该病突出特征
                    │                ┌─ 皮疹部位 ──→ 胸部,其次为腰部、
                    └─ 皮疹分布特点 ─┤                面部
                                     └─ 一侧性 ──→ 很少超过躯体中线
```

💡 注1.3　体格检查

1. 带状疱疹典型患者　沿着周围神经分布区域出现成簇的疱疹。疱疹从米粒大至绿豆大不等,分批出现,沿神经支配的皮肤呈带状排列,故名"带状疱疹"。

2. 并发症

(1) 眼带状疱疹:水痘-带状疱疹病毒可侵犯三叉神经眼支,病后常发展成角膜炎与虹膜睫状体炎,若发生角膜溃疡可致失明。

(2) 病毒侵犯脑神经:可出现面瘫、听力丧失、眩晕、咽喉麻痹等。

图 2-6-2　典型带状疱疹
沿着周围神经分布区域出现成簇的、带状的疱疹

(3) 神经痛:50 岁以上带状疱疹患者易发生疱疹后神经痛,可持续数月。

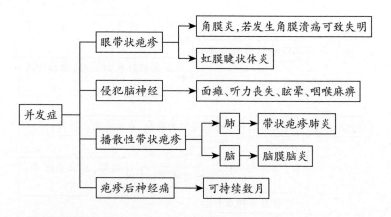

💡 注 1.4 带状疱疹的实验室检查

1. 同水痘。

2. 当出现带状疱疹脑炎、脑膜炎、脊髓炎者,其脑脊液细胞数及蛋白有轻度增加,糖和氯化物正常。

治疗方案

1. 抗病毒治疗 适应证包括:患者年龄大于 50 岁;病变部位在头颈部;躯干或四肢严重的疱疹;有免疫缺陷患者;出现严重的特应性皮炎或严重的湿疹等。

2. 对症治疗 疱疹局部可用阿昔洛韦乳剂涂抹,可缩短病程。神经疼痛剧烈者,给镇痛药。保持皮损处清洁,防止继发细菌感染。

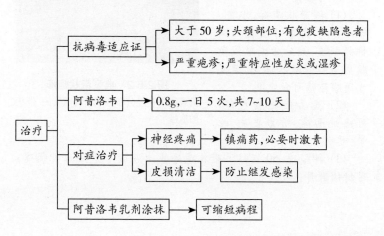

附:常规医嘱

长期医嘱	临时医嘱
按水痘常规隔离	血常规、尿常规、大便常规＋潜血
内科护理常规	肝肾功能及生化
二级护理	需要用激素病人,排除激素禁忌相关疾病
清淡饮食	(结核、糖尿病等)
阿昔洛韦 0.8g,一日 5 次	结核病抗体
必要时加用其他药物	空腹血糖,餐后 2 小时血糖,糖化血红蛋白
激素(神经痛明显时)	胸片
	必要时行心电图及其他

(赵志新)

第七节 流行性腮腺炎

关键词

腮腺炎病毒 耳部疼痛 睾丸炎 卵巢炎 胰腺炎 脑膜脑炎

常见就诊原因及疑诊的线索

多数患者发热,耳前、后、下方肿大疼痛,或张口疼痛,尤以食酸性饮食明显。

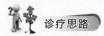
诊疗思路

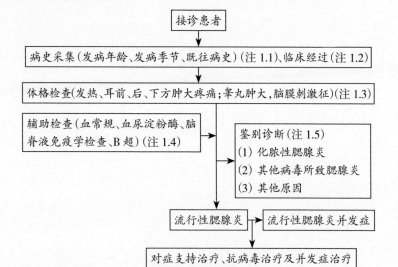

接诊患者

病史采集(发病年龄、发病季节、既往病史)(注1.1)、临床经过(注1.2)

体格检查(发热、耳前、后、下方肿大疼痛;睾丸肿大,脑膜刺激征)(注1.3)

辅助检查(血常规、血尿淀粉酶、脑脊液免疫学检查、B超)(注1.4)

鉴别诊断(注1.5)
(1) 化脓性腮腺炎
(2) 其他病毒所致腮腺炎
(3) 其他原因

流行性腮腺炎 → 流行性腮腺炎并发症

对症支持治疗、抗病毒治疗及并发症治疗

注1.1 流行病学特点

1. **传染源** 早期患者及隐性感染者均为传染源。患者腮腺肿大前7日至肿大后9日约2周时间内,可从唾液中分离出病毒,此时患者具高度传染性。

2. **感染途径** 主要通过飞沫传播。

3. **流行特征** 本病呈全球性分布,全年均可发病,但以冬、春季为主。人群普遍易感,儿童多见,90%病例为1~15岁的少年儿童,但由于1岁以内婴儿体内尚有经胎盘获得的抗腮腺炎病毒特异性抗体,但近年来成人病例有增多的趋势,而且症状较重。

💡 **注1.2　临床经过**

1. 前驱症状　部分病例有发热,体温上升可达40℃,头痛、无力、食欲缺乏等,但大部分患者无前驱症状。

2. 腮腺肿大　发病1~2天后出现颧骨弓或耳部疼痛,然后唾液腺肿大,腮腺最常受累,通常一侧腮腺肿大后2~4天又累及对侧。双侧腮腺肿大者约占75%。腮腺肿大是以耳垂为中心,向前、后、下发展,使下颌骨边缘不清。由于覆盖于腮腺上的皮下软组织水肿使局部皮肤发亮,肿痛明显。

3. 并发症　睾丸炎、卵巢炎、胰腺炎,以及脑膜脑炎等。

💡 **注1.3　体格检查**

主要表现急性病容、单侧或双侧腮腺肿大、有时累及舌下腺或颌下腺。

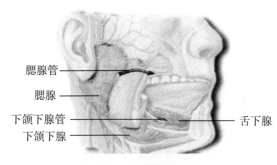

图2-7-1　正常腮腺结构

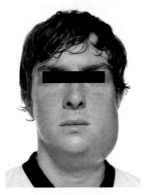

图2-7-2　左侧腮腺肿大

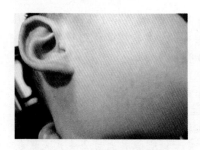

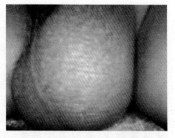

图 2-7-3 颌下腺受累局部充血　　图 2-7-4 左侧睾丸肿大

💡 **注 1.4** **辅助检查**

1. 常规检查 白细胞计数和尿常规一般正常,有睾丸炎者白细胞可以增高,有肾损害时尿中可出现蛋白和管型。

2. 血清和尿液中淀粉酶测定 90% 患者血清和尿淀粉酶增高。淀粉酶增高的程度往往与腮腺肿胀程度成正比。血脂肪酶增高,有助于胰腺炎的诊断。

3. 脑脊液检查 有腮腺炎而无脑膜炎症状和体征的病人,约半数脑脊液中白细胞计数轻度升高,且能从脑脊液中分离出腮腺炎病毒。

4. 腮腺 B 超 可以发现腮腺肿大。

5. 血清学检查

(1) 抗体检查:ELISA 法检测血清中 NP 的 IgM 抗体可作出近期感染的诊断。

(2) 抗原检查:近年来有应用特异性抗体或单克隆抗体来检测腮腺炎病毒抗原,可作早期诊断。应用 PCR 技术检测腮腺炎病毒 RNA,可明显提高可疑患者的诊断率。

6. 病毒分离 应用早期患者的唾液、尿或脑膜炎患者的脑脊液,接种于原代猴肾、Vero 细胞或 Hela 细胞可分离出腮腺炎病毒,3~6 天内组织培养细胞可出现病变形成多核巨细胞。

💡 **注 1.5** **鉴别诊断** 化脓性腮腺炎主要是一侧性腮腺肿大,不伴睾丸炎或卵巢炎。挤压腮腺时有脓液自腮腺管口流出。外周血中白细胞总数和中性粒细胞计数明显增高。其他原因引起的急性腮腺炎,需根据血清学检查和病毒分离进行鉴别。

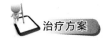 治疗方案

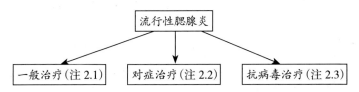

注 2.1　一般治疗:要求患者卧床休息,给予流质饮食,避免进食酸性饮料。

注 2.2　对症治疗:发热温度较高、患者食欲差时,应补充水、电解质和能量,以减轻症状。对重症或并发脑膜脑炎、心肌炎患者,可应用地塞米松每日 5~10mg,静脉滴注,5~7 天。头痛和腮腺胀痛可应用镇痛药,腮腺肿胀局部可以用仙人掌捣碎后敷于患处,减轻局部发热和疼痛,睾丸胀痛可用棉花垫和丁字带托起。

注 2.3　抗病毒治疗　发病早期可试用利巴韦林或干扰素治疗成人腮腺炎合并睾丸炎患者,但疗效不确切。

附:常规医嘱

长期医嘱	临时医嘱
呼吸道隔离	血常规、尿常规、大便常规 + 潜血
感染科护理常规	肝、肾功、血、尿淀粉酶、电解质
二级护理	腮腺炎病毒抗体、抗原检测
普通饮食	腮腺 B 超
补液、对症	胸片或 CT
	其他

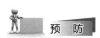 预　防

应用疫苗对易感者进行主动免疫是预防的重点。

目前国内外应用腮腺炎减毒活疫苗,进行皮下接种,亦可采用喷鼻或气雾方法,90% 以上可产生抗体。潜伏期患者接种可以减轻发病症状。由于有可能有致畸作用,故孕妇禁用。

(周　智)

第八节　肾综合征出血热

关键词

　　三大主症(发热、出血、肾脏损害)　五期经过(发热期、低血压休克期、少尿期、多尿期和恢复期)

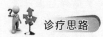

常见就诊原因及疑诊的线索

　　患者一般以发热、头痛、腰痛等症状就诊,部分患者消化道症状重,可误诊为肠炎或痢疾,甚至急腹症,少数患者以腔道大出血或休克急诊入院。

诊疗思路

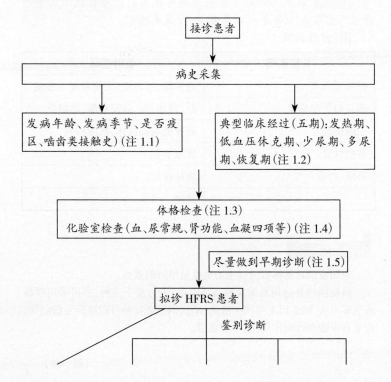

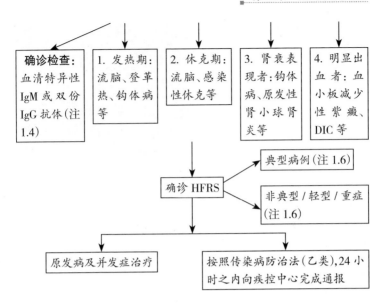

确诊检查: 血清特异性 IgM 或双份 IgG 抗体(注 1.4)

1. 发热期: 流脑、登革热、钩体病等

2. 休克期: 流脑、感染性休克等

3. 肾衰表现者:钩体病、原发性肾小球肾炎等

4. 明显出血者:血小板减少性紫癜、DIC 等

确诊 HFRS

典型病例(注 1.6)

非典型/轻型/重症 (注 1.6)

原发病及并发症治疗

按照传染病防治法(乙类),24 小时之内向疾控中心完成通报

💡 **注 1.1** 流行病学特点

1. **发病人群** 以男性青壮年农民和工人发病率高,与接触传染源的机会多少有关。

2. **既往史** 应询问患者病前 2 月内是否进入疫区,并有与鼠类等宿主动物(包括猫、猪、犬和兔等)或其污染物接触史,我国以黑线姬鼠、褐家鼠为主要传染源和主要宿主动物。林区以大林姬鼠(Apodemus peninsulae)为主要传染源。

3. **流行季节** 本病四季均可发生,但有明显的季节高峰,黑线姬鼠传播者以 11~1 月为高峰季节;家鼠传播者 3~5 月为高峰。林区姬鼠传播者以夏季为流行高峰。

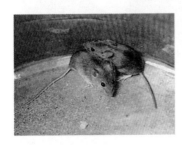

图 2-8-1 黑线姬鼠(Apodemus agrarius)

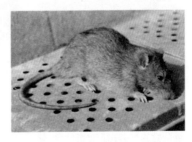

图 2-8-2 褐家鼠(Mus norvegicus)

💡 **注1.2** 临床经过典型者主要分五期：发热期、低血压休克期、少尿期、多尿期、恢复期。

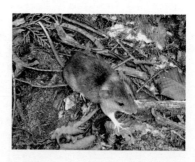

图2-8-3　大林姬鼠（Apodemus peninsulae）

1. **发热期**　大约持续3~7天,有四大主要临床表现：

（1）发热：以稽留热和弛张热多见,热度下降后全身中毒症状并未减轻或反而加重,是不同于其他发热性病的临床特点；

（2）全身中毒症状：三痛（头痛、腰痛、眼眶痛），胃肠中毒症状,神经症状；

（3）毛细血管损害：皮肤黏膜充血（图2-8-4）,出血（皮肤、黏膜出血,咽部、腋下、前胸等部位可见出血点（点状、条索状、簇状）,重者表现DIC,图2-8-5~图2-8-7）；渗出和水肿（图2-8-8）。

（4）肾损害：蛋白尿、管型和血尿,早期出现肾损害为本期特点。

2. **低血压休克期**　病程第4~6日,迟者8~9日。多数病人在发热末期或热退同时或热退后出现低血压休克；一般持续1~3天,休克持续时间长短与病情轻重及治疗有关,轻症患者可不发生。

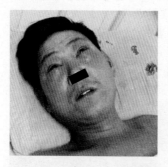

图2-8-4　充血征——皮肤“三红征”

颜面、颈、胸潮红,重者呈“酒醉貌”；黏膜“三红征”（眼结膜、软腭、咽部以及舌充血）：咽部网纹状充血具有特征性

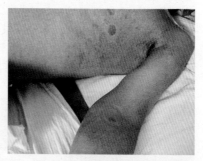

图2-8-5　皮肤出血

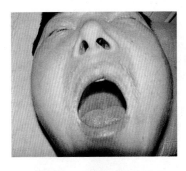

图 2-8-6　咽部黏膜出血

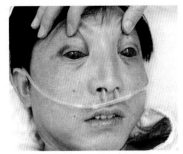

图 2-8-7　球结膜出血

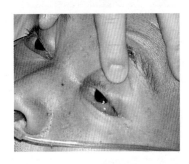

图 2-8-8　渗出水肿征

HFRS 发热期可见球结膜、眼睑、面部水肿,有人称之为"三肿征",其中又以球结膜水肿最常见,具有重要临床诊断意义,如球结膜水肿突然加重,常是休克的先兆

3. 少尿期　一般发生于第 5~8 日,持续 2~5 日。在休克期之后或与之重叠或直接由发热期发展而来。表现为尿毒症、水电解质酸碱紊乱、高血容量综合征、肺水肿、出血加重等。

4. 多尿期　多在病程第 9~14 日,持续 1 天~数月,分移行期、多尿早期、多尿后期,可出现脱水、电解质酸碱紊乱、继发性感染和继发性休克。

5. 恢复期　24 小时尿量恢复至 2000ml/d 以下,症状基本消失,肾功能基本恢复。

💡 注1.3　体格检查　针对 HFRS 不同的临床分期,体征表现有所不同。发热期主要表现为发热、毛细血管损害表现(如充血征、出血征、渗出和水肿征,肾区叩击痛等),束臂试验阳性;低血压休克期除低血压休克外,仍可表现发热期的体征,严重者充血征可消失;少尿期渗出水肿进一步加重,可有不同程度的胸腹水甚至心包积液,皮肤黏膜出血点可继续加重,发生皮肤瘀斑或紫癜,甚至腔道出血;进入多尿期后,充血、出血、渗出水肿征逐步减轻,但继发感染相对多见,如呼吸道、泌尿道及肠道感染等。

同时HFRS患者常可并发如下并发症，表现相关的症状和体征：①腔道出血；②中枢神经系统并发症：脑炎和脑膜炎、脑水肿（图2-8-9）、颅内出血；③肺水肿（ARDS、心衰）；④其他：继发感染、肝损害、自发性肾破裂等。

💡 注1.4　HFRS的实验室检查

1.血象　早期白细胞总数正常或偏低，随病程进展升高，重者可出现类白血病反应，第4~5病日后淋巴细胞增多，并可出现异形淋巴细胞（图2-8-10）。血小板计

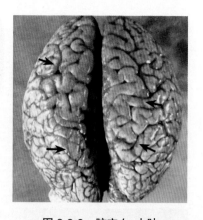

图2-8-9　脑充血、水肿

多于低血压休克期、少尿期出现，图为HFRS患者尸检所见，大脑脑回血管普遍扩张，充血

数下降，以低血压及少尿期最低。红细胞及血红蛋白在发热后期和低血压期因血液浓缩而升高。

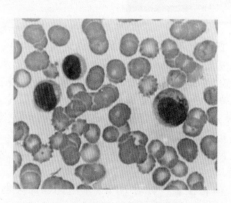

图2-8-10　异形淋巴细胞

2.尿常规　病程第2天出现尿蛋白，且逐渐增多，第4~6病日可达+++~++++，镜检可见红细胞、白细胞、管型或膜状物（图2-8-11）。

3.血生化　尿素氮和肌酐在低血压休克期，少数在发热后期逐渐增高。

4.凝血系统检测　发热期开始血小板减少伴功能降低；DIC

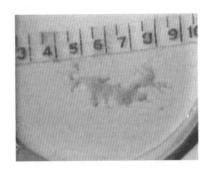

图 2-8-11 尿中膜状物
为尿蛋白与坏死脱落上皮细胞相混合的
凝聚物,能检出汉坦病毒抗原

高凝期出现凝血时间缩短;消耗性低凝血期则纤维蛋白原降低,凝血酶原时间延长和凝血酶时间延长;进入纤溶亢进期则出现纤维蛋白降解物(FDP)升高。

5. 特异性检查(确诊依据)

(1) 早期患者特异性 IgM 抗体阳性,或双份血清(发病 4 天内和间隔 1 周以上)特异性 IgG 抗体 4 倍以上增高,可确诊为现症或近期感染。5 病日后,单份血清 IgG 抗体滴度高达 1:320 以上时,结合临床表现和流行病学史亦可诊断。

(2) 从血清、白细胞或尿沉渣细胞查到汉坦病毒抗原或病毒 RNA。

注1.5 早期诊断是指发病 4 天内作出诊断,早期诊断以便早期合理治疗,是降低本病病死率的关键环节之一。在本病疫区及流行季节,遇有下列情况,应想到本病的可能:①在流行地区、流行季节如有原因不明的急性发热病人,应想到本病的可能。②发热伴有头痛、眼眶痛、腰痛、肾区叩痛、全身痛及消化道症状。③发热伴有面、颈、上胸部充血潮红,眼结膜、咽部、软腭充血,若出现球结膜水肿,则更有诊断价值。④发热伴有出血现象,咽部、软腭、球结膜及腋下可见细小出血点,多呈簇状、条索状或抓痕样,束臂试验阳性。⑤发热病人早期出现尿蛋白阳性而且迅速增加。⑥发热,血象检查发现血小板减少,出现异型淋巴细胞。以上患者应及时取血清标本,检查血清特异性抗原或 IgM 和双份 IgG 抗体检测,阳性可确诊。

注1.6 HFRS 临床类型 依发热高低、中毒症状轻重和出血、休克、肾功能损害程度的不同分为轻型、中型、重型、危重型、

非典型。

	体温	中毒、渗出	出血	休克	肾损伤
轻型	<39℃	轻	皮肤黏膜出血点	无	尿蛋白1~2+，无少尿
中型	39~40℃	中毒较重，球结膜水肿	皮肤黏膜明显瘀斑	低血压倾向或休克	尿蛋白2~3+，有少尿
重型	≥40℃	重，中毒性精神症状	皮肤瘀斑腔道出血	明显休克	少尿达5日无尿2日内
危重型	重型基础上出现以下情况之一者：难治性休克，重要脏器出血；少尿超出5d或无尿2d以上，BUN高于42.84mmol/L；心力衰竭、肺水肿；严重感染；脑水肿、脑出血或脑疝等中枢神经并发症				

重症病例可有病期重叠，即发热期、低血压体克期、少尿期相互重叠，轻型病例或合理治疗者可发生越期现象，即越过低血压期或少尿期，但很少越过多尿期。

治疗方案

治疗原则：综合疗法为主，早期给予抗病毒治疗，中晚期针对病理生理进行对症治疗。"三早一就"（早发现、早诊断、早治疗、就近治疗）是基本原则；重点注意防治休克、出血、肾衰竭。治疗方案如下：

（一）发热期的治疗

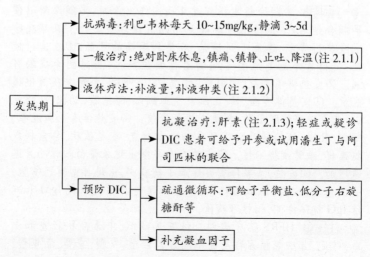

发热期
→ 抗病毒：利巴韦林每天10~15mg/kg，静滴3~5d
→ 一般治疗：绝对卧床休息，镇痛、镇静、止吐、降温（注2.1.1）
→ 液体疗法：补液量，补液种类（注2.1.2）
→ 预防DIC
　→ 抗凝治疗：肝素（注2.1.3）；轻症或疑诊DIC患者可给予丹参或试用潘生丁与阿司匹林的联合
　→ 疏通微循环：可给予平衡盐、低分子右旋糖酐等
　→ 补充凝血因子

💡 **注 2.1.1** 高热量、富维生素、易消化食物;高热者应以物理降温为主,可采用头部冷敷为主,避免温水及酒精擦浴,以免加重局部毛细血管损伤,导致皮肤出血,慎用强烈发汗药物,避免促进低血压休克发生,可选用肾上腺皮质激素或中药治疗。

💡 **注 2.1.2** 液体疗法:①每日补液量为 1000~2500ml,应使尿量持续在 1500ml/24h 以上,也可按公式补给:每日总入量(ml)=前一日出量(尿量 + 粪量 + 呕吐物量)+2.4 × 体温升高度数 × 体重(kg)+800~1000ml。②发热初期可给 1/2 张液,中期 2/3 张液,晚期以等张平衡盐为主,渗出明显时,及时补充胶体液,可每日输入血浆 200~600ml,白蛋白 10~20g,以预防休克发生。③不能进食者每日应补充葡萄糖 100g 以上。④对于发热、低血压两期重叠而肾功能尚好的患者,可试用甘露醇,以减轻外渗。

💡 **注 2.1.3** 抗凝治疗指征:高热、中毒症状严重;病程进入第 4~5 日,出血现象明显加重;血小板 $<60 \times 10^9/L$,或呈进行性下降;抗凝血酶Ⅲ明显减少;凝血酶原时间延长。

HFRS 并发 DIC 的高凝期多十分短暂,当出现 DIC 实验室指标阳性时,大部分病例已进入消耗性低凝期,和(或)继发性纤溶亢进,因此肝素应慎用,即使明确在 DIC 早期,也宜小剂量应用。用法:成人 25~50mg/ 次,加入 10% 葡萄糖 100~250ml,于 1 小时左右静脉滴注,儿童可按 0.5~1.0mg/kg 计算。用药期间用试管法测凝血时间,每隔 4~6 小时测 1 次,要求凝血时间维持在正常值的 2~3 倍,若凝血时间大于 40 分钟,应停用肝素。待凝血时间恢复到 40 分钟内,若病情需要继续使用,直至临床症状好转,凝血指标基本恢复,即可停药,一般需要持续应用 1~2 天。

(二)低血压休克期治疗

本期治疗以积极补充血容量为主,同时应针对微循环功能障碍、酸中毒、心功能不全等,进行相应治疗,力争血压尽快回升,4 小时左右稳定。

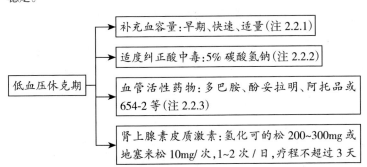

低血压休克期
- 补充血容量:早期、快速、适量(注 2.2.1)
- 适度纠正酸中毒:5% 碳酸氢钠(注 2.2.2)
- 血管活性药物:多巴胺、酚妥拉明、阿托品或 654-2 等(注 2.2.3)
- 肾上腺素皮质激素:氢化可的松 200~300mg 或地塞米松 10mg/ 次,1~2 次 / 日,疗程不超过 3 天

💡 **注 2.2.1** 早期：收缩压 <100mmHg，或低于基础血压 20mmHg，脉压差 <26mmHg，即应扩容补液。快速：低血压时静脉快速滴注，100 滴 / 分钟左右。发生休克时，首次 300ml 液体在 30 分钟内静脉推注，随即静脉快速滴入 1000ml(130~150 滴 / 分)，以后根据血压回升情况及血液浓缩改善程度，调整补液量及速度，老年及心功能不良者补液速度适当减慢。适量：补液是否适量可参考以下指标：①收缩压达 90~100mmHg；②脉压大于 26mmHg；③心率 100 次 / 分左右；④微循环障碍缓解；⑤红细胞、血红蛋白及红细胞压积接近正常。

液体成分：以平衡盐、低分子右旋糖酐等溶液为主，渗出严重者胶体液量可加大，有条件者可用血浆或白蛋白等胶体溶液。

💡 **注 2.2.2** 在积极扩容的基础上，可适度纠正酸中毒。常用药物为 5% 碳酸氢钠，用量计算可按以下方法：①5% 碳酸氢钠溶液 5ml/kg，可提高二氧化碳结合力 (CO_2-CP)10vol% 左右；②5% 碳酸氢钠溶液 (ml)=(50– 实际测得 CO_2-CP 容积 %)× 0.5 × 公斤体重，将得出的总需要量，先输入 1/2~1/3 量，以后根据 CO_2-CP 给予补充。

💡 **注 2.2.3** 血管活性药物的应用：对低排高阻型休克，在血容量已补足的基础上，可选用血管扩张剂如：多巴胺、酚妥拉明、阿托品或 654-2 等。剂量及用法：654-2 为 10~40mg/ 次 iv，间隔 10~20 分钟重复给药，阿托品 1mg iv 首剂，后 每次 0.03~0.05mg/kg，每隔 3~5 分钟 iv 1 次，收到效果后逐渐减量和延长间隔时间并停药。

（三）少尿期的治疗

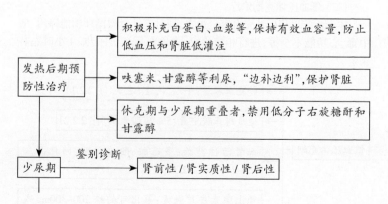

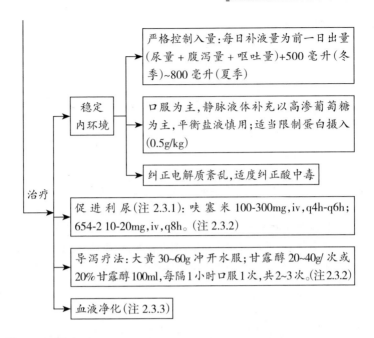

治疗

稳定内环境
- 严格控制入量:每日补液量为前一日出量(尿量+腹泻量+呕吐量)+500毫升(冬季)~800毫升(夏季)
- 口服为主,静脉液体补充以高渗葡萄糖为主,平衡盐液慎用;适当限制蛋白摄入(0.5g/kg)
- 纠正电解质紊乱,适度纠正酸中毒

促进利尿(注2.3.1):呋塞米100-300mg,iv,q4h-q6h;654-2 10-20mg,iv,q8h。(注2.3.2)

导泻疗法:大黄30~60g冲开水服;甘露醇20~40g/次或20%甘露醇100ml,每隔1小时口服1次,共2~3次。(注2.3.2)

血液净化(注2.3.3)

注2.3.1 对于已进入发热后期及低血压期患者,应密切观察尿量的变化,当每日尿量少于800~1000或平均每小时少于30~50ml应开始促尿,以保持肾小管的畅通,尽可能使每日尿量不少于1500ml/日。

注2.3.2 注意事项:对有心衰肺水肿先兆或高血容量综合征且应用利尿效果不佳者可试用;应在休克纠正血压稳定8小时以上时应用;有明显的消化道出血不宜用。

注2.3.3 血液净化疗法

(1)血液透析治疗的指征:少尿持续4天以上或无尿24小时以上,并存在以下情况之一者:①BUN≥28.56mmol/L;②高分解状态,每日BUN升高≥7.14mmol/L;③血钾≥6mmol/L、ECG有高尖T波;④高血容量综合征或伴肺水肿者;⑤极度烦躁不安或伴脑水肿者。停止透析的指征:BUN降至18mmol/L和Cr降至300μmol/L以下、尿毒症症状明显缓解。

(2)连续性肾脏替代治疗(CRRT):CRRT具有持续性(24小时连续治疗)、稳定性(对心血管系统影响甚小)、简便性(可在床边进行,不用搬动病人)等血液透析无可比拟的优势,基本克服了血液透析或血液滤过的不足,能有效调节病人水电解质酸碱失衡,临床应用日趋广泛。

（四）多尿期治疗

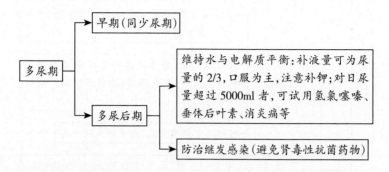

（五）恢复期治疗

注意休息，逐渐增加活动量；加强营养，给高糖、高蛋白、多维生素饮食；出院后可根据病情恢复情况，休息 1~3 个月，重型病例可适当延长。

（六）合并症的治疗

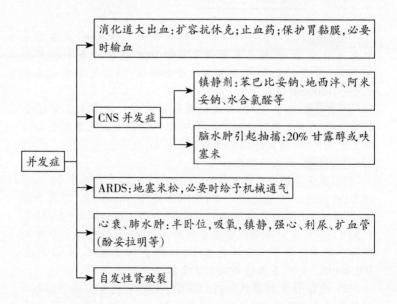

附:常规医嘱:HFRS患者不同的临床分期治疗原则差别很大,因此应密切观察病情变化,制订相应的治疗方案。以下仅为常规医嘱供参考。

长期医嘱	临时医嘱
按肾综合征出血热隔离	血常规、尿常规、大便常规 + 潜血
内科护理常规	肝肾功、电解质、心肌酶
二级护理	血凝四项
病重	HFRS IgM 抗体
清淡软食	胸片
口腔护理	心电图
利巴韦林 10mg/kg ivdrip qd	
必要时加用其他药物	

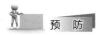

预 防

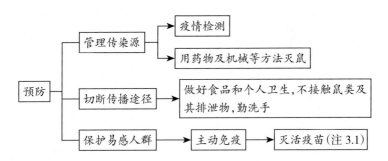

注3.1 我国目前有沙鼠肾细胞灭活疫苗(Ⅰ型)、地鼠肾细胞灭活疫苗(Ⅱ型)、乳鼠脑纯化汉滩病毒灭活疫苗(Ⅰ型),流行季节前一个月接种能有效预防出血热发病,有88%~94%能产生中和抗体,但持续3~6个月后明显下降,1年后需加强注射。

(盖中涛)

第九节 流行性乙型脑炎

关键词

猪 夏季 高热 剧烈头疼 意识障碍 呼吸衰竭 乙脑 IgM 抗体 血管套 乙脑灭活疫苗或减毒活疫苗

常见就诊原因及疑诊的线索

患者一般在出现高热,头痛嗜睡、恶心呕吐,精神委靡等症状而就诊。儿童患者可伴有上呼吸道感染症状。

诊疗思路

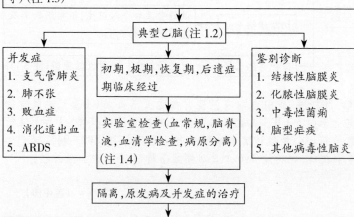

💡 **注 1.1** 流行病学特点

1. 发病年龄　人群普遍易感,但隐性感染多,感染后不论发病与否都可获得较持久的免疫力,少有第二次发病。患者大多为 10 岁以下儿童,以 2~6 岁儿童发病率最高。

2. 既往史　猪是本病的主要传染源,蝙蝠亦可作为传染源。蚊子为乙脑的主要传播媒介,其中三带喙库蚊最为常见。所以应询问患者居住的周围环境,有无野外工作或居住史。

3. 流行季节　夏秋季为流行季节,一般集中于 7~9 月份。

💡 **注 1.2** 临床经过　典型乙脑的临床经过主要分为四期:初期、极期、恢复期、后遗症期。

1. 潜伏期　潜伏期 4~21 天,一般为 10~14 天。

2. 初期　病程的 1~3 天。急起高热,体温常在 1~2 天内高达 39~40℃,伴头痛嗜睡、恶心呕吐,精神委靡。儿童患者可伴有上呼吸道感染症状。

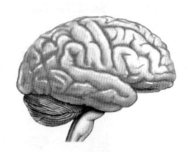

图 2-9-1　脑实质及脑膜血管充血扩张,有大量浆液性渗出,形成脑水肿

3. 极期　病程的 4~7 天。高热不退,体温常在 40℃以上,意识障碍,惊厥抽搐,严重者出现呼吸衰竭。并可出现神经反射异常,脑膜刺激征,少数病人出现循环衰竭。

4. 恢复期　极期过后,体温逐渐下降至正常,神经精神

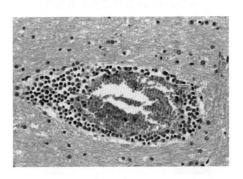

图 2-9-2　神经系统血管周围炎性细胞浸润,浸润的大单核细胞和淋巴细胞聚集在血管周围形成"血管套"

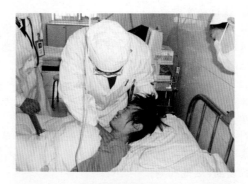

图 2-9-3 乙脑以脑实质损害为主,可表现为颈项强直等脑膜刺激征

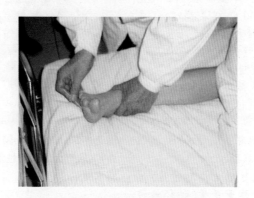

图 2-9-4 病理性锥体束征阳性

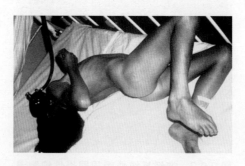

图 2-9-5 肢体阵挛性抽搐,甚至全身抽搐,强直性痉挛

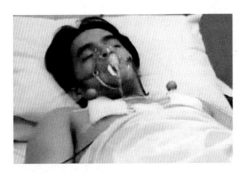

图 2-9-6 呼吸衰竭多见于重症患者,是最
常见的死亡原因

症状、体征逐日好转,一般于 2~4 周可完全恢复正常。重型患者
在该期仍可表现为意识障碍、痴呆失语、吞咽困难、颜面瘫痪、肢
体痉挛等,经积极治疗后大多在半年内恢复。

5. 后遗症期　恢复期的神经精神症状 6 个月后仍不能恢复
者为后遗症。约 5%~20% 的重型患者留有后遗症。癫痫后遗症
将持续终生。

6. 根据患者发热程度、意识状态、脑膜刺激征、抽搐或呼吸
衰竭等病情轻重不同可分为轻型,普通型,重型和极重型四型,不
同的临床类型出现后遗症的情况不一样,预后不同。

型别	体温	意识状态	抽搐	呼吸衰竭	预后
轻型	38~39℃	清楚	无	无	病程 5~7 天
普通型	39~40℃	嗜睡或浅昏迷	偶有	无	多能痊愈
重型	41℃以上	昏迷	反复或持续	有	多能恢复,时间长,少数有后遗症
极重型	急骤上升,1~2 日内上升至 40℃以上	深昏迷	反复或持续性强烈抽搐,肢体瘫痪	迅速出现,可有脑疝	多在中期死亡,存活者常有严重后遗症

注 1.3　体格检查

1. 初期　发热,体温高达 39~40℃。

2. 极期　发热,持续高热。多在病程的 10 日之内可见浅层

生理反射如腹壁反射及提睾反射减弱或消失,深层生理反射如膝腱反射、跟腱反射等先亢进后消失,表现为上神经元性瘫痪。肢体强直性瘫痪,偏瘫或全瘫,肌张力增强,病理性锥体束征阳性。也可表现为颈项强直、克氏征及布氏征等。小儿因囟门未闭者表现为前囟膨隆。累及下丘脑可表现为中枢性的过高热,并有出汗、面红及心律不齐等自主神经系统功能紊乱表现。深度昏迷病人可出现由膀胱和(或)直肠麻痹造成的大、小便失禁或尿潴留。其他还可见包括脑神经损伤所致的眼球运动障碍、瞳孔变化及吞咽困难;自主神经功能紊乱;大脑半球损害引起的去大脑强直;由额叶病变引起的失语及听觉障碍;由延髓受损引起延髓性麻痹,表现为痰鸣、吞咽困难及呼吸障碍。

3. 恢复期 体温逐渐下降至正常,体征逐日好转。

注1.4 实验室检查

1. 血常规 白细胞总数轻度升高,常为$(10\sim20)\times10^9$/L,病初时中性粒细胞可达80%以上,随后以淋巴细胞占优势。部分患者血常规始终异常。

2. 脑脊液检查 压力升高,外观无色透明,白细胞计数多在$(50\sim500)\times10^6$/L,个别可达1000×10^6/L以上,早期分类检查以中性粒细胞稍增高,$2\sim3$天后多为单核细胞增高,蛋白轻度升高,氯化物正常,糖基本正常或偏高。少数患者病初时脑脊液检查可正常。

3. 血清学检查 特异性IgM抗体的检测是最常用的诊断方法,第3病日即可检出,脑脊液中最早在第2病日即可阳性,2周达高峰,可用于早期诊断。轻、中型病人的阳性率可高达95%,而重型和极重型病人由于免疫功能低下,往往抗体出现较迟,检出率较低。

治疗方案

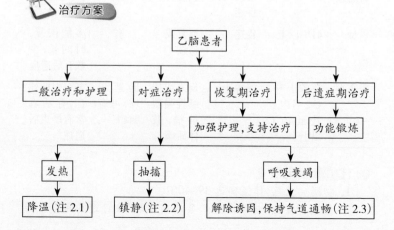

💡 **注2.1** 降温 高热可诱发抽搐,加重脑水肿,导致呼吸衰竭,应该积极退热,以物理降温为主,辅助药物降温,使肛温保持在38℃左右。

1. 物理降温 同时要降低室温。

2. 药物降温 儿童或者年老体弱者可用50%安乃近滴鼻,成人用吲哚美辛栓剂。药物降温要防止过量应用导致大量出汗而引起虚脱。

3. 亚冬眠疗法 高热不退伴持续抽搐,可采用氯丙嗪及异丙嗪每次各0.5~1ml/kg肌肉注射或静脉注射,每4~6分钟1次,配合物理降温,有降温、镇静及止痉作用。用药时间控制在3~5天。

4. 肾上腺皮质激素 适合于重型患者,对减轻毒血症,降低体温有一定效果。可用地塞米松5~10mg,或氢化可的松100~200mg,2次/日静滴。用药时间控制在3~5天。

💡 **注2.2** 控制惊厥和抽搐 应针对不同的原因予以相应的处理,然后镇静止痉。

1. 高热者应降温为主;

2. 脑水肿以脱水为主,应用20%甘露醇快速静脉滴注或推注,20~30分钟内完毕,每次1~2g/kg,根据病情可以每4~6小时1次。同时合用50%葡萄糖或呋塞米(速尿),可增强脱水疗效,防止反跳和脑疝的发生;

3. 呼吸道内有痰或分泌物阻塞致低氧者,应以吸痰、吸氧及保持呼吸道通畅为主,必要时行气管切开,加压呼吸;

4. 脑性低钠、低钙者应以纠正电解质紊乱和酸中毒为主;

5. 脑组织炎症致抽搐者予以镇静止痉药,如地西泮(安定),水合氯醛鼻饲或保留灌肠,巴比妥钠,亚冬眠疗法等。

💡 **注2.3** 纠正呼吸衰竭

1. 去除诱因 抽搐者应及时应用镇静止痉药物;脑水肿和颅压增高者,应用20%甘露醇脱水;继发感染者,应及时应用抗菌药物;呼吸道痰阻低氧者,应吸痰、吸氧和保持呼吸道通畅;对低血钠引起脑水肿而抽搐引起呼吸衰竭者,应静脉输入10%氯化钠加以纠正;中枢性呼吸衰竭者应予以呼吸兴奋剂。

2. 保持呼吸道通畅 昏迷者常有呼吸道内痰液梗阻,可采用经口或经鼻呼吸道吸引排痰,定时翻身拍背。对于痰液太稠的患者,可应用雾化吸入。上述措施仍不能改善痰堵甚至发生呼吸道明显梗阻导致严重低氧者,可行气管切开术。

3. 吸氧 常用鼻导管吸氧,氧流量为1~3L/min,浓度为

26%~32%,连续给氧。

4. 一旦出现呼吸衰竭,应早期应用呼吸兴奋剂,首选山梗菜碱。

5. 人工呼吸机应用指征包括:①呼吸道感染、痰液阻塞导致明显通气不足,而患者却表现为呼吸频率减慢、呼吸表浅甚至呼吸暂停,二氧化碳分压($PaCO_2$)升高及氧分压(PaO_2)明显降低者。②中枢性呼吸衰竭,患者表现为潮式呼吸或双吸气等异常呼吸且伴明显发绀者。③呼吸骤停或自主呼吸消失者。

附:常规医嘱

长期医嘱	临时医嘱
按乙脑隔离	血常规、尿常规、大便常规 + 潜血
护理常规	肝肾功
一级护理	电解质
流质饮食	脑脊液检查
能量合剂 1000ml ivdrip qd	血清及脑脊液乙脑 IgM
必要时加用其他药物	

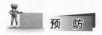

预　防

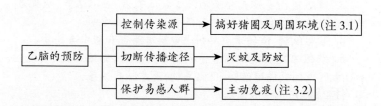

注3.1　主要是猪,尤其是幼猪的管理,人畜居地隔开,疫区在流行季节前给幼猪进行乙脑疫苗的预防接种。

注3.2　目前我国使用地鼠肾细胞灭活疫苗或地鼠肾细胞减毒活疫苗,人群保护率可达 85%~98%。有中枢神经系统疾患和慢性酒精中毒者禁用。不能与伤寒、副伤寒甲、乙三联菌苗同时注射。

(杜文军)

第十节 登 革 热

关键词

高热畏寒 全身疼痛 皮疹 出血 淋巴结肿大 白细胞减
少 中枢性呼吸衰竭 出血性休克 防蚊灭蚊

常见就诊原因及疑诊的线索

患者突发寒战、高热,3天后出现全身多处皮疹就诊,亦有患者因初
发皮疹伴出血而就诊。

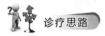

诊疗思路

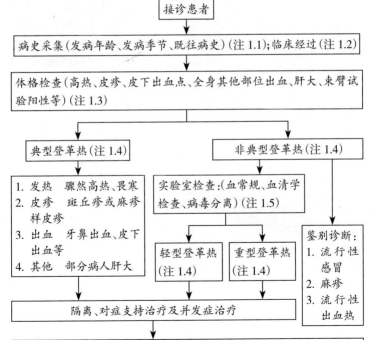

💡 **注 1.1** 流行病学特点

1. 发病年龄 新流行区,人群普遍易感,但发病以成人为主;地方性流行区,发病以儿童为主。

2. 发病季节 与伊蚊的孳生有关,多发生于夏秋两季。

3. 既往病史 既往是否感染过登革热病毒,此次发病前是否到过流行区,是否有伊蚊的叮咬。

4. 地理特点 主要于热带和亚热带地区流行。

💡 **注 1.2** 临床经过 登革热感染无明显分期,通常起病急骤,畏寒高热,24 小时内高达 40℃,3~5 天后降至正常;发病第 3~6 天出现斑丘疹样或麻疹样皮疹;发病第 5~8 天部分病人有出血发生。

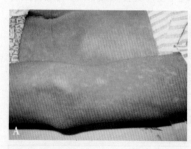
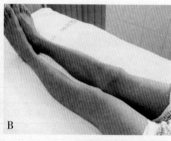

图 2-10-1 皮疹

登革热皮疹多呈现斑丘疹或麻疹样皮疹,可同时有多种皮疹,发于全身多个部位,持续 3~4 天消退

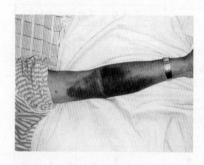

图 2-10-2 出血

出血多发生于疾病发生的 5~8 天,可见于身体多个部位,本图展示为皮下大面积出血后瘀斑

💡 **注 1.3** 体格检查

1. 典型登革热 发热、皮疹、皮下瘀斑、淤血或身体其他部位出血,束臂试验阳性。

2. 非典型登革热 轻型可触及浅表淋巴结肿大;重型患者

皮肤湿冷、大汗淋漓、脉搏细数、烦躁或嗜睡、血压进行性下降。

💡 **注1.4** 登革热临床类型　登革热可分为典型登革热、轻型登革热和重型登革热三种。

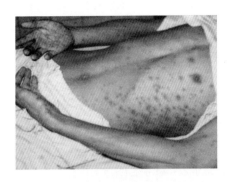

图2-10-3　典型登革热
起病急、高热、全身疼痛、明显乏力、皮疹、出血、淋巴结肿大、束臂试验阳性

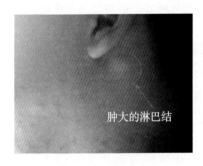

肿大的淋巴结

图2-10-4　轻型登革热
常见浅表淋巴结肿大,发热较低,全身症状不明显,无出血倾向,此型不易与流行性感冒相鉴别,常被忽视

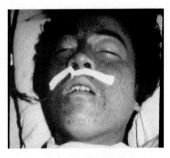

图2-10-5　重型登革热
早期表现类似典型登革热,发热3~5天后症状明显加重,表现为剧烈头痛、呕吐、谵妄、昏迷、大量出汗、血压骤降等,最后死于中枢性呼吸衰竭或出血性休克,本型死亡率较高

💡 **注1.5** 登革热的实验室检查

1. 血常规　白细胞总数下降,大部分病人可出现血小板减少。登革出血热患者血细胞容积增加20%以上。

2. 血清学检查　单份血清补体结合试验滴度超过1:32,红细胞凝集抑制试验滴度超过1:1280。双份血清,恢复期抗体滴度比急性期高4倍以上。

3. 病毒分离　急性期患者血清接种或直接C6/36细胞系分离病毒,阳性率为20%~65%。

4. 反转录聚合酶链反应(RT-PCR)　技术要求高,但敏感性高于病毒分离。

 治疗方案

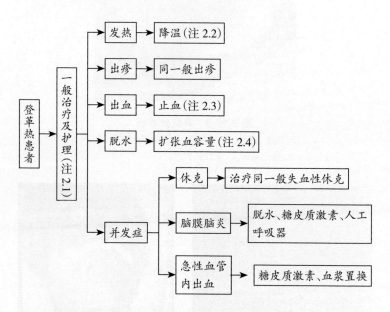

注 2.1　一般治疗:急性期卧床休息,半流质饮食;注意口腔及皮肤清洁,保持大便通畅。隔离患者至完全退热。

注 2.2　降温:高热时考虑先用物理降温,慎用止痛退热药物,以防止诱发患者急性血管内溶血,高热不退伴严重毒血症状者可短期使用肾上腺皮质激素,如泼尼松5mg,3次/日。

注 2.3　止血:有出血倾向者,可预防性使用维生素C、维生素K、卡巴克洛、酚磺乙胺等一般止血药物,大量出血时使用新鲜血小板或新鲜血液。

注 2.4　扩展血容量:当机体消耗液体较多时,口服补液,非必要不必静脉补液,以免诱发脑水肿。

附:登革出血热的诊疗思路

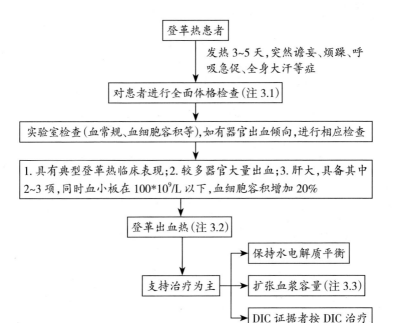

💡 **注3.1** 体格检查:检查患者全身皮肤,看是否有大片新发出血点,并检查患者是否有内脏大量出血。腹部触诊时注意感受肝脏是否肿大。

💡 **注3.2** 登革出血热:临床上可分为无休克的登革出血热及较重的登革休克综合征。

💡 **注3.3** 休克的患者应尽快扩张血浆容量,加用血浆或血浆代用品,不宜输注全血,可加用肾上腺皮质激素静滴。

附:常规医嘱

长期医嘱	临时医嘱
按登革热隔离	血常规、尿常规、大便常规 + 潜血
二级护理	肝肾功及电解质
清淡饮食	凝血四项
口腔护理	血清补体结合试验
必要时加用其他药物	必要时行胃镜检查及其他

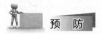

预　防

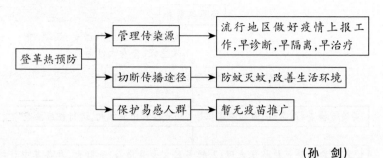

（孙　剑）

第十一节 传染性单核细胞增多症

 关键词

发热 咽痛 淋巴结肿大 肝脾大 异型淋巴细胞 EBV 抗体 抗病毒治疗

 常见就诊原因及疑诊的线索

患者一般在持续不规则发热、咽痛、颈部淋巴结肿大数日基础上就诊,亦有不典型患者因低热,丙氨酸氨基转移酶升高而就诊。

 诊疗思路

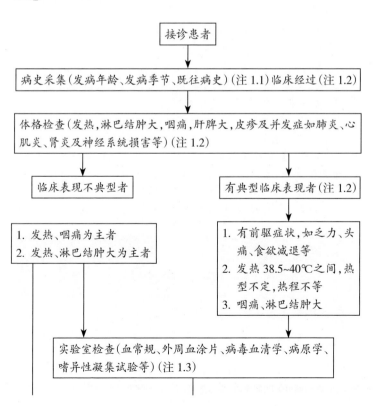

接诊患者

↓

病史采集(发病年龄、发病季节、既往病史)(注 1.1)临床经过(注 1.2)

↓

体格检查(发热,淋巴结肿大,咽痛,肝脾大,皮疹及并发症如肺炎、心肌炎、肾炎及神经系统损害等)(注 1.2)

临床表现不典型者

1. 发热、咽痛为主者
2. 发热、淋巴结肿大为主者

有典型临床表现者(注 1.2)

1. 有前驱症状,如乏力、头痛、食欲减退等
2. 发热 38.5~40℃之间,热型不定,热程不等
3. 咽痛、淋巴结肿大

实验室检查(血常规、外周血涂片、病毒血清学、病原学、嗜异性凝集试验等)(注 1.3)

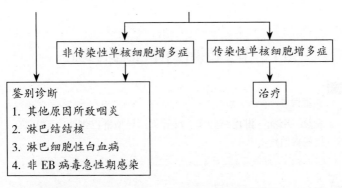

```
                            ┌──────────────────┬──────────────────┐
                            │                                     │
                  ┌──────────────────────┐      ┌──────────────────────┐
                  │ 非传染性单核细胞增多症 │      │ 传染性单核细胞增多症   │
                  └──────────────────────┘      └──────────────────────┘
                            │                                     │
        ┌───────────────────────────────┐              ┌─────────┐
        │ 鉴别诊断                        │              │ 治疗    │
        │ 1. 其他原因所致咽炎             │              └─────────┘
        │ 2. 淋巴结结核                   │
        │ 3. 淋巴细胞性白血病             │
        │ 4. 非 EB 病毒急性期感染         │
        └───────────────────────────────┘
```

💡 **注1.1** 流行病学特点

1. 发病年龄 儿童及少年患者多见。15岁以上青年中部分呈现典型发病,10岁以上EBV抗体阳性率86%,发病后可获得持久免疫力。

2. 既往史 应询问患者有无急性期病人接触史,近期是否有外地旅游史。

3. 流行季节 本病常年均可发生,流行或散发,秋末和春初为主。

💡 **注1.2** 临床经过及典型表现

1. 潜伏期 儿童9~11天,成人通常为4~7周。前驱症状可有全身不适、头痛、畏寒、鼻塞、食欲缺乏、恶心、呕吐、轻度腹泻等。

2. 发病期 多数可有典型表现。

(1) 发热:高低不一,多在 38.5~40℃。

(2) 淋巴结肿大:70%患者有明显淋巴结肿大,在病程第一周内即可出现,常在热退后数周消退。以颈部淋巴结最为常见,腋下、腹股沟次之,直径1~4cm,中等硬度,无粘连及明显压痛。

(3) 咽痛、咽峡炎:半数患者主诉咽痛。

(4) 肝脾大:10%患者出现肝大,肝功能异常者则可达2/3。

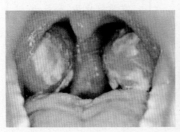
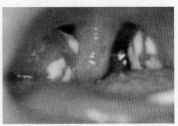

图 2-11-1 咽部充血

大多数病例可见咽部充血,少数患者咽部有溃疡及伪膜形成,可见出血点

50%以上患者有轻度脾大,偶可发生脾破裂。

(5)皮疹:10%左右的病例在病程 1~2 周出现多形性皮疹,多见于躯干部,1 周内隐退,无脱屑。

💡 注 1.3 实验室检查

1. 血象 早期白细胞总数可正常或偏低,以后逐渐升高,异型淋巴细胞超过 10% 或其绝对数超过 1.0×10^9/L,具有诊断价值。常见血小板计数减少。

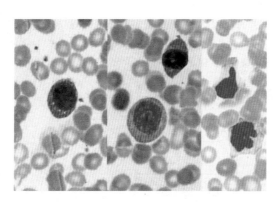

图 2-11-2 异型淋巴细胞

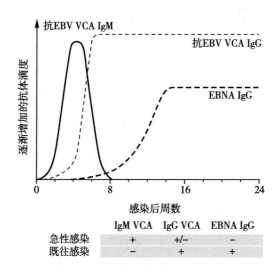

图 2-11-3 传染性单核细胞增多症发病和恢复期间,EB 病毒特异性抗体水平

2. EB 病毒抗体测定 抗 EBV 有对 VCA、EA、EBNA 的抗体及补体结合抗体、中和抗体等。其中抗 CA-IgM 抗体阳性是原发 EB 病毒感染的诊断依据。但有的病例抗 CA-IgM 产生延迟,甚至持续缺失或长时间存在,给诊断造成一定困难。

3. 病毒核酸检测 患者外周血中 EBV 病毒载量在 2 周内达到峰值,随后很快下降,病程 3 周左右后消失。EBV DNA 阳性提示机体存在活动性 EBV 感染,但不能判断是原发感染还是既往感染再激活。

4. 嗜异性凝集试验 病人血清中常含有属于 IgM 嗜异性抗体,可和绵羊或马红细胞凝集。该抗体在病程第 1~2 周出现,持续约 6 个月。现应用渐少。

治疗方案

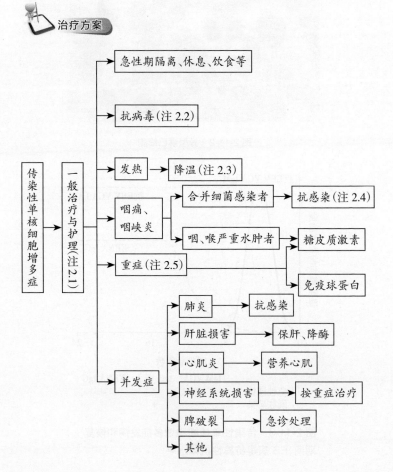

💡 **注2.1** 一般治疗及护理:本病多为自限性,预后良好。急性期应呼吸道隔离,其呼吸道分泌物宜用漂白粉、氯胺或煮沸消毒。卧床休息,给予高热量、优质蛋白、清淡、易消化食物,多饮水,保持口腔清洁。

💡 **注2.2** 抗病毒治疗:早期应用更昔洛韦有明确的疗效,阿昔洛韦、干扰素等抗病毒制剂亦有一定治疗作用。

💡 **注2.3** 降温治疗:可行物理降温,温水擦浴,冰敷头部、腋窝、腹股沟等处,或给予解热镇痛药。

💡 **注2.4** 咽峡炎抗感染治疗:咽或扁桃体继发链球菌感染时,一般采用青霉素G,疗程7~10天;避免使用氨苄西林或阿莫西林等,可显著增加出现多形性皮疹的机会。

💡 **注2.5** 重症治疗:应用短疗程肾上腺皮质激素可明显减轻症状。小儿重症患者可联合使用抗病毒制剂及人免疫球蛋白(200~400mg/(kg·d)),能有效改善症状,缩短病程。

附:常规医嘱

长期医嘱	临时医嘱
按传染性单核细胞增多症隔离	血常规、尿常规、大便常规
儿科护理常规	肝肾功
二级护理	电解质
清淡饮食	心肌酶
物理降温	CRP
口腔护理	外周血涂片
更昔洛韦 5mg/kg q12h iv drip	EB 病毒 gM 抗体
	咽拭子培养
	胸片
	心电图及其他

 预 防

本病尚无有效的预防措施。

(赵英仁)

第十二节 巨细胞病毒感染

关键词

巨细胞包涵体 肝脾大 淋巴结肿大 皮疹 支气管炎 肺炎 视网膜炎 先天性感染 异常淋巴细胞增多 巨细胞病毒 IgM 抗体 巨细胞病毒 mRNA 更昔洛韦

常见就诊原因及疑诊的线索

先天性感染的新生儿往往因为肝脾大、持续性的黄疸、皮肤瘀点、小头畸形、脉络膜视网膜炎、智力低下和运动障碍就诊；获得性感染的婴儿、儿童、成人一般因为发热、肝脾大、皮疹、支气管炎或肺炎而就诊；免疫缺陷患者感染巨细胞病毒临床表现多种多样，一般因为发热、视网膜炎、肺炎、脑炎、肝炎、胃肠道病变而就诊。

诊疗思路

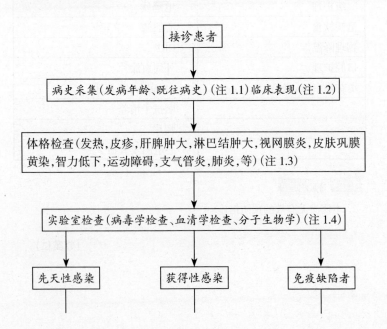

妊娠早期发现有原发 CMV 感染时，应尽快终止妊娠，妊娠中晚期根据胎儿检查结果采取下一步措施

如器官移植术后患者更换、撤除或减少免疫抑制剂的用量，AIDS 患者给予 HAART 治疗

对症支持治疗，抗病毒治疗(首选更昔洛韦)

💡 **注1.1** 流行病学特点

1. 发病年龄　人对其有广泛的易感性，70 岁左右人群比 20 岁左右人群易感性高。女性的易感年龄在 20~30 岁，男性则在 35 岁以后，到 50~60 岁，男女基本相同。

2. 既往史　应询问有无患者及携带者接触史。

3. 流行季节　本病常年均可发生，其流行无季节倾向。

💡 **注1.2** 临床表现主要分为：先天性感染、获得性感染、免疫缺陷者的 CMV 感染。

1. 先天性感染　先天性感染是因为孕妇在怀孕期间或怀孕前感染了巨细胞病毒，胎儿在母亲体内时就受到传染而引发的疾病，约 25% 的患儿在出生后有明显的先天性感染症状，典型表现为肝脾大、持续性黄疸、皮肤瘀点、小头畸形、脉络膜视网膜炎、智力低下和运动障碍等，上述任何一项表现都可单独存在，并可伴有生长缓慢、烦躁、发热，体温自低热至 40℃ 不等。

2. 获得性感染　获得性巨细胞病毒感染多为自限性疾病，临床表现一般较轻，虽然多数婴儿为亚临床感染，但是其症状发生率仍较成人为高，表现为肝、脾和淋巴结肿大、皮疹、支气管炎或肺炎等，也可表现为肝炎，与先天性感染不

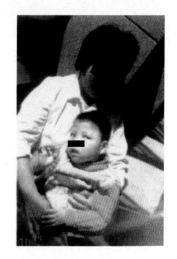

图 2-12-1　先天性感染引起患儿斜视

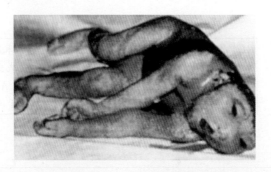

图 2-12-2　先天性感染引起的无脑儿

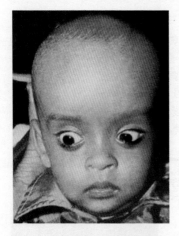

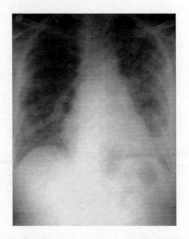

图 2-12-3　先天性感染引起的
患儿脑积水

图 2-12-4　巨细胞病毒感染
引起的肺炎

同,神经系统极少被侵犯。

3. 免疫缺陷者的巨细胞病毒感染　免疫缺陷可见于 AIDS、器官移植、妊娠、肿瘤放疗和化疗、恶病质、外科手术等。免疫缺陷者感染巨细胞病毒临床表现多种多样,从无症状到病情严重甚至可以导致死亡,所致的疾病有巨细胞病毒视网膜炎、肺炎、脑炎、肝炎、胃肠道病变等,单核细胞增多症仍较常见。

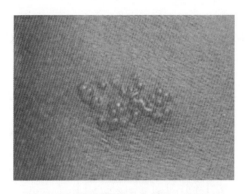

图 2-12-5 巨细胞病毒感染引起的皮疹

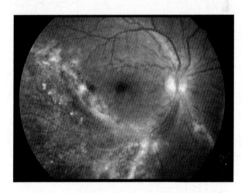

图 2-12-6 巨细胞病毒感染引起的视网膜炎

注1.3 体格检查

1. 先天感染可并发畸形及听力损害；

2. 皮肤巩膜黄染，皮肤瘀点，肝脾和淋巴结肿大，运动障碍，可并发肝炎、肺炎、视网膜炎、脑炎。

注1.4 巨细胞病毒感染的实验室检查

1. 病毒学检查 ①从受检的血、尿、唾液或组织等分离出CMV；②从受检的组织细胞中见到典型的巨细胞包涵体(注意除外其他病毒感染)；

2. 血清学检测 抗CMV IgG、IgM；IgG阳性表明CMV感染，IgM阳性表明活动性感染；

3. 分子生物学检查 用分子杂交技术或 PCR 法从受检标本中检出 CMV mRNA,即可确诊为 CMV 感染,若检出 CMV DNA 特异片段,只能表明 CMV 有感染。

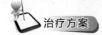治疗方案

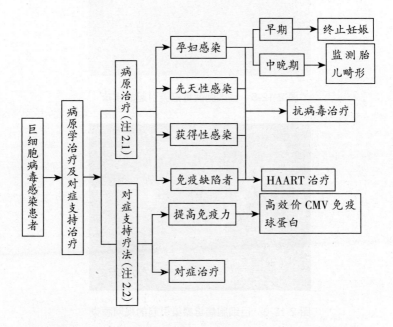

注 2.1 抗病毒治疗:CMV 感染的治疗比较困难,因此特别强调早期诊断及治疗,常用的抗 CMV 的药物主要有更昔洛韦、膦甲酸及西多福韦。更昔洛韦是目前防治 CMV 感染的首选药物。全身采用二阶段及诱导阶段和维持阶段。诱导期剂量为 5mg/kg,每日两次静滴,两周后改为维持剂量 5mg/kg,每日一次,每周静滴 5~7 天,维持阶段也可口服更昔洛韦,每次 500mg,每日 6 次,或 1000mg,每日 3 次。

注 2.2 对症支持治疗:对于 CMV 肺炎,由于单独应用更昔洛韦疗效不佳,病死率高,研究证实联合应用免疫球蛋白治疗可以大大提高存活率。

附:常规医嘱

长期医嘱	临时医嘱
感染科护理常规	血常规、尿常规、大便常规
二级护理	肝肾功能
清淡饮食	电解质
更昔洛韦 5mg/kg ivgtt bid	心肌酶谱
膦甲酸钠 必要时加用其他药物	血沉
	CMV 抗体 IgG、IgM
	胸片 / 肺部 CT
	必要时行心电图、心超、头颅 MRI、腰穿、胸穿等检查

预　防

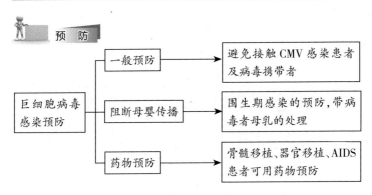

（黄健荣）

第十三节　狂　犬　病

关键词

恐水症　动物咬伤史　恐惧不安　咽肌痉挛　进行性瘫痪　内基小体　狂犬病疫苗

常见就诊原因及疑诊的线索

近期有动物舔、咬、抓伤史,出现受伤部位感觉异常,低热、倦怠、恶心等全身不适,继而出现恐惧不安、烦躁、对声、光、风等刺激敏感而有喉头紧缩感,口涎多汗、各种瘫痪等就诊。

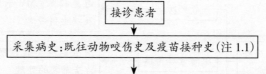

诊疗思路

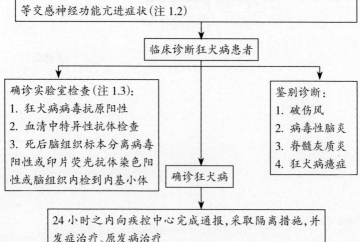

💡 **注1.1** 流行病学史与疫苗接种史

1. 流行病学史 对诊断至关重要,有被狗咬、猫或其他宿主动物舔、咬、抓伤史,尤其是狂犬咬伤应高度怀疑,对"健康"动物咬伤也不能完全排除。潜伏期长短不一,但与年龄、伤口部位、伤口深浅、入侵病毒数量和毒力等因素相关,多在3个月内发病,也有长达数十年以上。

2. 疫苗接种史 应询问被动物咬伤后是否及时给予了必要处理并及时注射了狂犬病疫苗。

💡 **注1.2** 体格检查 依据病情发展可分为3期。

1. 前驱期 低热、倦怠、头痛、全身不适继而出现惶恐不安、烦躁,特异性表现为在声、光、风等刺激下有喉头紧缩感。亦有动物咬伤已愈合的伤口及神经支配区有痒、痛、麻、走蚁等异样,约持续2~4天。

2. 兴奋期 高度兴奋、极度恐怖、恐水、怕风,体温升高。以恐水症状最为典型:患者极渴而不敢饮水,见水、闻水流声甚至提及饮水即有喉肌严重痉挛,伴声嘶、吐字不清。严重发作可见全身肌肉阵发性抽搐,因呼吸肌痉挛而有呼吸困难、发绀。有流涎多汗、心率快血压高等交感功能亢进表现。持续1~3天。

3. 麻痹期 肌肉痉挛停止,进入全身弛缓性瘫痪,由安静进入昏迷最后呼吸、循环衰竭而死亡,持续6~18小时。

全程往往不超过6~10天,除以上兴奋型表现尚有以脊髓或延髓受损为主的麻痹型,常有腱反射消失、肢体软弱无力、共济失调和大小便失禁,最终瘫痪死亡。

💡 **注1.3** 实验室检查

1. 血、尿常规及脑脊液 外周血白细胞总数轻度至中度增多,中性粒细胞往往占80%以上。尿常规可发现轻度蛋白尿。脑脊液检查提示:压力稍增高,细胞数轻度增高,往往不超过$200 \times 10^6/L$,以淋巴细胞为主,蛋白轻度增高。糖、氯化物正常。

2. 免疫荧光抗体法检测抗原 发病第一周内取唾液、鼻咽洗液、角膜印片、皮肤切片,用荧光抗体染色,狂犬病病毒抗原阳性。

3. 存活一周以上者做血清中和试验或补体结合试验检测抗体、效价上升,曾接种过疫苗者其中和抗体效价需超过1:5000。

4. 尸检 死后脑组织标本分离病毒阳性或印片荧光抗体染色阳性或脑组织内检到内基小体。

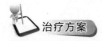
治疗方案

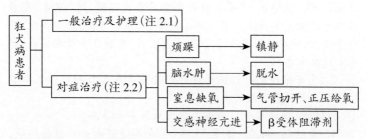

注2.1 一般治疗及护理 将患者严格隔离于安静、光线较暗的单人房间,尽量减少不必要刺激。病人分泌物、排泄物严格消毒处理。加强呼吸、循环系统并发症的监护。

注2.2 对症治疗 狂犬病一旦发病,病死率近100%,故治疗仅限于对症治疗。

预 防

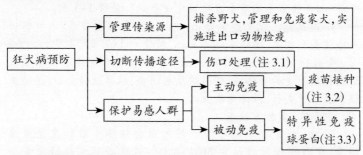

注3.1 伤口处理 被动物咬伤、抓伤后立即用20%的肥皂水或清水彻底清洗所有伤口和抓伤处,反复冲洗至少20min,再用75%乙醇或碘酒涂擦,若创伤深广、严重或发生在头、面、手、颈等处,皮试阴性后可在创伤处做高效免疫血清浸润注射。伤口敞开不缝合。

注3.2 疫苗注射

1. 注射部位 三角肌。

2. 用法 于咬伤0、3、7、14、30天各注射免疫疫苗1安瓿(液体疫苗2ml,冻干疫苗1ml或2ml),儿童用量相同。咬伤严重者0、3天用量加倍,并在0天注射抗病毒血清。凡加用了抗病毒血清患者需在疫苗注射完毕后再注射2~8针加强,在全程注射后的第15、75或10、20、90天加强。

💡 注 3.3 特异性免疫球蛋白

1. 剂量 人源性抗血清即特种免疫球蛋白 20U/kg。

2. 用法 总量一半注射在伤口局部浸润注射,剩余剂量臀部肌肉注射。

凡被狂犬、疑似狂犬或者不能确定健康的狂犬病宿主动物(如狗、猫、蝙蝠等哺乳动物)咬伤、抓伤、舔舐黏膜或破损皮肤处称为狂犬病暴露。发生上述情况,按以下流程处置。

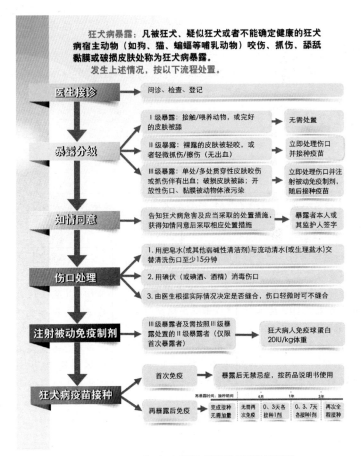

图 2-13-1 狂犬病暴露后预防处置流程图

(宋建新)

第十四节　艾　滋　病

关键词

艾滋病（HIV）　获得性免疫缺陷综合征（AIDS）　传染性单核细胞增多症　卡氏肺孢子虫肺炎　卡波西肉瘤　抗病毒治疗

常见就诊原因及疑诊的线索

患者多由于长期不明原因发热、头疼、乏力、咽痛及全身不适，或者不安全性生活史就诊。

诊疗思路

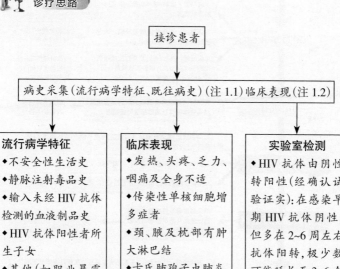

接诊患者
↓
病史采集（流行病学特征、既往病史）（注1.1）临床表现（注1.2）

流行病学特征
◆不安全性生活史
◆静脉注射毒品史
◆输入未经HIV抗体检测的血液制品史
◆HIV抗体阳性者所生子女
◆其他（如职业暴露和医源性感染史）

临床表现
◆发热、头疼、乏力、咽痛及全身不适
◆传染性单核细胞增多症者
◆颈、腋及枕部有肿大淋巴结
◆卡氏肺孢子虫肺炎
◆卡波西肉瘤
◆脑膜脑炎或者急性多发性神经炎
◆皮疹、肝脾大

实验室检测
◆HIV抗体由阴性转阳性（经确认试验证实）：在感染早期HIV抗体阴性，但多在2~6周左右抗体阳转，极少数可能延长至3~6个月才出现抗体
◆HIV-RNA（+）（注1.3）

确诊标准

◆病人近期内有流行病学史和临床表现中的现象加实验室检查中任何一项即可确诊

◆仅具备实验室检查中的一项也可确诊

按照传染病防治法（乙类），24 小时之内向疾控中心完成通报，采取隔离措施，完成病例调查，取血清样本，做好宣传，落实七步洗手法，预防

💡 **注 1.1** 流行病学特征

1. 传染源 病人、HIV 携带者。病毒主要存在于血液、体液中。

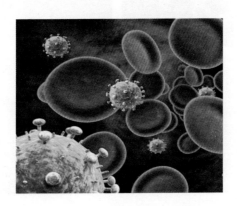

图 2-14-1 血液中的 HIV 病毒

2. 传播途径

(1) 性接触传播：是本病主要传播途径。

(2) 注射传播：共用针头、血友病患者应用第Ⅷ因子或输入被 HIV 污染的血或血制品。

(3) 母婴传播：感染 HIV 孕妇可经胎盘，亦可经产道及产后血性分泌物或喂奶等传给婴儿。

(4) 其他途径：用 HIV 携带者的器官移植、人工授精，用污染的器械或针头刺伤皮肤等。

3. 高危人群 HIV 抗体阳性者所生子女、男性同性恋者、性乱者、静脉药瘾者、血友病和多次输血者为高危人群。50 岁以下的青壮年发病率较高。

💡 **注 1.2** 临床经过　临床经过主要分:急性期、无症状感染期、艾滋病前期、艾滋病期。

1. **急性期**　大部分病人在艾滋病感染初期没有任何症状。但有一部分病人在感染数天至 3 个月后有如流行性流感冒样或传染性单核细胞增多症样症状,发热、寒战、关节痛、肌肉痛、呕吐、腹泻、喉痛等,一般在艾滋病毒感染后 2~8 周出皮疹,血中出现艾滋病毒抗体。最长约半年后出现抗体。

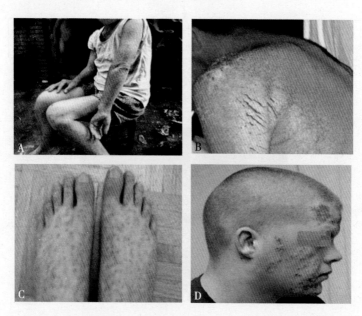

图 2-14-2　艾滋病患者全身各部位皮疹,可出现于面、颈、背部及足部等部位
A. 全身皮疹;B. 背部皮疹;C. 足部皮疹;D. 面部皮疹

2. **无症状感染期**　在急性期后没有临床症状,为无症状的健康人,但体内有艾滋病毒,又称为艾滋病潜伏期。此后 8 年内将有 50% 的人发展为艾滋病。

3. **艾滋病前期**　无症状感染期之后出现明显的与艾滋病有关的症状和体征,有人称之为艾滋病相关综合征,也有人称之为持续性全身性淋巴结病等。主要表现在:持续性的淋巴结肿大,开始于颈部,其次为腋、腹股沟淋巴结等。一般少有两处以上淋巴结肿大者。体重减轻 10% 以上。周期性发热,38℃ 左右,常持续数月。夜间盗汗。发生单纯疱疹病毒、白色念珠菌属真菌类等各种感染。

4. 艾滋病期 由于免疫系统被严重破坏,各种致命性机会感染、肿瘤等极易发生。病变可表面在肺、口腔、消化系统、神经系统、内分泌系统、心脏、肾脏、眼、关节、皮肤等。已发生机会性感染者,平均存活期为9个月。

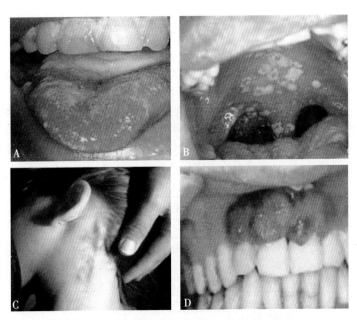

图 2-14-3 艾滋病患者出现全身机会性感染,如念珠菌感染、全身淋巴结肿大、卡波西肉瘤等

A. 口腔黏膜白斑;B. 口腔念珠菌感染;C. 颈部淋巴结肿大;D. 口腔卡波西肉瘤

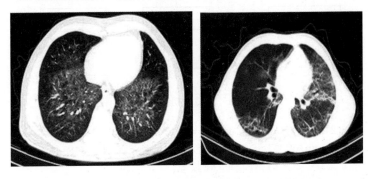

图 2-14-4 艾滋病合并卡氏肺孢子虫肺炎 CT 的特征表现

毛玻璃样改变、索条伴网状纤维影、结节状及斑片影

💡 **注 1.3** 实验室检查

1. 全血细胞计数 可有不同程度的贫血、白细胞计数降低、淋巴细胞减少和血小板减少。

2. 血清生化指标 可出现肝功能异常、乳酸脱氢酶升高。

3. CD4、CD8 细胞计数检查 CD4$^+$ T 淋巴细胞正常值为 500~1600 个 / μl，CD4+/CD8+ 的正常比值为 1.5~1.7∶1。HIV 感染的慢性过程中，CD4 细胞的数量逐渐减少，其是对患者疾病状态进行临床分期的重要指标，目前 CD4$^+$ 细胞的测定已广泛应用于 HIV 感染者的临床管理中，协助判断感染者的预后、指导实施抗病毒治疗和疗效观察以及药物预防机会性感染等方面。

4. 血清抗体检查 抗体检测是检测患者血清中抗 HIV 抗体的存在，包括初筛实验和确证实验。

（1）初筛实验：检测血清中所有不同亚型的 HIV 抗体，对于窗口期、N 或 O 群毒株或 HIV-2 可出现假阴性。

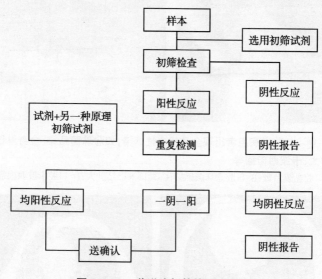

图 2-14-5 艾滋病初筛检测流程图

（2）确证实验：多采用免疫印迹实验法，标本应至少出现 p24、gp41 和 gp160 或 gp120 的带形才能判断为阳性。对阳性标本应重复实验，结果仍为阳性才能报告。

5. 病毒载量检测 HIV 病毒水平定量检测又称为病毒载量检测，它可以准确地测定出每毫升血浆中 HIVRNA 的含量。

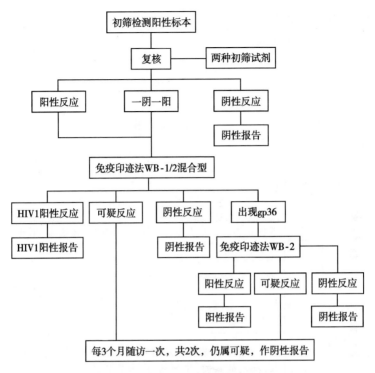

图 2-14-6 艾滋病确证检测流程图

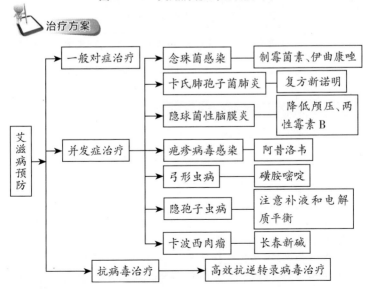

附:常规医嘱

长期医嘱	临时医嘱
按艾滋病常规消毒隔离护理	血常规、尿常规、大便常规＋潜血
一级护理	肝肾功、血糖、电解质
高热量流质或半流质饮食	胸片
口腔护理	HIV 病毒载量检测
必要时加用其他药物	CD4$^+$T 淋巴细胞计数检测

预 防

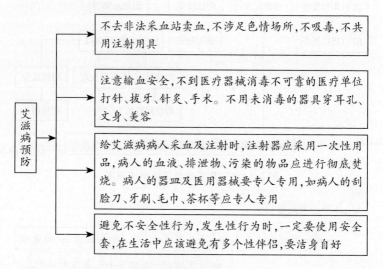

艾滋病预防
- 不去非法采血站卖血,不涉足色情场所,不吸毒,不共用注射用具
- 注意输血安全,不到医疗器械消毒不可靠的医疗单位打针、拔牙、针灸、手术。不用未消毒的器具穿耳孔、文身、美容
- 给艾滋病病人采血及注射时,注射器应采用一次性用品,病人的血液、排泄物、污染的物品应进行彻底焚烧。病人的器皿及医用器械要专人专用,如病人的刮脸刀、牙刷、毛巾、茶杯等应专人专用
- 避免不安全性行为,发生性行为时,一定要使用安全套,在生活中应该避免有多个性伴侣,要洁身自好

艾滋病病毒职业暴露应急预案

1. 局部应急处理措施

(1) 立即用肥皂液和流动水清洗污染的皮肤,用生理盐水冲洗黏膜。

(2) 如有伤口,应在伤口旁端轻轻挤压,尽可能挤出损伤处的血液,再用肥皂液和流动水进行冲洗。禁止进行伤口的局部挤压。

(3) 受伤部位的伤口冲洗后,用消毒液如 75% 乙醇或 0.5% 碘伏进行消毒,并包扎伤口。

(4) 衣物污染:尽快脱掉污染的衣物,进行消毒处理。

(5) 污染物的泼溅:发生小范围的泼溅事故时,应立即进行消毒处理。发生大范围泼溅事故时,应立即通知实验室领导和安全负责人到达现场,查清情况,确定消毒范围和程序。

2. 发生艾滋病病毒职业暴露后的处理

(1) 院感科和检验科对暴露的级别和暴露源的病毒载量水平进行评估和确定。

(2) 实施预防性用药:

1) 用药时间:预防性用药应当在发生艾滋病病毒职业暴露后尽早开始,最好在 4 小时内实施,最迟不得超过 24 小时;超过 24 小时的,也应当实施预防性用药。

2) 用药方案:预防性用药方案分为基本用药程序和强化用药程序。

基本用药程序:两种逆转录酶抑制剂,使用常规治疗剂量,连续服用 28 天。如齐多夫定 + 拉米夫定(AZT 与 3TC 联合制剂)300mg/ 次,每日 2 次,连续服用 28 天或参考抗病毒治疗指导方案。

强化用药程序:强化用药程序是在基本用药程序的基础上,同时增加一种蛋白酶抑制剂,如茚地那韦或利托那韦,均使用常规治疗剂量,连续服用 28 天。

(3) 暴露者应分别在暴露后即刻、6 周、12 周、6 个月、12 个月对 HIV 抗体进行检测,并对服用药物的毒性进行监控和处理,发现异常情况尽快报告预防保健科。

(4) 暴露者应如实填写"艾滋病职业暴露人员个案登记表",完成后资料交预防保健科存稿。

(余祖江)

第十五节 传染性非典型肺炎

关键词

发热 咳嗽 肺炎 呼吸急促 胸部 X 线检查 啰音 冠状病毒 肺纤维化 抗病毒 抗生素 激素

常见就诊原因及疑诊的线索

起病急,以发热为首发症状,体温一般高于 38℃,可伴有头痛、关节酸痛、肌肉酸痛、乏力、腹泻;常无上呼吸道卡他症状;可有咳嗽,多为干咳、少痰,偶有血丝痰;可有胸闷,严重者出现呼吸加速、气促,或明显呼吸窘迫。抗菌药物治疗无明显效果。

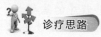

诊疗思路

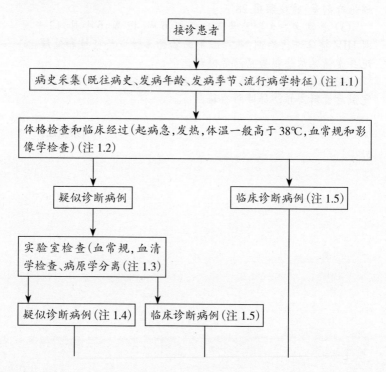

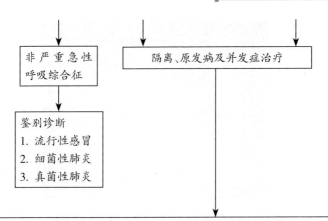

按照传染病防治法(甲类),24小时之内向疾控中心完成通报,采取呼吸道隔离措施,完成病例调查,取痰和血清样本,做好宣传,落实七步洗手法。

💡 **注 1.1** 流行病学特征

1. 与发病者有密切接触史或属受传染的群体发病者之一,或有明确传染他人的证据。

2. 发病前2周内曾到过或居住于报告有严重急性呼吸综合征患者并出现继发感染疫情的区域。

💡 **注 1.2** 体格检查和临床经过

1. 症状与体征　起病急,以发热为首发症状,体温一般高于38℃,偶有畏寒;可伴有头痛、关节酸痛、肌肉酸痛、乏力、腹泻;常无上呼吸道卡他症状;可有咳嗽,多为干咳、少痰,偶有血丝痰;可有胸闷,严重者出现呼吸加速、气促,或明显呼吸窘迫。肺部体征不明显,部分患者可闻及少许湿啰音,或有肺实变体征。有少数患者不以发热为首发症状。

2. 实验室检查　外周血白细胞计数一般不升高或降低;常有淋巴细胞数减少。

3. 影像学检查。

4. 抗菌药物治疗无明显效果。

💡 **注 1.3** 实验室检查

1. 血常规　病程初期到中期白细胞计数通常正常或下降,淋巴细胞则常见减少,部分病例血小板亦减少。T细胞亚群中CD3、CD4及CD8 T细胞均显著减少。疾病后期多能恢复正常。

2. 血液生化检查　丙氨酸氨基转移酶(ALT)、乳酸脱氢酶(LDH)及其同工酶等均可不同程度升高。血气分析可发现血氧

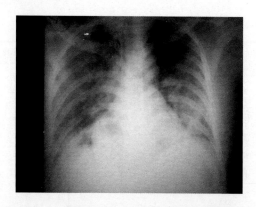

图 2-15-1　严重急性呼吸综合征胸部 X 线表现

绝大部分患者在起病早期即有胸部 X 线检查异常,多呈斑片状或网状改变。起病初期常呈单灶病变,短期内病灶迅速增多,常累及双肺或单肺多叶。部分患者进展迅速,呈大片状阴影。双肺周边区域累及较为常见,而胸腔积液、空洞形成以及肺门淋巴结增大等表现则较少见。对于胸片无病变而临床又怀疑为本病的患者,1~2 天内要复查胸部 X 线检查。胸部 CT 检查以玻璃样改变最多见。肺部阴影吸收、消散较慢;阴影改变与临床症状体征有时可不一致。

饱和度降低。

3. **血清学检测**　国内已建立间接荧光抗体法(IFA)和酶联免疫吸附试验(ELISA)来检测血清中 SARS 病毒特异性抗体。初步应用结果表明,两法对 IgG 型抗体检测的敏感性约为 91%,特异性约为 97%。IgG 型抗体在起病后第 1 周检出率低或检不出,第 2 周末检出率 80% 以上,第 3 周末 95% 以上,且效价持续升高,在病后第 3 个月仍保持很高的滴度。

4. **分子生物学检测**　以反转录聚合酶链反应(RT-PCR)法,检查患者血液、呼吸道分泌物、大便等标本中 SARS 冠状病毒的 RNA。

5. **细胞培养分离病毒**　将患者标本接种到细胞中进行培养,分离到病毒后,还应以 RT-PCR 法来鉴定是否 SARS 病毒。

💡 **注 1.4**　疑似诊断病例　①有与 SARS 患者密切接触或传染给他人的病史;②起病急、高热、有呼吸道和全身症状;③血白细胞正常或降低;④有胸部影像学变化;

💡 **注 1.5**　临床诊断病例　①有与 SARS 患者密切接触或传染给他人的病史;②起病急、高热、有呼吸道和全身症状;③血白细胞正常或降低;④有胸部影像学变化;⑤病原学检测阳性;⑥排除其他表现类似的疾病。

治疗方案

治疗总原则为早期发现,早期隔离,早期治疗。所有的患者应集中隔离治疗,疑似患者和确诊患者应分别治疗。在目前治疗尚不明确的情况下,应避免多种药物长期大剂量的联合使用。

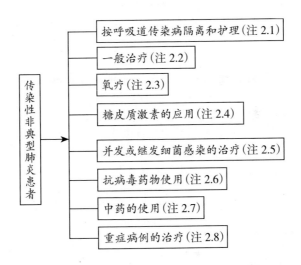

注 2.1　疑似病例与临床诊断病例分开收治。密切观察病情变化,监测症状、体温、呼吸频率、SpO_2 或动脉血气分析、血象、胸片(早期复查间隔时间不超 3 天),以及心、肝、肾功能等。提供足够的维生素和热量,保持水、电解质平衡。患者在隔离初期,往往有沮丧、绝望或孤立无援的感觉,影响病情的恢复,故关心安慰患者,给予心理辅导尤为重要。

注 2.2　①卧床休息。②避免剧烈咳嗽,咳嗽剧烈者给予镇咳;咳痰者给予祛痰药。③发热超过 38.5℃ 者,可使用解热镇痛药,儿童忌用阿司匹林,因可能引起 Reye 综合征;或给予冰敷、酒精擦浴等物理降温。④有心、肝、肾等器官功能损害,应该做相应的处理。

注 2.3　出现气促或 $PaO_2<70mmHg$ 或 $SpO_2<93\%$ 者,应给予持续鼻导管或面罩吸氧。

(1)鼻导管或鼻塞给氧:常用而简单的方法,适用于低浓度给氧,患者易于接受,缺点是吸入氧浓度不稳定,而当吸氧浓度 >5L/min 时,患者常不能耐受。

(2) 面罩给氧:面罩上有调节装置,可调节罩内氧浓度,它能产生 24%~50% 的吸入氧浓度,且不受通气比率、呼吸类型和通气量的影响,不需湿化,耗氧量较少。

(3) 气管插管或切开经插管或切开处射流给氧,效果好,且有利于呼吸道分泌物的排出和保持气道通畅。

(4) 呼吸机给氧是最佳的氧疗途径和方法,但技术要求高,且易产生并发症。常用于重症患者的抢救。

💡 注2.4 应用指征 ①有严重中毒症状,高热持续 3 天不退。②48 小时内肺部阴影面积扩大超过 50%。③有急性肺损伤(ALI)或出现 ARDS。一般成人剂量相当于甲泼尼龙 80~320mg/d,必要时可适当增加剂量,大剂量应用时间不宜过长。具体剂量及疗程应根据病情调整,待病情缓解或胸片阴影有所吸收后逐渐减量停用。建议采用半衰期短的糖皮质激素。注意糖皮质激素的不良反应,尤其是大剂量应用时警惕血糖升高和真菌感染等。近期有报道使用过较大剂量激素完全康复的患者,出院后数月内出现骨坏死的后发症,值得警惕。儿童慎用激素。

💡 注2.5 根据临床情况,选用适当的抗感染药物,如大环内酯类、氟喹诺酮类、去甲万古霉素(norvancomycin)等。

💡 注2.6 早期可试用抗病毒药物 目前推荐使用利巴韦林,其疗效仍有争议。

💡 注2.7 根据辨证论治以及推荐使用的中药或中成药治疗。

💡 注2.8

(1) 加强对患者的动态监护:有条件的医院,尽可能收入重症监护病房。

(2) 使用无创伤正压机械通气 (NPPV):模式通常使用持续气道正压通气 (CPAP),压力水平一般为 0.4~1.0kPa (4~10cmH$_2$O),或压力支持通气 呼气末正压 (PSV PEEP),PEEP 水平一般 0.4~1.0kPa 吸气气压水平一般 1.0~2.0kPa (10~20cmH$_2$O),调节吸氧流量和氧浓度,维持血氧饱和度 >93%。NPPV 应持续应用(包括睡眠时间),减少暂停时间,直到病情缓解。

(3) NPPV 治疗后,若氧饱和度改善不满意,PaO$_2$<8.0kPa (60mmHg),或对 NPPV 不能耐受者,应及时进行有创正压机械通气治疗。

(4) 对出现 ARDS 病例,宜直接应用有创正压机械通气治疗;出现休克或 MODS,应予相应支持治疗。使用呼吸机通气,极易引起医务人员被 SARS 病毒感染,故务必注意医护人员的防护。气管插管宜采用快速诱导(咪达唑仑等),谨慎处理呼吸机废气,在气管护理过程中吸痰、冲洗导管等均应小心对待。

　　附:常规医嘱

长期医嘱	临时医嘱
呼吸道隔离	血常规、尿常规、大便常规
呼吸系统疾病护理常规	痰培养、RT-PCR 检测
一级护理	胸片
清淡饮食	肝肾功
必要时加用其他药物	必要时行心电图及其他

预 防

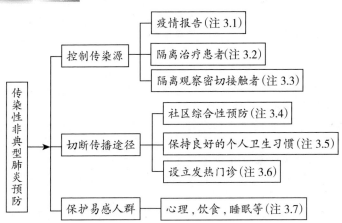

注3.1　依据《传染病防治法》规定按甲类传染病进行报告、隔离治疗和管理。发现或怀疑奉病时,应尽快向卫生防疫机构报告。做到早发现、早隔离、早治疗。

注3.2　对临床诊断病例和疑似诊断病例应在指定的医院按呼吸道传染病分别进行隔离观察和治疗。同时符合下列要求时才能考虑出院:①体温正常 7 天以上;②呼吸系统症状明显改善;③ X 线胸片显示有明显吸收。

注3.3　对医学观察病例和密切接触者,如条件许可应在指定地点接受隔离观察,为期 14 天。在家中接受隔离观察时应注意通风,避免与家人密切接触,并由卫生防疫部门进行医学观察,每天测量体温。如发现待合疑似或临床诊断标准时,立即以专门的交通工具转往指定医院。

注3.4 开展本病的科普宣传；减少大型群众性集会或活动，保持公共场所通风换气、空气流通；排除住宅建筑污水排放系统淤阻隐患；对患者的物品、住所及逗留过的公共场所进行充分的消毒处理。

注3.5 不随地吐痰，避免在人前打喷嚏、咳嗽、清洁鼻子，且事后应洗手；确保住所或活动场所通风；勤洗手；避免去人多或相对密闭的地方，有咳嗽、咽痛等呼吸道症状或须外出到医院以及其他人多的场所时，应注意戴口罩；避免与人近距离接触。

注3.6 收治严重急性呼吸综合征的病区应设有无交叉的清洁区、半污染区和污染区；病房、办公室等均应通风良好。疑似患者与临床诊断患者应分开病房收治。住院患者应戴口罩，不得任意离开病房。患者不设陪护，不得探视。病区中病房办公室等各种建筑空间、地面及物体表面、患者用过的物品、诊疗用品以及患者的排泄物、分泌物须严格按照要求分别进行充分有效的清毒。医护人员及其他工作人员进入病区时，要切实做好个人防护工作。须戴十二层棉纱口罩或N95口罩，戴帽子和眼防护罩以及手套、鞋套等，穿好隔离衣，以期无体表暴露于空气中。接触过患者或其他被污染物品后，应洗手。

注3.7 保持乐观稳定的心态，均衡饮食，多喝汤饮水，注意保暖，避免疲劳，足够的睡眠以及在空旷场所作适量运动等，这些良好的生活习惯有助于提高人体对严重急性呼吸综合征的抵抗能力。尚无效果肯定的预防药物可供选择。恢复期患者的血清对本病的被动预防作用未见有报道。我国已研制出对SARS冠状病毒的马抗毒血清和经鼻接种的灭活疫苗，其预防效果有待验证。

（于岩岩 侯新江）

第十六节 手足口病

关键词

肠道病毒 柯萨奇 A 组 16 型（CoxA16） 肠道病毒 71 型（EV71） 手、足、口、臀部斑丘疹、疱疹 脑干脑炎 神经源性肺水肿 静注人丙种球蛋白

常见就诊原因及疑诊的线索

患者一般在发热、手、足、口及臀部皮疹就诊，少数病例以脑膜炎、脑炎、肺水肿、循环障碍而就诊。

诊疗思路

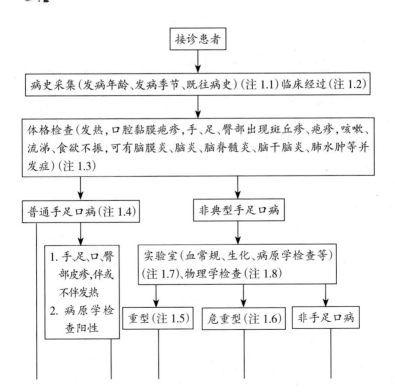

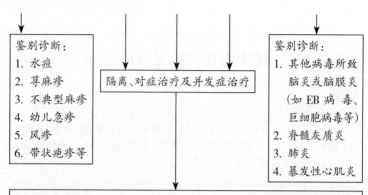

鉴别诊断：
1. 水痘
2. 荨麻疹
3. 不典型麻疹
4. 幼儿急疹
5. 风疹
6. 带状疱疹等

隔离、对症治疗及并发症治疗

鉴别诊断：
1. 其他病毒所致脑炎或脑膜炎（如 EB 病毒、巨细胞病毒等）
2. 脊髓灰质炎
3. 肺炎
4. 暴发性心肌炎

按照传染病防治法（丙类），24 小时之内向疾控中心完成通报，采取隔离措施，完成病例调查，取血清样本，做好宣教，落实七步洗手法，预防

💡 注 1.1　流行病学特点

1. 发病年龄　多发生于学龄前儿童，尤以 3 岁以下年龄组发病率最高。

2. 既往史应询问患者有无急性期病人接触史。

3. 手足口病流行季节　本病常年均可发生，6~8 月份为手足口病高发季节。

💡 注 1.2　临床经过　患儿感染肠道病毒后，多以发热起病，一般为 38℃左右。口腔黏膜出现分散状疱疹，米粒大小，疼痛明显；手掌或脚掌部出现米粒大小疱疹，臀部可受累。疱疹周围有炎性红晕，疱内液体较少。

1. 轻症患者　早期有咳嗽流涕和流口水等类似上呼吸道感染的症状，有的孩子可能有恶心、呕吐等反应。发热 1~2 天后开始出现皮疹，通常在手、足、臀部出现，或出现口腔黏膜疱疹，米粒大小，疼痛明显。有的患儿不发热，只表现为手、足、臀部皮疹或疱疹性咽峡炎，病情较轻。大多数患儿在一周以内体温下降、皮疹消退，病情恢复。

2. 重症患者　病情进展迅速，在发病 1~5 天左右出现脑膜炎、脑炎、脑脊髓炎、肺水肿、循环障碍等，极少数病例病情危重，可致死亡，存活病例可留有后遗症。

💡 注 1.3　体格检查　皮疹主要出现在手、足、口、臀四个部位，有不痛、不痒、不结痂、不结疤的四不特征。口腔黏膜疹出现比较早，起初为粟米样斑丘疹或水疱，周围有红晕，主要位于舌及两颊部，唇齿侧也常发生。手、足等远端部位出现或平或凸的斑丘疹或疱疹，皮疹不痒，斑丘疹在 5 天左右由红变暗，然后消退；疱疹呈圆形或椭圆形扁平凸起,内有混浊液体,长径与皮纹走向一致,如黄豆大小不等,一般无疼痛及痒感,愈合后不留痕迹。

重症患者表现为精神差、嗜睡、易惊、头痛、呕吐、甚至昏迷;肢体抖动,肌阵挛、眼球运动障碍;呼吸急促、呼吸困难,口唇发绀,咳嗽、咳白色、粉红色或血性泡沫样痰液;面色苍灰、四肢发凉,指(趾)发绀;脉搏浅速或减弱甚至消失,血压升高或下降。

💡 **注 1.4**　普通手足口病　急性起病,发热,口腔黏膜出现散在疱疹,手、足、臀部出现斑丘疹、疱疹,疱疹周围可有炎性红晕,疱内液体较少。可伴有咳嗽、流涕、食欲缺乏等症状。部分病例仅表现为皮疹或疱疹性咽峡炎。多在一周内痊愈,预后良好。部分病例皮疹表现不典型,如单一部位或仅表现为斑丘疹。

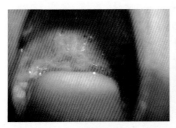

图 2-16-1　口腔黏膜疱疹,疼痛明显

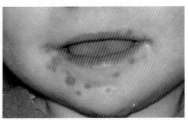

图 2-16-2　口唇周围皮疹,疱疹周围有炎性红晕,疱内液体较少

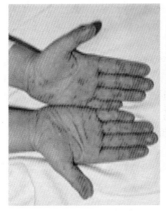

图 2-16-3　手部皮疹

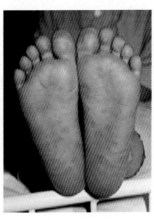

图 2-16-4　双足皮疹

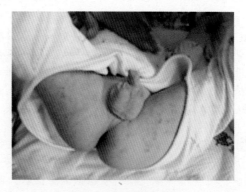

图 2-16-5 臀部皮疹

💡 **注 1.5** 重症手足口病病例表现。

出现神经系统受累表现。如:精神差、嗜睡、易惊、谵妄;头痛、呕吐;肢体抖动,肌痉挛、眼球震颤、共济失调、眼球运动障碍;无力或急性迟缓性麻痹;惊厥。体征可见脑膜刺激征,腱反射减弱或消失。

重症病例早期识别:①持续高热不退;②精神差、易惊、肢体抖动、无力;③呼吸、心率增快;④出冷汗、末梢循环不良;⑤高血压;⑥外周血白细胞计数明显增高;⑦高血糖。

💡 **注 1.6** 出现下列情况之一者:①频繁抽搐、昏迷、脑疝。②呼吸困难、发绀、血性泡沫痰、肺部啰音。③休克等循环功能不全表现。

💡 **注 1.7** 手足口病的实验室检查

1. **血常规** 白细胞总数正常或降低,病情危重者白细胞计数可明显升高。

2. **血生化检查** 部分病例可有轻度丙氨酸氨基转移酶(ALT)、天冬氨酸氨基转移酶(AST)、肌酸激酶同工酶(CK-MB)升高,病情危重者可有肌钙蛋白(cTnI)、血糖升高,C反应蛋白(CRP)一般不升高。乳酸水平升高。

3. **血气分析** 呼吸系统受累时可有动脉血氧分压降低、血氧饱和度下降,二氧化碳分压升高,酸中毒。

4. **脑脊液检查** 神经系统受累可表现为:外观清亮,压力升高,白细胞计数增多,多以单核细胞为主,蛋白正常或轻度增多,糖和氯化物正常。

5. **病原学检查** CoxA16、EV71等肠道病毒特异性核酸阳性或分离到肠道病毒。咽、气道分泌物、疱疹液、粪便阳性率高。

注 1.8　手足口病的影像学检查

1. 胸 X 线检查　可表现为双肺纹理增多,网格状、斑片状阴影,部分病例以单侧为著。

2. 磁共振　神经系统受累者可有异常改变,以脑干、脊髓灰质损害为主。

3. 脑电图　可表现为弥漫性慢波,少数可出现棘(尖)慢波。

4. 心电图　无特异性改变。少数病例可见窦性心动过速或过缓,Q-T 间期延长,ST-T 改变。

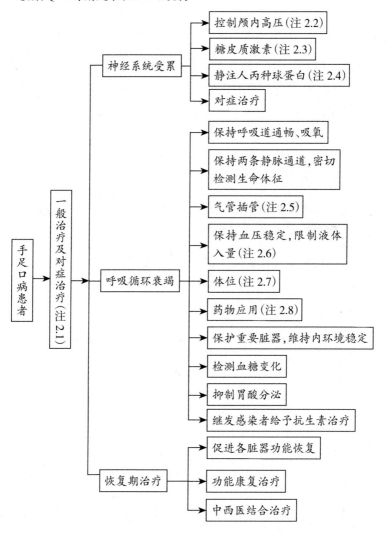

治疗方案

注2.1　注意隔离,避免交叉感染,适当休息,清淡饮食,做好口腔和皮肤护理。发热等症状采用中西医结合治疗。

注2.2　控制颅内高压:限制入量,积极给予甘露醇降颅压治疗,每次0.5~1.0g/kg,每4~8小时1次,20~30分钟快速静脉注射。根据病情调整给药间隔时间及剂量,必要时加用呋塞米。

注2.3　酌情应用糖皮质激素,参考剂量:甲泼尼龙1~2mg/(kg·d),氢化可的松3~5mg/(kg·d),地塞米松0.2~0.5mg/(kg·d),病情稳定后,尽早减量或停用。个别病例进展快、病情凶险可考虑加大剂量,如在2~3天内给予甲泼尼龙10~20mg/(kg·d)(单次最大剂量不超过1g)或地塞米松0.5~1.0mg/(kg·d)。

注2.4　酌情应用静注人丙种球蛋白,总量2g/kg,分2~5天给予。

注2.5　呼吸功能障碍时,及时气管插管使用正压机械通气,建议呼吸机调整参数:吸入氧浓度80%~100%,PIP 20~30cmH$_2$O,PEEP 4~8cmH$_2$O,f 20~40次/分,潮气量6~8ml/kg。根据血气、X线胸片结果随时调整呼吸机参数。适当给予镇静、镇痛。如有肺水肿、肺出血表现,应增加PEEP,不易进行频繁吸痰等降低呼吸道压力的护理操作。

注2.6　可根据中心静脉压、心功能、有创动脉压检测调整液量。

注2.7　头肩抬高15°~30°,保持中立位;留置胃管、导尿管。

注2.8　根据血压、循环的变化可选用米力农、多巴胺、多巴酚丁胺等药物;酌情应用利尿药物治疗。

附:常规医嘱

长期医嘱	临时医嘱
按手足口病隔离	血常规、尿常规、大便常规 + 潜血
儿科护理常规	肝肾功
二级护理	电解质
清淡饮食	心肌酶
口腔护理	CRP
利巴韦林 10mg/kg·d ivdrip qd	病原学检测(CoxA16、EV71)
必要时加用其他药物	脑脊液检查
	血气分析

续表

长期医嘱	临时医嘱
	胸片
	脑电图
	心电图
	磁共振等

预 防

手足口病传播途径多,婴幼儿和儿童普遍易感。做好儿童个人、家庭和托幼机构的卫生是预防本病感染的关键。

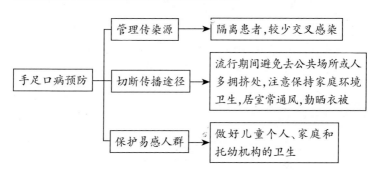

（陈士俊 曾兆清）

第十七节 新型布尼亚病毒感染
(发热伴血小板减少综合征)

关键词

　　发热　白细胞减少　血小板减少　意识障碍　出血　多脏器功能损害　浅表淋巴结肿大伴压痛　发热伴血小板减少综合征病毒(新型布尼亚病毒)

　常见就诊原因及疑诊的线索

　　患者多因发热、外周血白细胞、血小板减少或有出血倾向而就诊,重症病例可出现多脏器损伤、意识障碍、感染性休克、弥散性血管内凝血等。

　诊疗思路

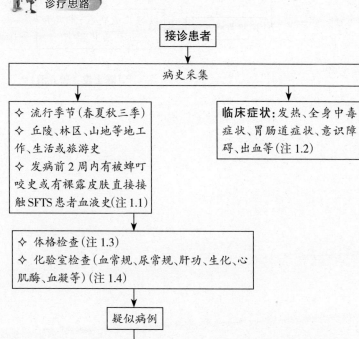

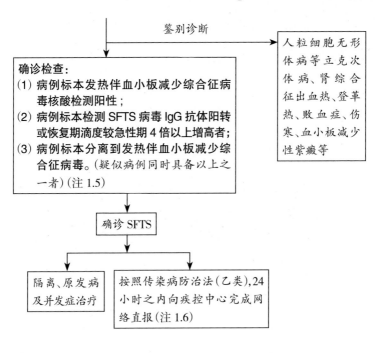

鉴别诊断

确诊检查：
(1) 病例标本发热伴血小板减少综合征病毒核酸检测阳性；
(2) 病例标本检测 SFTS 病毒 IgG 抗体阳转或恢复期滴度较急性期 4 倍以上增高者；
(3) 病例标本分离到发热伴血小板减少综合征病毒。(疑似病例同时具备以上之一者)(注 1.5)

人粒细胞无形体病等立克次体病、肾综合征出血热、登革热、败血症、伤寒、血小板减少性紫癜等

确诊 SFTS

隔离、原发病及并发症治疗

按照传染病防治法(乙类)，24 小时之内向疾控中心完成网络直报(注 1.6)

💡 **注 1.1　流行病学特点**

1. 本病多于每年 5~11 月发病，不同地区可能略有差异。高度散发，人群普遍易感，在丘陵、山地、森林等地区生活、生产的居民以及旅游者感染风险较高。

2. 发病前 2 周蜱叮咬史有辅助诊断价值，但没有亦不能排除。

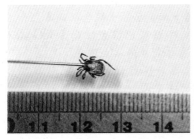
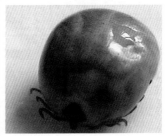

图 2-17-1　硬蜱

3. 发病前 2 周内有裸露皮肤直接接触发热伴血小板减少综合症 (severe fever with thromboly topenia syndrome buhyrirus, SFTS) 患者血液史亦具有诊断价值，目前已经证实 SFTS 存在人

传入现象,认为裸露皮肤直接接触 SFTS 患者血液具有较高风险。

注 1.2　临床症状

◇ 发热,体温一般达到或超过 38℃;

◇ 厌食、恶心、呕吐、腹痛、腹泻等胃肠道症状;

◇ 头痛、疲乏、肌肉酸痛等全身症状;

◇ 少数病例病情危重,出现意识障碍、皮肤瘀斑、消化道出血、肺出血等,可因休克、呼吸衰竭、弥散性血管内凝血(DIC)等多脏器功能衰竭死亡。

注 1.3　体格检查

◇ 查体常有颈部、腋下及腹股沟下等处孤立或少数浅表淋巴结肿大伴压痛,有重要诊断价值;

◇ 结膜充血、咽喉充血、牙龈出血、口腔(上颚)出血点、皮肤/黏膜出血点、黑便等出血表现;

◇ 上腹部压痛及相对缓脉。

注 1.4　实验室检查

1. 血常规　外周血白细胞计数减少,多为 $1.0\sim3.0\times10^9$/L,重症可降至 1.0×10^9/L 以下,中性粒细胞比例、淋巴细胞比例多正常;血小板降低,多为 $30\sim60\times10^9$/L,重症者可低于 30×10^9/L。

2. 尿常规检查　半数以上病例出现蛋白尿(+~+++),少数病例出现尿潜血或血尿。

3. 生化　可出现不同程度 LDH、CK、HBDH 及 AST、ALT 等升高,尤以 AST、CK-MB 升高为主,常有低钠血症,个别病例 BUN 升高。

注 1.5　确诊检查

1. 病原学检查　①血清发热伴血小板减少综合征病毒核酸检测阳性;②血清中分离到发热伴血小板减少综合征病毒。

2. 血清学检查:　发热伴血小板减少综合征病毒 IgG 抗体阳转或 IgG 抗体恢复期滴度较急性期 4 倍以上增高。

注 1.6　网络直报　对疑似或确诊病例参照乙类传染病的报告要求于 24 小时内通过国家疾病监测信息报告管理系统进行网络直报。疑似病例的报告疾病类别应选择"其他传染病"中的"发热伴血小板减少综合征";对于实验室确诊病例,应当在"发热伴血小板减少综合征"条目下的"人感染新型布尼亚病毒病"进行报告或订正报告。

治疗方案

绝大多数患者预后良好,但既往有基础疾病、老年患者、出现精神神经症状、出血倾向明显、低钠血症等提示病重,预后较差。

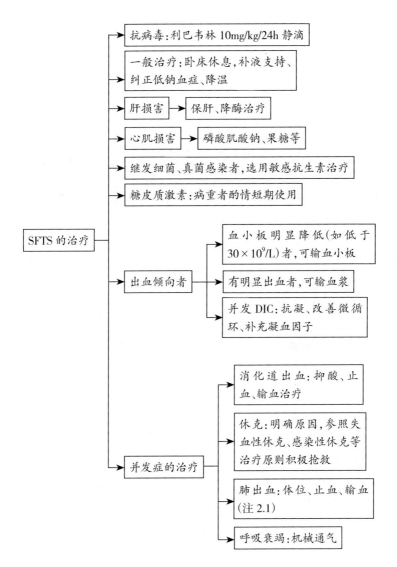

注 2.1　肺出血的治疗
1. 常规处理　平卧位或略呈患侧卧位;吸氧,保持呼吸道通畅;解除患者紧张情绪,鼓励患者尽量将血咯出,必要时少量应用镇静剂;咳嗽剧烈的患者可用祛痰剂或止咳药,禁止使用吗啡等

强镇咳药；

2. 止血药物的应用

（1）垂体后叶素：强烈收缩血管起止血作用，为最常用最有效的止血药物。应用方法：5~10U 溶于 20~40ml 葡萄糖注射液静脉推注，10~15 分钟完，续 10U 于 250ml 液体中以 2U/h 维持。每日量控制在 30~50U 以下。注意事项：孕妇、心衰、高血压、冠心病、肺心病等患者慎用或禁用；有快速耐药性，应用 3~6 天后，特别是通过静脉点滴方式给药效果减弱，须适当提高用药剂量；快速失效性，一次用药只能维持 10~30 分钟。

（2）酚妥拉明：扩张血管，降低肺循环压力而止血，多在垂体后叶素无效或有禁忌证时考虑使用。应用方法：酚妥拉明 10~20mg 加入 5% 葡萄糖 250~500ml 缓慢静滴，注意监测血压。

（3）卡巴克络、维生素 C、芦丁等，降低毛细血管通透性，增加毛细血管抵抗力，可选用一种。

（4）作用于血小板和抗纤溶系统药物：酚磺乙胺、巴曲酶、氨甲环酸等。

（5）必要时纤维支气管镜局部止血治疗。

附：常规医嘱

长期医嘱	临时医嘱
内科护理常规	血常规、尿常规、大便常规 + 潜血
一级护理	肝肾功、生化
清淡饮食	心肌酶
病重	PCT、CRP
利巴韦林 10mg/kg/24h ivdrip qd	血凝四项
磷酸肌酸钠 1.0 ivdrip qd	SFTS 病毒 IgM/IgG 抗体
必要时加用其他药物	血清 SFTS 病毒核酸检测
	肾综合征出血热抗体 IgM
	肥达 - 外斐氏反应
	血培养
	胸片
	必要时行心电图及其他检查

预 防

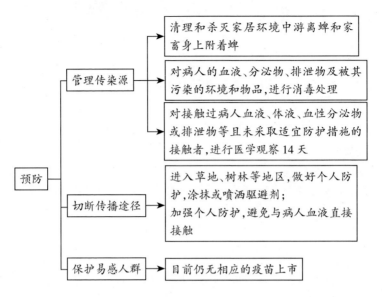

（盖中涛）

第三章　立克次体病

第一节　流行性与地方性斑疹伤寒

一、流行性斑疹伤寒

关键词

冬春季　虱叮咬或接触史　高热　头痛　皮疹　外斐反应　多西环素　莫氏立克次体

常见就诊原因

患者常因急性发热、剧烈头痛,伴发皮疹就诊,本病多发于冬、春季及寒冷地区,有虱叮咬史或接触史。

诊疗思路

```
                    ┌──────────┐
                    │  接诊患者  │
                    └──────────┘
                          │
                          ▼
┌───────────────────────────────────────────────┐
│ 询问病史(高热史、虱叮咬史或接触史、预防接种史)及发病季节和生 │
│ 活卫生条件(注 1.1)                              │
└───────────────────────────────────────────────┘
                          │
                          ▼
┌───────────────────────────────────────────────┐
│ 体格检查(发热、皮疹、肝脾大、脑膜刺激征等)(注 1.2)      │
└───────────────────────────────────────────────┘
                          │
                          ▼
┌───────────────────────────────────────────────┐
│ 拟诊流行性斑疹伤寒的患者(注 1.3)                    │
└───────────────────────────────────────────────┘
              │                           │
              ▼                           ▼
┌──────────────────────────┐      ┌──────────────┐
│ 实验室检查(血象及血清学检查:外斐反│      │ 对症支持治疗  │
│ 应、补体结合试验、立克次体凝集试验、间│      └──────────────┘
│ 接血凝试验、间接免疫荧光试验、DNA 探│
│ 针杂交与 PCR 基因扩增技术)(注 1.4)│
└──────────────────────────┘
```

```
┌──────────┐  ┌──────────┐  ┌──────────┐
│确诊流行性 │  │复发型流行 │  │非流行性  │
│斑疹伤寒的 │  │性斑疹伤寒 │  │斑疹伤寒  │
│患者      │  │(注1.5)   │  │的患者    │
└──────────┘  └──────────┘  └──────────┘
```

病原治疗

鉴别诊断(注1.6)

1. 伤寒
2. 麻疹
3. 肾综合征出血热
4. 回归热
5. 地方性斑疹伤寒
6. 恙虫病等其他立克次体病

按照传染病防治法(丙类),农村 24 小时,城镇 12 小时之内向疾控中心完成通报,采取隔离措施,完成病例调查,取血清样本,做好宣传、预防

注1.1　初诊患者的病史采集

1. 流行病学资料　本病多发生在寒冷地区,冬春季发病较多。采集病史时应注意询问患者一个月内是否去过流行区,有否虱叮咬史或接触史,生活卫生条件如何,以及预防接种史。

2. 症状　患者通常有急性高热史,热型为稽留热或弛张热,热程长达 2~3 周,伴畏寒、寒战、乏力、全身酸痛,有明显的中枢神经系统症状,以持续剧烈头痛为突出表现。亦可有食欲缺乏、恶心、呕吐、腹胀、便秘等消化道症状。

注1.2　体格检查

1. 皮疹　患者常于发热 4~5 天后出现皮疹,以躯干部位多见,面部多无

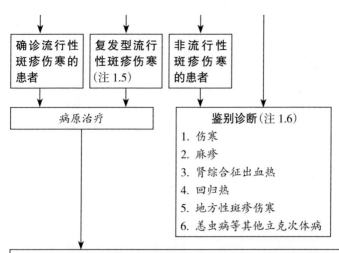

图 3-1-1　传播媒介:体虱

疹。皮疹初起为圆形或不规则鲜红色充血性斑丘疹,压之退色,以后可转为暗红色斑丘疹或瘀点、瘀斑。皮疹可持续 1~2 周左右消退,无脱屑,常留有色素沉着。

2. 肝脾大　90% 的患者可出现轻度脾大,少数患者有肝大,严重者可有黄疸。

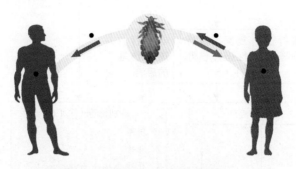

图 3-1-2 流行性斑疹伤寒传播途径

流行性斑疹伤寒传播呈人 - 蚤 - 人的方式,人是唯一的宿主,体虱是主要传播媒介

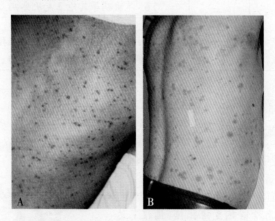

图 3-1-3 流行性斑疹伤寒典型皮疹

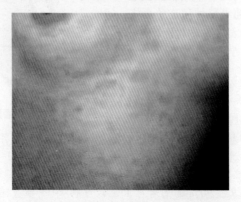

图 3-1-4 流行性斑疹伤寒色素沉着

3. 中枢神经系统症状　大部分患者发病早期即出现明显的中枢神经系统症状,除剧烈头痛外,还可出现头晕、耳鸣、意识障碍及脑膜刺激征。脑脊液检查除蛋白质及压力轻度升高其余多为正常。

4. 其他　严重者可并发支气管肺炎、中毒性心肌炎、循环衰竭和肾衰竭等。少数患者可并发指(趾)端坏疽。

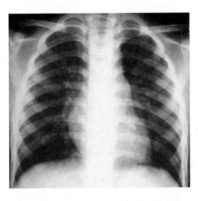

图 3-1-5　流行性斑疹伤寒并发症:支气管肺炎
胸部 X 线检查无特征性改变,可显示肺部斑点状或斑片状渗出性密度增高阴影,具有一般肺炎或支气管肺炎影像,偶见叶、段性肺实变阴影

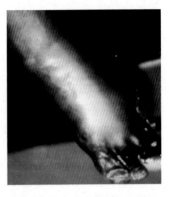

图 3-1-6　流行性斑疹伤寒趾端坏疽

💡 注 1.3　拟诊流行性斑疹伤寒的患者

临床上对于有流行病学史,起病急骤,高热、头痛伴发皮疹的患者,应当高度疑诊流行性斑疹伤寒,迅速完善相关诊疗措施。

💡 注 1.4　实验室检查

1. 血象　白细胞计数多在正常范围,中性粒细胞常增高,嗜酸性粒细胞减少或消失,血小板可减少。

2. 血清学检查

(1) 外斐反应(变形杆菌 OX_{19} 凝集试验):多在第 1 周出现阳性,第 2~3 周达高峰,可持续数周至 3 个月。效价大于 1:160 有诊断意义,病程中有 4 倍以上增高者意义更大。阳性率为 70%~85%,但特异性较差,不能与地方性斑疹伤寒相鉴别,并且可出现假阳性。

(2) 补体结合试验:用普氏立克次体与患者血清做补体结合

试验,效价大于 1:32 有诊断意义。第 1 周阳性率约 64%,第 2 周达高峰,阳性率 100%,抗体持续时间很长(10~30 年)。特异性强,可与地方性斑疹伤寒鉴别。

(3) 立克次体凝集试验:用普氏立克次体与患者血清做凝集反应,阳性率高,特异性强,虽与地方性斑疹伤寒患者血清有交叉凝集反应,但同种间血清反应呈高凝集效价,可达 1:2560。阳性反应出现时间早,第 5 天阳性率为 85%,第 2~3 周 100%,4 周后逐渐下降,其消失较早。

(4) 间接血凝试验:用患者血清与被红细胞致敏物质(普氏立克次体抗原中的成分)所致敏的绵羊红细胞进行凝集反应。阳性反应出现早。仅用于与其他群立克次体感染鉴别,但不能区别流行性和地方性斑疹伤寒。

(5) 间接免疫荧光试验:检测血清中特异性 IgM 抗体,可作早期诊断。方法敏感,特异性强。可与其他立克次体感染包括地方性斑疹伤寒进行鉴别。同时检测特异性 IgG 抗体可鉴别初次感染和复发型,因后者仅有 IgG 抗体。

(6) DNA 探针杂交与 PCR 基因扩增技术:检测患者血中立克次体 DNA,用于流行性斑疹伤寒的早期诊断。

3. 必要时可行病原体分离。

💡 注1.5 复发型流行性斑疹伤寒:又称 Brill-Zinsser 病,是指初次感染流行性斑疹伤寒后因复发引起的疾病,临床少见。本病是由于第一次发病后,立克次体未完全清除,长期潜伏在人体内(可达数年至数十年),当机体免疫力下降、外科手术或应用免疫抑制剂时,其再度繁殖而引起复发。其特点为:无季节性,散发,既往有流行性斑疹伤寒史,病情常较轻,表现低热,呈不规则热型,热程短,仅 7~11 天;除头痛外无其他神经系统症状;无皮疹或仅有少量斑丘疹;并发症少,病死率低。外斐反应常为阴性,如复发与首发时间相距 10 年以上者可呈阳性。普氏立克次体补体结合试验常阳性。

💡 注1.6 鉴别诊断

1. 伤寒 多见于夏秋季,起病较缓,持续发热,头痛、全身痛较轻,伴食欲缺乏、腹胀及相对缓脉等中毒症状。发热第 6 天出现皮疹,数量少,典型皮疹为发生于胸腹交界部位的玫瑰疹,疹退后不留痕迹。白细胞数量减少,肥达反应阳性,血及骨髓培养伤寒杆菌生长。

2. 麻疹 麻疹一般全身症状较重,发病初期口腔颊黏膜可见麻疹黏膜斑,发热第 4 天出现皮疹,面部皮疹较多。

3. **肾综合征出血热** 早期也出现发热、头痛及出血点。但肾综合征出血热突出表现发热、出血及肾损害三大主症和发热期、低血压休克期、少尿期、多尿期及恢复期5期经过的特点。其皮疹好发部位为双侧腋下，呈抓痕或鞭痕样出血性皮疹。血清学检测特异性IgM可确诊。

4. **回归热** 也是由虱传播，有急起骤退的发热、全身痛、中毒症状及肝脾大。但发热间断数日可再次发热。凡诊断流行性斑疹伤寒用广谱抗生素治疗无效者，应怀疑本病。血及骨髓涂片暗视野检查可检出螺旋体。

5. **地方性斑疹伤寒** 以鼠蚤为传播媒介，家鼠是主要的传染源，临床表现与流行性斑疹伤寒相似，但症状轻，病程短。皮疹多为充血性皮疹，数量少，持续数日即可消退，疹退后不留痕迹。

6. **其他立克次体病** 恙虫病除高热、头痛及皮疹外，恙螨叮咬处皮肤可有焦痂及淋巴结肿大，变形杆菌 OX_k 凝集试验阳性。Q热除发热及头痛外主要表现为间质性肺炎，无皮疹，外斐反应阴性，贝纳立克次体补体结合试验、凝集试验及荧光抗体检测阳性。

 治疗方案

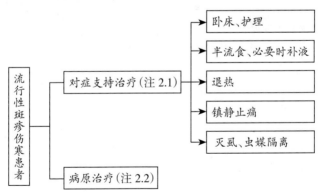

💡 **注 2.1** 对症支持治疗：卧床休息，保证足够水分及热量，做好护理，防止并发症。高热时可用温水或酒精物理降温，亦可用药物降温，忌用大量解热药以防大汗虚脱。剧烈头痛等神经系统症状明显时，可用止痛镇静药。毒血症症状严重者，可短期应用肾上腺皮质激素。灭虱并进行虫媒隔离。

💡 **注 2.2** 病原治疗：四环素成人每日 1.5~2g，分 3~4 次口服；

也可用多西环素,成人每日 0.2~0.3g 分 2 次口服,小儿用量酌减。一般用药后 1~2 天开始退热,体温正常后继续用药 2~3 天。氯霉素亦有效,但因其副作用较大,一般不用。

附:常规医嘱

长期医嘱	临时医嘱
感染科护理常规	血常规
虫媒隔离	尿常规
一级护理	生化全项
清淡饮食	外斐反应
多西环素 0.2g/d po Bid	心电图
	胸片

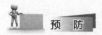 预 防

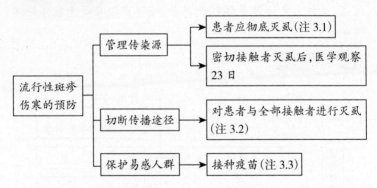

注3.1 灭虱的方法:给患者剃发、洗澡、更衣。剃下的头发立即烧掉,换下的衣服立即消毒,不能剃发者可用药物灭虱。

注3.2 发现患者后,应在同一时期对患者与全部接触者进行灭虱,并在 7~10 天复查一次,必要时重复灭虱,物理灭虱法最为有效,如"煮蒸烫烧"等。

注3.3 疫苗有一定效果,但不能代替灭虱,常用于某些特殊情况,如准备进入疫区的工作人员,常用疫苗为鸡胚或鼠肺灭活疫苗。

(赵彩彦)

二、地方性斑疹伤寒

关键词

家鼠 跳蚤 莫氏立克次体 起病急骤 发热 皮疹 脾大 外斐反应 多西环素 灭活鼠肺疫苗或减毒活疫苗

常见就诊原因及疑诊的线索

突发高热,剧烈头痛,上呼吸道感染症状。

诊疗思路

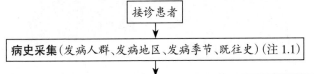

接诊患者

病史采集(发病人群、发病地区、发病季节、既往史)(注1.1)

体格检查(发热、皮疹、头痛、脾大,可并发肺炎、心肌炎、中耳炎、腮腺炎等)(注1.2)

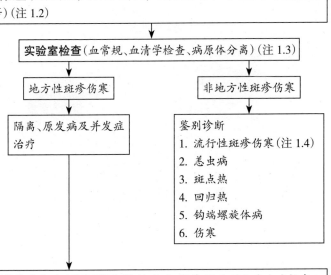

实验室检查(血常规、血清学检查、病原体分离)(注1.3)

地方性斑疹伤寒

非地方性斑疹伤寒

隔离、原发病及并发症治疗

鉴别诊断
1. 流行性斑疹伤寒(注1.4)
2. 恙虫病
3. 斑点热
4. 回归热
5. 钩端螺旋体病
6. 伤寒

按照传染病防治法(丙类),农村24小时,城镇12小时之内向疾控中心完成通报,采取隔离措施,完成病例调查,取血清样本,做好宣传、预防

💡 **注 1.1** 流行病学特点

1. **发病人群** 人群普遍易感,感染后可获得强而持久的免疫力,且与流行性斑疹伤寒有交叉免疫。

2. **发病地区** 本病散发于全球,多见于热带和亚热带,属自然疫源性疾病。国内以河南、河北、云南、山东、北京市、辽宁等地区多见。

3. **流行季节** 以晚夏和秋季谷物收割时发生者较多,但在热带、亚热带地区没有明显的季节性。

4. **既往史** 应询问患者有无家鼠(褐家鼠、黄胸鼠)、跳蚤接触史或居住场所有大量家鼠、蚤或有宠物猫。

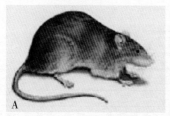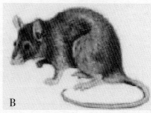

图 3-1-7 主要传染源

A. 褐家鼠;B. 黄胸鼠

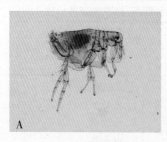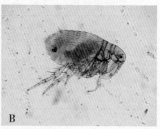

图 3-1-8 传播媒介:印鼠客蚤

A. 印鼠客蚤雄;B. 印鼠客蚤雌

💡 **注 1.2** 体格检查

1. 患者多突然起病,体温约为 38~40℃,呈稽留热或弛张热。

2. 神经系统表现较轻,大多仅有头痛、头晕,部分可有失眠、听力减退等,还可伴有脾轻度肿大,肝大少见。

3. 皮疹较少或不明显,多为充血性,出现时间差异很大,也可无皮疹。

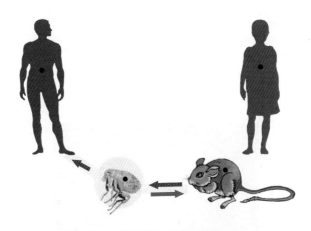

图 3-1-9 地方性斑疹伤寒传播途径

地方性斑疹伤寒传播呈鼠 - 蚤 - 人的方式,鼠类是贮存宿主,印鼠客蚤是主要传播媒介

4. 患者并发肺炎、中耳炎、腮腺炎、心肌炎最常见,可出现阴囊、阴茎、阴唇肿胀和坏疽,偶有神经系统表现,如昏迷、迟钝、兴奋。少数病例病情严重,可并发多脏器功能衰竭。

💡 注 1.3 实验室检查

1. 血常规 白细胞计数多正常,嗜酸性粒细胞减少或消失。发病初期 1/4~1/2 病例有轻度白细胞和血小板减少。随后近 1/3 的病人出现白细胞总数升高。

2. 血清学检查(莫氏立克次体抗体检测)。

(1) 外斐反应血清 OX_{19} 菌株凝集效价 1:160~640,较流行性斑疹伤寒为低,并且随病程增长其血清凝集效价 4 倍或 4 倍以上升高。

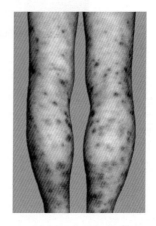

图 3-1-10 地方性斑疹伤寒皮疹

一般见于 4~7 病日,皮疹从胸、腹部开始,然后向肩、背及四肢扩散,皮疹也可从四肢扩散到躯干,但是脸和颈部、手掌、足底一般无皮疹。早期皮疹为粉红色的斑疹,按之即退;随后皮疹发展为暗红色的斑丘疹按之不退

(2) 间接免疫荧光试验检测莫氏立克次体血清抗体效价

$IgM \geqslant 1 : 40$ 或 $IgG \geqslant 1 : 160$ 效价,或两次血清标本的抗体效价升高 4 倍或 4 倍以上。

3. 病原学检查 从发热期患者血标本中分离出莫氏立克次体,或从发热期血标本中扩增出莫氏立克次体特异性 DNA 片段。

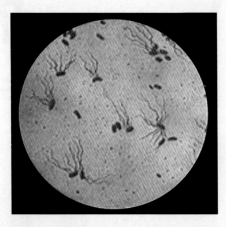

图 3-1-11 莫氏立克次体显微镜下形态

注 1.4 与流行性斑疹伤寒的鉴别诊断

地方性斑疹伤寒	流行性斑疹伤寒
莫氏立克次体	普氏立克次体
地方性,多散发	流行性
无明显季节性	冬春季多见
病情轻	病情重
皮疹较少,出血性极少	皮疹多,多为出血性
中枢神经系统症状轻	中枢神经系统症状明显
病原引起豚鼠阴囊红肿	病原不引起豚鼠阴囊红肿
病原体抗原与病人血清有凝集反应	病原体抗原与病人血清有凝集反应
血清补体结合试验(−)	血清补体结合试验(+)
变形杆菌 OX_{19} 低效价(+)	变形杆菌 OX_{19} 高效价(+)

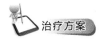

治疗方案

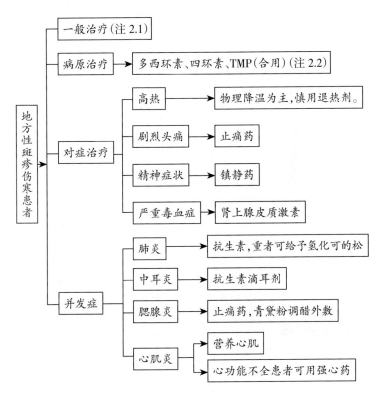

💡 **注 2.1** 一般治疗:患者入院后先更衣、灭虱、卧床休息,做好护理防止发生口腔感染、肺部感染、褥疮等并发症。给以高热量半流质饮食,多饮水,每日入水量应在 3000ml 左右,必要时可静脉补充维生素 B、C 和电解质。

💡 **注 2.2** 多西环素:100mg,2 次 / 日,连服三日,或第 1 日服 200mg,第二、三日各服 100mg。8 岁以下儿童慎用,孕妇不宜应用,可致畸。退热快,服药后 10 小时退热,24~48 小时后完全退热,体温正常后续用 2 天。 可联合应用三甲氧苄啶(TMP),100mg/ 次,2~3 次 / 日,疗效更好。氯霉素对骨髓有抑制作用,已不作为首选。

附：常规医嘱

长期医嘱	临时医嘱
感染科护理常规	血尿便常规
二级护理	外斐反应
流食	电解质
多西环素 100mg 2 次 / 日 口服	心肌酶
10% 葡萄糖 500ml	肝功能
维生素 C 2.0	胸片
维生素 B₆ 0.2	必要时行心电图及其他检查
10% 氯化钾 1.0	
静点 1 次 / 日	
必要时加用其他药物	

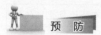 预 防

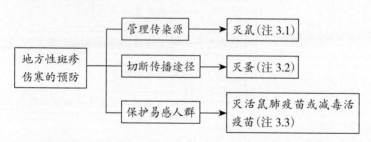

💡 **注 3.1** 清扫环境，堵住鼠洞，断绝鼠类食物来源。药物灭鼠投药时要注意安全。

💡 **注 3.2** 药物灭蚤可采用粉剂喷撒和溶液喷洒。

💡 **注 3.3** 本病多散发，故多不用预防注射疫苗。如有暴发流行对高危人群应进行疫苗接种。预防接种对象为灭鼠工作人员及与莫氏立克次体有接触的实验室工作人员。灭活疫苗注射 2 次，减毒疫苗注射 1 次，可维持 5 年。疫苗只能减轻病情，不能降低发病率。

（赵彩彦）

第二节 恙虫病（丛林斑疹伤寒）

关键词

恙螨 恙虫病东方体 鼠类 发热 焦痂 溃疡 淋巴结肿大 皮疹 全身小血管炎 外斐氏试验

常见就诊原因及疑诊的线索

患者一般以发热或伴有淋巴结肿大、水肿、皮疹就诊，少数患者可出现全身不适、头昏头痛、肌肉酸痛、恶心呕吐、腹痛腹胀、食欲缺乏、乏力、咳嗽咳痰、肝脾大、结膜充血等多器官损害而就诊。

诊疗思路

接诊患者

病史采集（发病人群、发病季节、野外活动史）(注1.1)临床经过(注1.2)

体格检查（发热，焦痂或溃疡，淋巴结肿大，皮疹，肝大，脾大，并发症如心肌炎、支气管肺炎、脑膜炎等）(注1.3)

实验室检查（血常规、血清学检查、病原学分离）(注1.4)

诊断(注1.5)
1. 流行病学资料
2. 临床表现：焦痂或溃疡
3. 实验室检查

鉴别诊断(注1.6)
1. 斑疹伤寒
2. 伤寒
3. 钩体病
4. 疟疾
5. 流行性感冒 等

原发病及并发症治疗

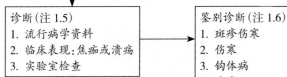

发现符合病例定义的恙虫病疑似、临床诊断或确诊病例时，可参照乙、丙类传染病的报告要求于24小时内通过国家疾病监测信息报告管理系统进行网络直报，报告疾病类别选择"其他传染病"中的"恙虫病"。疑似病例应及时进行订正。

💡 **注1.1** 流行病学特点

1. 发病人群 人对恙虫病东方体普遍易感,田间劳作的农民、野外作业人员、野外旅游者接触机会多。

2. 传染源为鼠类,传播媒介为恙螨幼虫。

3. 流行季节 多为散发,亦可流行,本病主要流行于热带和亚热带;流行季节南北有差异,长江以南地区以6~8月为流行高峰,属于"夏季型",长江以北地区以10~11月为流行高峰,属于"秋季型"。

4. 野外活动史 询问患者发病前3周内是否到过恙虫病流行区,并有野外活动史,主要有田间劳作、农村垂钓、野营训练、草地坐卧、接触和使用秸秆等。

💡 **注1.2** 临床经过 潜伏期为4~21天,一般为10~14天。

1. 病程第1周 主要表现为发热及全身中毒症状;最具早期诊断意义的是焦痂、溃疡及焦痂附近的局部淋巴结明显肿大。

2. 病程第2周 表现为多脏器损害表现,神经系统症状:脑膜炎,循环系统症状:心肌炎,呼吸系统症状:支气管肺炎,消化系统症状:中毒性肝炎、消化道出血;泌尿系统:急性肾衰竭、间质性肾炎;血液系统:DIC;甚至休克。

3. 病程第3周 体温渐降至正常,症状减轻至消失,逐渐康复;未及时治疗,患者可病重死亡。

💡 **注1.3** 体格检查

1. 发热 恙虫病患者多伴有发热,先有畏寒或寒战,继而高热,体温迅速上升,1~2天内达39~41℃,多呈张弛热型,持续1~3周。

2. 焦痂或溃疡 特征性的体征,多位于人体潮湿、气味较浓的部位,如腋窝、腹股沟、会阴、外生殖器、肛周等处。

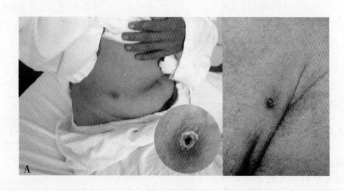

A

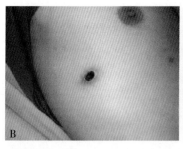
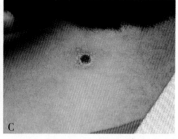

图 3-2-1 焦痂

为本病特征之一,见于 80%~100% 的患者。被恙螨幼虫叮咬处皮肤先出现红色丘疹,继而发生组织坏死、渗出,结成褐色或黑色的痂,称为焦痂。焦痂呈圆形或椭圆形,周围有红晕。焦痂大小不一,直径为 3~15mm,通常为 5~7mm,边缘略耸起,一般无痒痛感。焦痂多数只有 1 个,但也有多至 2~3 个及 10 个以上者

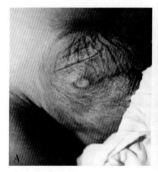
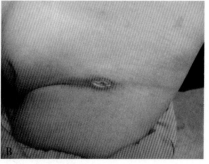

图 3-2-2 溃疡

焦痂的痂皮脱落后形成小溃疡,底部为淡红色肉芽组织,较为光洁,无脓性分泌物

3. **淋巴结肿大** 绝大部分病人会出现全身浅表淋巴结轻度肿大,焦痂附近的局部淋巴结肿大尤为明显,多位于腹股沟、腋下、耳后等处;通常如鸽蛋或蚕豆大小,压痛,可移动,不化脓。

4. **皮疹** 35.34%~100% 的患者可出现皮疹,皮疹多于发病第 4~6 日出现,持续 3~7 日后逐渐消退,不脱屑,可以留少许色素沉着。

5. **其他** 肝大病例占 10%~30%,脾大占 30%~50%;部分恙虫病患者可出现心肌炎、支气管肺炎、脑膜炎等临床表现。

注 1.4 实验室检查

1. **血象** 白细胞总数减少或正常,有其他并发症时可增多,分类常呈中性粒细胞增多,核左移,淋巴细胞数相对增多。

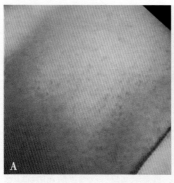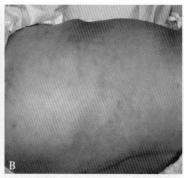

图 3-2-3 皮疹

多为斑疹或斑丘疹,呈暗红色,压之退色,皮疹大小不一,直径一般为 2~4mm,以胸、背和腹部较多,向四肢发展,面部很少,手掌和脚底部更少

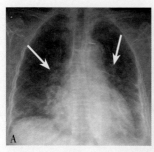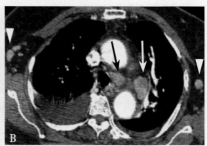

图 3-2-4 肺部表现

59%~72% 的恙虫病患者可有肺部表现,主要表现为双肺弥漫的网状结节影,肺门淋巴结肿大和小叶间隔线。另外可见双侧或单侧肺门增大和胸腔积液。很少情况下可有肺实变,主要见于双肺下野

A. 为 75 岁女性恙虫病病人的初诊胸片,可见间隔线、磨玻璃影、支气管"套袖征"(箭)、肺血管再分布、心胸比例增大和双侧胸腔积液。B. 女,76 岁。轴位 CT 增强扫描,纵隔窗。双侧肺门增大,纵隔(箭)淋巴结肿大,双侧胸腔积液。

2. 尿常规 尿液中常见少量蛋白、白细胞、红细胞或上皮细胞。

3. 生化表现 肝功能正常或轻度异常,可有心肌酶谱异常,血沉或 C 反应蛋白升高。

4. 血清学检查

(1) 外斐氏反应:单份血清 OX_K 效价 ≥ 1 : 160 有诊断意义。最早可于病程第 4 日出现阳性,第 1 周末约 30% 阳性,第 2 周末约 75% 阳性,第 3 周可达 90% 左右,第 4 周阳性率开始下降,至第 8~9 周多转阴。

(2)补体结合试验:应用当地代表株抗原或多价抗原进行检查,特异性高,检出率较高。

(3)检测病人血清中的特异性 IgM、IgG 抗体。病程第 1 周末即可检出特异性抗体,至第 2~3 周阳性率最高,2 个月后逐渐下降,但仍维持一定水平达数年之久。如果同时检测双份血清,IgG 抗体滴度 4 倍及以上升高即可诊断。单份血清 IgM 抗体滴度≥1:32、IgG 抗体滴度≥1:64 有诊断意义。阳性率高于外-斐试验,而且特异度更强,对流行病学调查意义较大。

5. 病原体分离 取发热期患者血液 0.5~1ml,接种小鼠腹腔、鸡胚或细胞,培养分离病原体。

💡注 1.5 病例诊断

依据流行病学史、临床表现和实验室结果进行诊断。在恙虫病流行区内、流行季节时,凡是有不明原因发热或淋巴结肿大者,应考虑恙虫病可能。

1. 流行病学史 流行季节,发病前 3 周内曾在或到过恙虫病流行区,并有野外活动史。

2. 临床表现 ①发热;②淋巴结肿大;③皮疹;④特异性焦痂或溃疡。

3. 实验室检查

(1)外斐氏试验阳性:单份血清 OX_K 效价≥1:160;

(2)间接免疫荧光试验阳性:双份血清 IgG 抗体滴度 4 倍及以上升高;

(3)PCR 核酸检测阳性;

(4)分离到病原体。

💡注 1.6 鉴别诊断

本病应与伤寒、斑疹伤寒、钩端螺旋体病、流行性出血热等疾病相鉴别。

(1)伤寒:起病缓慢,表情淡漠,相对缓脉,胸、腹皮肤可见玫瑰疹,无焦痂与溃疡。标本中培养出伤寒杆菌,肥达氏反应阳性,外斐氏试验阴性。

(2)斑疹伤寒:多见于冬春季节,无焦痂和局部淋巴结肿大,外斐试验 OX_{19} 阳性,OX_K 阴性。流行性斑疹伤寒患者,普氏立克次体为抗原的补体结合试验阳性。地方性斑疹伤寒患者,莫氏立克次体为抗原的补体结合试验阳性。

(3)流行性出血热:起病急,典型表现有发热、出血、肾脏损害。外周血白细胞增多或正常,血小板减少,蛋白尿。流行性出血热病毒抗体阳性。

（4）登革热：急性起病，有高热、头痛、皮疹。外周血白细胞和（或）血小板明显减少，血清中登革病毒抗体阳性。

（5）钩端螺旋体病：发病前有疫水接触史，眼结膜充血、出血，腓肠肌疼痛明显，无焦痂和溃疡。血清钩端螺旋体凝集溶解试验阳性。

（6）传染性单核细胞增多症：青少年多见，有发热、淋巴结肿大、咽痛、皮疹，外周血单核细胞增多，可见异常淋巴细胞，嗜异凝集试验阳性，EB病毒抗体阳性。

（7）疟疾：在流行季节有流行区居住或旅行史，出现间歇性或规律性发作的寒战、高热、大汗，伴有贫血和肝脾大，恶性疟热型不规则，可引起凶险发作。外周血或骨髓涂片疟原虫阳性。

（8）皮肤炭疽：有牲畜接触史，毒血症状较轻，外周血白细胞计数多增高。溃疡性黑色焦痂多位于面、颈、手或前臂等暴露部位，取焦痂或溃疡的分泌物染色镜检可发现炭疽杆菌。

（9）粟粒性肺结核：由结核分枝杆菌发生血行播散引起，临床表现复杂而无特异性，但通常有结核病的全身中毒症状，临床表现为发热、肝脾大、淋巴结肿大等。

（10）败血症：全身中毒症状明显，外周血白细胞计数明显增多，中性粒细胞核左移，血培养阳性。

治疗方案

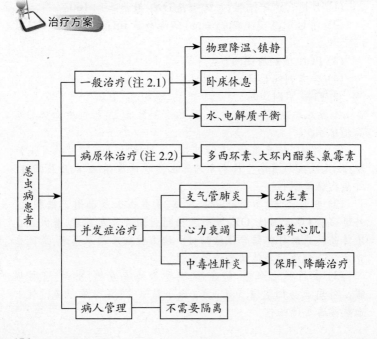

💡**注 2.1** 患者应卧床休息,加强营养,进食流质或半流质食物;注意多饮水,保持水、电解质、酸碱和能量平衡;注意口腔卫生,定时翻身,加强护理和观察,以便尽早发现各种并发症。

高热可用冰敷、乙醇拭浴等物理降温,酌情使用解热药物,但慎用大量发汗的解热药;烦躁不安时可适量应用镇静药物。

💡**注 2.2** 恙虫病东方体为专性细胞内寄生,应选用脂溶性抗生素。β-内酰胺类抗生素及氨基糖苷类对恙虫病的治疗无效。目前临床上较常应用的抗生素有多西环素、大环内酯类、喹诺酮类和氯霉素。

1. 多西环素

每 12 小时口服 1 次,退热后 100mg/d 顿服;8 岁以上小儿每日 2.2mg/kg,每 12 小时 1 次,退热后按体重 2.2mg/kg,每日口服 1 次。

多西环素可引起恶心、呕吐、腹痛、腹泻等胃肠道反应,肝功能损害,脂肪肝变性,同时应注意过敏反应的发生。孕妇不宜服用多西环素,8 岁以下儿童禁止服用多西环素。

2. 大环内酯类 常用的是罗红霉素、克拉霉素和阿奇霉素。

罗红霉素:成人每次 150mg,1 日 2 次,退热后 150mg/d 顿服;儿童每次 2.5~5mg/kg,1 日 2 次,退热后剂量减半。

克拉霉素:成人每次 500mg,每 12 小时 1 次,6 个月以上的儿童每次 7.5mg/kg,每 12 小时口服 1 次。

阿奇霉素:成人每次 500mg 顿服,退热后 250mg/d 顿服,儿童 10mg/kg(1 日量最大不超过 500mg)顿服,退热后剂量减半,亦可静脉滴注阿奇霉素。

大环内酯类的主要不良反应为恶心、腹痛、腹泻、肝功能异常(ALT 及 AST 升高)、头晕和头痛等。孕妇及哺乳期妇女需慎用。

3. 氯霉素

成人患者 2g/d,分 4 次口服,退热后 0.5g/d,分 2 次口服;危重病人亦可静脉滴注。儿童每日 25~50mg/kg,分 3~4 次服用;新生儿每日不超过 25mg/kg,分 4 次服用。

氯霉素类可引起外周血白细胞和血小板减少,有可能诱发不可逆性再生障碍性贫血、溶血性贫血、过敏反应等。在泰国、缅甸和我国都曾发现对氯霉素耐药的恙虫病东方体株。

根据病人的情况选用上述 3 类药物,疗程均为 7~10 日,疗程短于 7 日者,可出现复发。复发者疗程宜适当延长 3~4 日。

附：常规医嘱

长期医嘱	临时医嘱
按恙虫病常规护理	血常规、尿常规、大便常规＋潜血
一级护理	肝肾功
清淡半流质饮食	电解质
口腔护理	心肌酶
多西环素 100mg bid po.	外 - 斐试验
必要时加用其他药物	胸片
	心电图
	肝胆脾胰超声

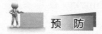

预　防

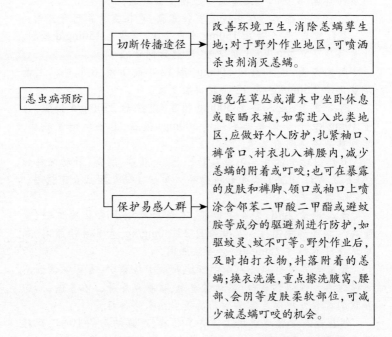

（余祖江　付艳玲）

第三节 人无形体病

关键词

嗜吞噬细胞无形体 人无形体病（HGA） 蜱传疾病 皮疹 白细胞、血小板减少 多脏器功能障碍 四环素

常见就诊原因

患者常因蜱虫叮咬后出现发热、头痛、肌肉酸痛，以及恶心、呕吐、厌食、腹泻就诊，同时可伴有皮疹，皮肤出血点，严重病例就诊时可有呼吸困难、咯血、消化道出血等表现。

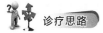

诊疗思路

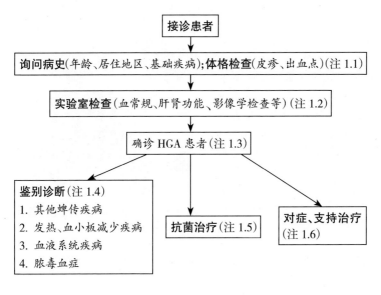

诊疗思路注解

注 1.1

1.询问病史 HGA 多见于生活在林区及在野外工作的人群，

以夏季蜱活动频繁的月份5~10月为发病高峰,所以采集病史时应注意发病季节,询问患者的居住地区,有无到野外旅游史,是否有被蜱虫叮咬史,是否接触HGA患者的血液或呼吸道分泌物,有无基础疾病。

2. 体格检查　HGA患者体检时可发现周身散在皮疹、出血点,有些患者可发现明显的蜱叮咬痕迹,严重病例可有意识恍惚,血压下降、呼吸急促等循环、呼吸衰竭的表现。肺部听诊可闻及湿啰音。

💡 注1.2　实验室检查

1. 血常规　外周血常规白细胞减少、血小板降低,严重者呈进行性减少,异型淋巴细胞增多。其中白细胞、血小板减少可作为早期诊断的重要线索。

2. 尿常规　可有蛋白尿、血尿、管型尿。

3. 生化检查　可有心肌酶升高,肝功转氨酶升高,少数患者出现血淀粉酶、尿淀粉酶和血糖升高。可有血电解质紊乱,如低钠、低氯、低钙等。

4. 凝血常规　部分患者凝血酶原时间延长,纤维蛋白原降解产物升高。

5. 血清及病原学检测　在血涂片中可发现中性粒细胞内的特征性桑葚状包涵体;用间接免疫荧光抗体(IFA)检测急性期和恢复期血清,恢复期血清抗体滴度较急性期抗体有4倍及以上升高;全血或血细胞标本PCR检测嗜吞噬细胞无形体特异性核酸。细胞培养可分离到病原体。

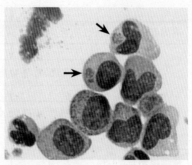

图 3-3-1　血涂片中性粒细胞内桑葚状包涵体

6. 影像学检查　部分患者胸部X线或肺CT检查可发现肺炎或肺水肿的表现。

💡 注1.3　诊断

1. 临床上对在有蜱活动的丘陵、山区(林区)工作或生活史且发病前3周内有被蜱叮咬史,或直接接触过危重患者的血液等体液的患者:出现发热、寒战、全身不适、乏力、头痛、肌肉酸痛,以及恶心、呕吐、厌食、腹泻等症状,要高度怀疑为HGA患者,重症病例可出现皮肤瘀斑、出血,伴多脏器损伤、弥散性血管内凝血等。

2. 确诊有赖恢复期血清抗体滴度较急性期抗体有 4 倍及以上升高;全血或血细胞标本 PCR 检测嗜吞噬细胞无形体特异性核酸阳性或细胞培养分离到病原体。

注1.4 鉴别诊断

1. 其他蜱传疾病、立克次体病 需与人单核细胞埃立克体病(HME)、斑疹伤寒、恙虫病、斑点热以及莱姆病等,可通过相应的抗体和病原学检测来鉴别。

2. 发热、血白细胞、血小板降低的疾病 伤寒,血液系统疾病,如血小板减少性紫癜、粒细胞减少、骨髓异常增生综合征等,可通过血培养、骨髓穿刺及相应病原体检测进行鉴别。还需与免疫系统疾病相鉴别,如皮肌炎、系统性红斑狼疮、风湿热,可通过自身抗体等免疫学指标进行鉴别。

3. 发热、出血及酶学升高的疾病 流行性出血热、登革热等,可通过临床经过及实验室检查鉴别。

4. 新型布尼亚病毒感染引起的发热伴血小板减少综合征 该病毒为新发现的布尼亚病毒科白蛉病毒属,部分病例发病前有明确的蜱叮咬史,病原学检测有助于鉴别。

5. 脓毒血症 有些脓毒血症患者可有发热、血白细胞、血小板降低,严重时可出现多脏器功能障碍或衰竭,可通过血培养、骨髓培养出相应病原体进行鉴别。

注1.5 抗菌治疗

1. 多西环素 为首选药物。成人口服:100mg/ 次,1 日 2 次,疗程 10 日。对重症患者可考虑静脉给药。10 日疗程的方案也适用于儿童,剂量为:4mg/(kg·d),分两次(最大剂量为 100mg/ 次)口服(对不能口服的患儿采取静脉给药)。8 岁以上儿童采用 10 日的疗程即可。对于病情严重小于 8 岁的不伴有莱姆病的儿童可缩短疗程为 4~5 天(即发热缓解后 3 天)。

2. 利福平 对多西环素过敏、妊娠、小于 8 岁的儿童轻症人粒细胞无形体病患者,多西环素不是最佳选择,可选用利福平口服,成人 300mg/ 次,每日两次,儿童 10mg/kg,每日两次(最大剂量为 300mg/ 次)。疗程 7~10 天。

3. 氟喹诺酮类药物 如左氧氟沙星等。

4. 注意事项

(1) 使用多西环素超过 48 小时发热仍持续,可考虑排除人粒细胞无形体病的诊断,或同时感染其他疾病。

(2) 对于血清粒细胞无形体抗体阳性但无症状的个体不建议进行病原治疗。

(3) 人粒细胞无形体病患者使用糖皮质激素后可能会加重病情并增强疾病的传染性。对中毒症状明显的重症患者，在使用有效抗生素进行治疗的情况下，可适当使用糖皮质激素。

💡 注 1.6 对症、支持治疗

病人应卧床休息，对于病情较重病人，应补充足够的液体和电解质，以保持水、电解质和酸碱平衡；体弱或营养不良、低蛋白血症者可给予胃肠营养、新鲜血浆、白蛋白；血小板减少明显者输注血小板；有出血者给予止血药；合并 DIC 者，可早期使用肝素；如出现呼吸困难应给予吸氧，呼吸困难进行性加重，有肺出血等可予以人工辅助呼吸。

附：常规医嘱：

长期医嘱	临时医嘱
一级或重症护理	血常规、尿常规
普食或流食	肝功、肾功、心肌酶、血糖、血离子、血淀粉酶
多西环素 100mg/ 次 2 次 / 日	凝血常规
	流行性出血热抗体
	血气分析
	肺 CT、心电图
	血培养
	血涂片
	必要时骨髓穿刺

（张凯宇）

第四章　细菌性传染病

第一节　伤　寒

关键词

伤寒杆菌　肥达反应　伤寒细胞　肠出血　肠穿孔　相对缓脉

常见就诊原因及疑诊的线索

　　持续发热、相对缓脉、神经系统症状(表情淡漠、呆滞、反应迟钝、谵妄等)、消化系统症状(腹痛、腹胀、便秘、右下腹压痛等)、玫瑰疹、肝脾大和白细胞减少。

诊疗思路

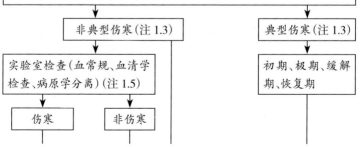

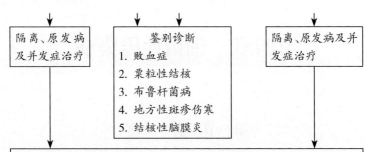

按照传染病防治法（乙类），24 小时之内向疾控中心完成通报，采取隔离措施，完成病例调查，取血清样本，做好宣传，落实七步洗手法，预防

💡 **注1.1** 流行病学特点

1. 发病年龄 人群普遍易感，但以儿童、青壮年居多。

2. 既往史 应询问患者有无伤寒病人接触史、疫苗接种史、既往伤寒病史。

3. 发病季节 本病终年可见，夏秋季居多。

💡 **注1.2** 临床经过 典型伤寒临床经过主要分四期：初期、极期、缓解期及恢复期。

1. 初期 病程第 1 周。多数起病缓慢，发热，体温呈现阶梯样上升，5~7 日高达 39~40℃，发热前可有畏寒，少有寒战，出汗不多。常伴有全身不适、乏力、食欲缺乏、腹部不适等，病情逐渐加重。

2. 极期 病程第 2~3 周。出现伤寒特有的症状和体征。①持续高热，热型主要为稽留热，少数呈弛张热或不规则热，持续时间 10~14 天；②消化系统症状：食欲缺乏明显，舌苔厚腻，腹部不适，腹胀，可有便秘或腹泻，下腹有轻压痛；③心血管系统症状：相对缓脉和重脉；④神经系统症状：可出现表情淡漠，反应迟钝，听力减退，重症患者可有谵妄，昏迷或脑膜刺激征（虚性脑膜炎）；⑤肝脾大：多数患者有脾大，质软有压痛。部分有肝大，并发中毒性肝炎时，可出现肝功异常或黄疸；⑥玫瑰疹：于病程第 6 天胸腹部皮肤可见压之退色的淡红色斑丘疹，直径 2~4mm，一般在 10 个以下，分批出现，2~4 日内消退。

3. 缓解期 病程第 3~4 周，体温逐渐下降，症状渐减轻，食欲好转，腹胀消失，肝脾回缩。本期可出现肠穿孔、肠出血等并发症。

💡 **注1.3** 伤寒临床类型 有五种：即典型伤寒、不典型伤寒、小儿伤寒、老年伤寒及复发与再燃。其中，不典型伤寒包括轻型、

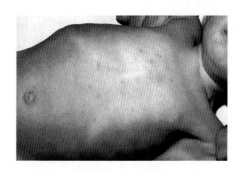

图 4-1-1 玫瑰疹

暴发型、迁延型、逍遥型。

轻型：发热38℃左右，病程短，全身毒血症状轻，1~2周内痊愈，多见于发病前曾接受伤寒菌苗注射或发病初期已应用过有效抗菌药物治疗者。

迁延型：起病初与轻型伤寒相似，发热持续不退，呈弛张热型或间歇热型，热程可迁延1~2个月，甚至数月之久，肝脾大明显，常见于合并慢性血吸虫病或其他慢性疾病的患者。

逍遥型：病情轻微，患者可照常工作。部分患者可因突然肠出血或肠穿孔而被发现。

暴发型：起病急骤，毒血症状重，有畏寒、高热、肠麻痹、中毒性脑病、中毒性心肌炎、中毒性肝炎、DIC等表现，如未及时抢救，常在1~2周内死亡。

小儿伤寒：一般年龄越大，临床表现越似于成人，年龄越小，症状越不典型。学龄期儿童症状与成人相似，但多属轻型，病程短，肠出血等并发症少。婴幼儿伤寒常不典型，病情较重，起病急，伴有呕吐、惊厥、不规则高热、脉快、腹胀、腹泻等，玫瑰疹少见，白细胞计数常增多。

老年伤寒：体温多不高，症状多不典型，常易出现虚脱，神经系统及心血管系统症状严重，易并发支气管肺炎与心功能不全，常有持续的胃肠功能紊乱和记忆力减退，病程迁延，恢复慢，病死率较高。

复发与再燃：复发是指有些病例在退热后1~2周再次出现临床症状，与初次发作相似，血培养阳性。偶可复发2~3次。复发的症状较轻，病程较短，并发症较少。再燃是指部分患者在进入恢复期前，体温尚未降至正常时又重新升高，5~7天后方正常，血培养常阳性，再燃时症状加剧。

注 1.4　体格检查

1. 典型伤寒患者可有发热、相对缓脉、表情淡漠、皮肤玫瑰疹、肝脾大等。

2. 伤寒患者常可并发肠出血(是伤寒最常见的并发症,发生率为 2.4%~15%)、肠穿孔(最严重的并发症)、中毒性心肌炎、中毒性肝炎、胆囊炎、溶血性尿毒综合征(近年来国外报道的发病数有增加的趋势,达 12.5%~13.9%)等。

注 1.5　伤寒的实验室检查

1. 血常规　白细胞总数正常或降低,中性粒细胞可减少,嗜酸性粒细胞减少或消失,其消长情况可作为判断病情及疗效指征之一。血小板计数一般正常或降低,突然降低时应注意并发 DIC 或溶血尿毒综合征的可能。

尿常规:常出现轻度蛋白尿,偶见少量管型。

大便常规:在肠出血时有血便或潜血实验阳性;骨髓涂片:可见伤寒细胞。

2. 血清学检查　肥达反应:一般从病程第 2 周开始阳性率逐渐增加,至第 4~5 周可上升至 80%,病愈后阳性反应可持续数月之久。

3. 病原学检查

(1) 血培养:病程第 1~2 周阳性率最高,可达 80%~90%,第三周末 50% 左右,第四周时常阴性。对已用抗生素的患者,可取血凝块做培养,宜用含胆汁的培养基;

(2) 骨髓培养:较血培养阳性率高,全病程均可获较高的阳性率,第一周可高达 90%,且较少受抗菌药物的影响。

(3) 粪便培养:从潜伏期便可获阳性,第 3~4 周阳性最高,可高达 75%,病后 6 周阳性率迅速下降,3% 患者排菌可超过 1 年。

(4) 尿培养:第 3~4 周培养阳性率高,但应避免粪便污染;玫瑰疹的刮取物或活检切片也可获阳性培养结果。

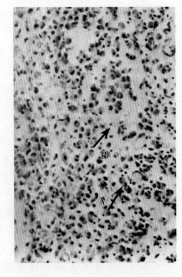

图 4-1-2　可见伤寒细胞

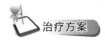

治疗方案

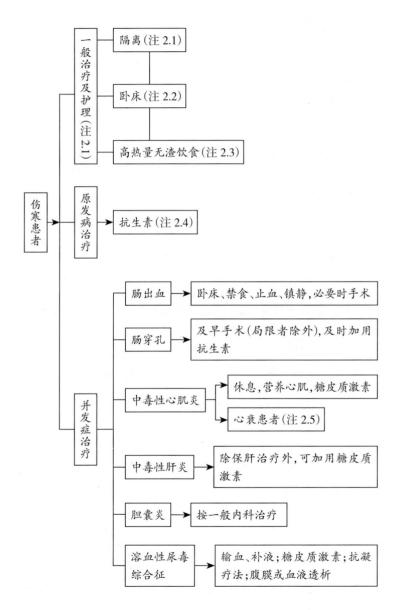

💡 **注2.1** 一般治疗:按消化道传染病隔离,临床症状消失后每隔5~7日送检粪便培养,连续两次培养阴性可解除隔离。

💡 **注2.2** 发热期间必须卧床,热退后2~3天可在床上稍坐,热退后2周可轻度活动。

💡 **注2.3** 注意维持水、电解质平衡。给予高热量、高维生素、易消化的无渣饮食。退热后,食欲增强时,仍应继续进食一段时间无渣饮食,以免诱发肠出血和肠穿孔。

💡 **注2.4**

1. 喹诺酮类药物 为首选,因其影响骨骼发育,故孕妇、儿童及哺乳期妇女慎用;

2. 头孢菌素类 第二、三代头孢菌素在体外对伤寒杆菌有强大抗菌活性,毒副作用低,尤其适用于孕妇、儿童、哺乳期妇女以及氯霉素耐药菌所致伤寒;

3. 氯霉素 新生儿、孕妇、肝功能明显损害者忌用,治疗过程中注意监测血象;

4. 氨苄西林 可用于不能应用氯霉素的患者;或妊娠合并伤寒;或慢性带菌者;

5. 复方新诺明 抗生素疗程均为14天。慢性带菌者的治疗:①氨苄西林,疗程6周;②喹诺酮类药物:疗程6周。

💡 **注2.5** 严格卧床休息,可使用洋地黄和呋塞米,并维持至病情好转,但病人对洋地黄耐受差,用药需谨慎。

附:常规医嘱

长期医嘱	临时医嘱
按伤寒隔离	血常规、尿常规、大便常规 + 潜血
内科护理常规	肝肾功
二级护理	电解质
高热量无渣饮食	心肌酶
口腔护理	CRP
头孢噻肟钠 2g ivdrip q8h	血培养
必要时加用其他药物	大便培养
	心电图及其他

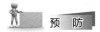 预 防

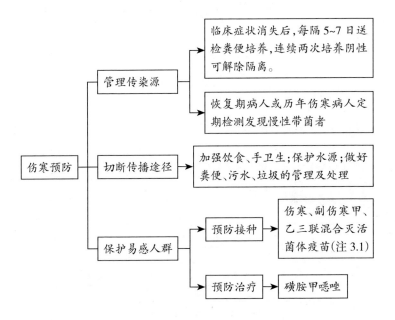

伤寒预防

管理传染源
- 临床症状消失后,每隔5~7日送检粪便培养,连续两次培养阴性可解除隔离。
- 恢复期病人或历年伤寒病人定期检测发现慢性带菌者

切断传播途径
- 加强饮食、手卫生;保护水源;做好粪便、污水、垃圾的管理及处理

保护易感人群
- 预防接种 → 伤寒、副伤寒甲、乙三联混合灭活菌体疫苗(注3.1)
- 预防治疗 → 磺胺甲噁唑

注3.1 免疫对象为流行区居民以及流行区旅行者、清洁工人、实验室工作人员及其他医务工作者、带菌者家属等。

(李 强)

第二节 细菌性食物中毒

关键词

细菌 毒素 急性感染中毒 胃肠型 神经型

常见就诊原因及疑诊的线索

患者一般在进食后数小时发病，以急性胃肠炎为主要症状而就诊，亦有中枢神经系统症状以眼肌瘫痪及咽肌瘫痪为主要症状而就诊。

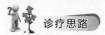

诊疗思路

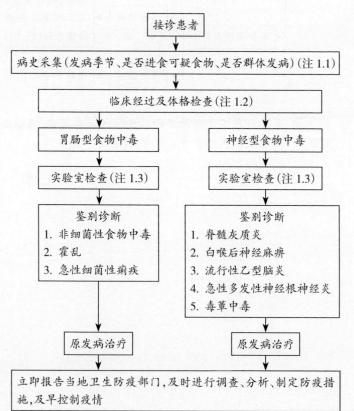

💡 注1.1　流行病学特点

1. 发病季节　胃肠型食物中毒多见于夏秋季。神经性食物中毒无明显季节性。

2. 可疑食物　神经性食物中毒主要可疑食物为变质肉食品、豆制品、罐头食品。

3. 发病特点　胃肠型食物中毒具有潜伏期短、共同就餐者群体发病的特点。

💡 注1.2　临床经过

1. 胃肠型食物中毒　潜伏期大多较短,1~24小时不等,多数在10小时内,表现为腹痛、腹泻、呕吐等胃肠炎症状。初期呕吐物为食物。剧烈呕吐可伴有胆汁和血液。腹泻可有血水样大便,重者出现脱水、酸中毒,甚至休克,部分可有发热等全身中毒症状,病程多在1~3天内结束。

2. 神经型食物中毒　潜伏期一般12~36小时,可短至2小时,长达10天。潜伏期越短病情越严重。起病急骤,早期表现头晕、头痛、乏力,继而出现视物模糊、复视、眼睑下垂、瞳孔不等大、对光反射减弱等。常有吞咽、发音及呼吸困难等脑神经麻痹症状。体温多正常,意识清楚。大多在6~10天内恢复。重者多死于中枢性呼吸衰竭。

💡 注1.3　实验室检查

1. 胃肠型食物中毒　白细胞总数及中性粒细胞增高。大便镜检可见大量白细胞及脓细胞。可疑食品细菌培养可获阳性结果。

2. 神经型食物中毒　对可疑食物及粪便进行厌氧菌培养,可能发现肉毒杆菌。可疑食物之浸出物做动物试验,以检测其外毒素。

📖 治疗方案

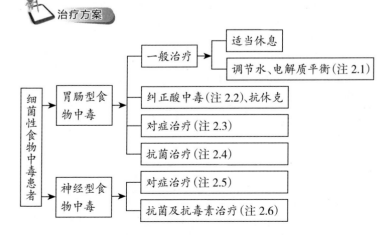

💡 **注 2.1**　调节水、电解质平衡:有脱水症状者可给予口服补液,不能口服者静脉补液。

💡 **注 2.2**　有酸中毒者适当补充 5% 碳酸氢钠液或 11.2% 乳酸钠溶液。

💡 **注 2.3**　腹痛剧烈者给予阿托品 0.5mg 肌注或溴丙胺太林(普鲁本辛)15~30mg 口服。

💡 **注 2.4**　一般不用抗生素治疗,如有高热或脓血便者可选用喹诺酮类药物:如吡哌酸 0.5g,3 次 / 日口服或诺氟沙星 0.2~0.4g,2~3 次 / 日口服;庆大霉素 8 万 U 肌注,每 8 小时 1 次或 16 万 ~ 24 万 U,1 次 / 日静脉滴注,儿童剂量酌减。其他如氨苄西林,氯霉素亦有较好疗效。

💡 **注 2.5**　早期可用 2% 碳酸氢钠或 1:4000 高锰酸钾溶液洗胃。洗胃后可注 150% 硫酸镁导泻。呼吸困难时给氧,人工呼吸或气管插管。吞咽困难可进行鼻饲或静脉补充营养。

💡 **注 2.6**　抗菌及抗毒素用抗毒素血清 5 万 ~10 万 U 静脉及肌内各半量注射,必要时 6 小时重复 1 次,一般于发病后 24 小时内注射较好。注射前需做过敏试验,阳性者进行脱敏注射。如无继发感染不用抗生素,继发感染者根据菌敏试验选用抗菌药物治疗。

附:常规医嘱

长期医嘱	临时医嘱
二级护理	血常规、尿常规、大便常规 + 潜血
流食或半流食	呕吐物、排泄物及可疑食物细菌培养患者血清及可疑食物肉毒毒素检测
5%GNK 静脉滴注	肝肾功、电解质
抗毒素血清 5 万 ~10 万 U 静脉及肌内各半量注射	心肌酶
必要时抗生素治疗	必要时血气分析
	胸片
	心电图及其他

预 防

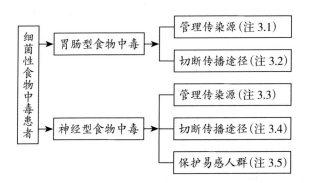

注3.1 一旦发生可疑食物中毒后,立即报告当地卫生防疫部门,及时进行调查、分析、制定防疫措施,及早控制疫情。

注3.2 加强食品卫生管理,对广大群众进行卫生宣传教育,不吃不洁、腐败、变质食物或未煮熟的肉类食物。

注3.3 一旦发生可疑食物中毒后,立即报告当地卫生防疫部门,及时进行调查、分析、制定防疫措施,及早控制疫情。

注3.4 与胃肠型食物中毒相同,尤应注意罐头食品、火腿、腌腊食品、发酵豆的卫生检查。禁止出售变质食品,不食用变质食品。

注3.5 如果进食食物已证明有肉毒杆菌或外毒素存在。或同进食者已发生肉毒中毒时,未发病者应立即注射多价抗毒血清1000~2000U,以防止发病。

(李智伟 赵 宁)

第三节 细菌性腹泻

关键词

痉挛性腹痛 水样便 肉眼血便 里急后重 粪便白细胞增多 脱水 静脉补液 口补液（ORS） 抗生素

常见就诊原因及疑诊的线索

患者常因突发性腹泻，恶心呕吐，痉挛性腹痛，发热前来就诊。

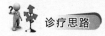

诊疗思路

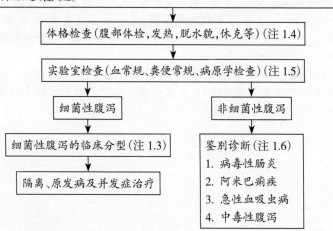

接诊患者

↓

病史采集（发病前的饮食饮水情况、发病季节、既往病史）（注 1.1）临床经过（注 1.2）

↓

体格检查（腹部体检，发热，脱水貌，休克等）（注 1.4）

↓

实验室检查（血常规、粪便常规、病原学检查）（注 1.5）

细菌性腹泻 | 非细菌性腹泻

细菌性腹泻的临床分型（注 1.3） | 鉴别诊断（注 1.6）
1. 病毒性肠炎
2. 阿米巴痢疾
3. 急性血吸虫病
4. 中毒性腹泻

隔离、原发病及并发症治疗

☀️ 注 1.1 流行病学特点

1. 发病年龄 发病年龄无特异性，儿童及成人均为易感人群。其中婴儿严重腹泻多见于肠致病性大肠埃希菌（EPEC）肠炎。儿童腹泻的常见病原菌有产肠毒素性大肠埃希菌（ETEC），肠聚集性大肠埃希菌（EAEC），空肠弯曲菌。

2. **既往史**　重点询问患者近期是否有外出旅游史,有无饮用不洁水源及污染的奶制品史及生食海鲜、未煮熟的肉类史等。了解患者既往疾病、大便习惯、工作及环境等。

3. **流行季节**　本病常年均可发生,亚热带地区流行季节多为夏秋季。

💡 **注1.2**　**临床经过**　了解患者起病方式与病程经过;腹泻的频率、性状及时间规律;腹泻的伴随症状。临床经过主要分三期:潜伏期、临床期、并发症。

1. **潜伏期**　起病急,通常潜伏期短,在几小时至3天,部分细菌感染潜伏期可长达1周。

2. **临床期**　病程多数呈自限性,持续1~7天,很少超过2周。临床表现可以分为非侵袭性腹泻和侵袭性腹泻。非侵袭性腹泻包括分泌性腹泻(或称肠毒素性腹泻)和渗透性腹泻。其感染主要在小肠,故其临床特征是全身中毒症状不明显,无发热或明显腹痛,腹泻为水样便、量多、不伴有里急后重,易导致失水与酸中毒,大便内无炎性细胞,病程一般较短。细菌性食物中毒属此类型。侵袭性腹泻病原体多为侵袭性,肠道病变明显,可排出炎性渗出物,主要累及结肠,亦可累及小肠,或两者兼有之。其临床特征是全身毒血症状较明显,有发热、痉挛性腹痛和里急后重,腹泻多为黏液血便、或血性水便,便次多而量少。志贺菌、沙门菌、肠侵袭性大肠埃希菌(EIEC)、产气荚膜杆菌、耶尔森菌、空肠弯曲菌均属此类。

3. **并发症**　起病后的2~14天内发生,患者出现急性肾衰竭、微血管内溶血性贫血及血小板减少,应考虑溶血尿毒综合征(HUS),由肠出血性大肠埃希菌(EHEC)感染所致,好发于小于5岁儿童和老年人。其他并发症有胃肠道大出血,肠穿孔,中毒性巨结肠改变,并发胆道感染可导致胆汁淤积性肝炎、胆囊炎或胰腺炎。耶氏菌肠炎部分患者可在起病后数天至1个月内,发生反应性多关节炎和结节性红斑。

💡 **注1.3**　**细菌性腹泻的临床分型**

1. **轻度腹泻**　起病可急可缓,精神尚好,以胃肠道症状为主,大便<10次/天,为黄色或黄绿色稀水便,有时伴少量黏液,量不多,偶有呕吐,无明显脱水及全身中毒症状。

2. **重度腹泻**　常急性起病,大便≥10次/天,除有较重的胃肠道症状外,还有明显水、电解质和酸碱平衡紊乱表现及全身中毒症状,可伴有发热、血便。

💡 **注1.4**　**体格检查**

1. **细菌性腹泻**　腹部体检包括压痛、反跳痛、肠鸣音等。患者全身状况包括神志意识、血压、脉搏与皮肤弹性。患者多无典型的体征,大量腹泻者可有脱水貌(表 4-3-1)。耶氏菌肠炎患者出现肠系膜淋巴结或末端回肠炎,可有右下腹压痛,与急性阑尾炎难以鉴别。

表 4-3-1 脱水程度评估

脱水程度	轻度(2%~5%)	中度(5%~10%)	重度(>10%)
一般状况	良好	烦躁,易激惹	嗜睡,昏迷,软弱无力
眼窝	正常	下陷	明显下陷
眼泪	有	少或无	无
口舌	湿润	干燥	非常干燥
口渴	饮水正常,无口渴	口渴想喝水	只能少量饮水或不能饮水
皮肤弹性	捏起后回缩快	捏起后回缩慢(<2s)	捏起后回缩慢(>3s)
酸中毒	无或轻	轻、中度	重度
尿量	正常	少	无
休克	无	轻	重

注:( )内为脱水量占体重的百分比

2. 细菌性腹泻并发症

🔆 注 1.5 细菌性腹泻的实验室检查

1. 粪便肉眼检查 粪便性状更可提示可能的病原:水样便见于病毒性、弧菌性、毒素性、大肠埃希菌及多数细菌性食物中毒。洗肉水样、淘米水样、量多,不伴发热与腹痛,以霍乱类疾病多见;黏液脓血便,伴发热腹痛,以志贺菌、空肠弯曲菌、沙门菌感染多见;呈不消化颗粒状,见于念珠菌感染或大肠埃希菌感染;伴有明显呕吐的水样或血样便,多见于各种细菌性食物中毒等;假膜性腹泻见于抗生素相关性或金葡菌肠炎等。

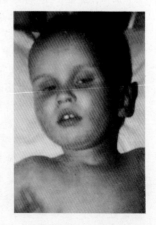

图 4-3-1 脱水貌

患儿表现为消瘦,神萎,双眼眶凹陷,皮肤弹性较差

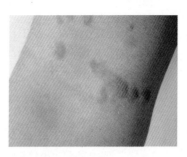

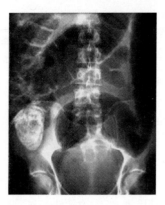

图 4-3-2　结节性红斑　　图 4-3-3　中毒性巨结肠

2. 粪便白细胞检查　应用亚甲蓝染色较革兰染色更敏感。若显微镜下多数高倍视野多于 5 个白细胞,则可确定为感染性腹泻(表 4-3-2)。

表 4-3-2　细菌性腹泻:病原菌,流行病学及粪便检查

病原菌	流行病学	粪便 PMNs	RBCs	评价
沙门氏菌	食源性,伤寒沙门氏菌水源性	2+	少	粪便中可见单核细胞;多来源于污染的肉类和奶制品
志贺氏菌	人际传播	4+	3+	黏液便,里急后重感
空肠弯曲菌	食源性	4+	3+	革兰染色阳性(海鸥样革兰阴性杆菌)
大肠埃希菌				
ETEC	水源性	0	0	霍乱样水样泻;多见于旅行者腹泻
EAEC	食源性和水源性			水样泻;多见于旅行者腹泻
EPEC	食源性,水源性和人际间传播	0	0	好发于小于 3 岁的儿童

续表

病原菌	流行病学	粪便PMNs	RBCs	评价
EHEC	食源性	±	4+，肉眼可见	O157:H7,来源于污染的牛肉,蔬菜,果汁
EIEC	食源性	4+	3+	少见
副溶血性弧菌	食源性	0	0	来源于生海鲜
霍乱弧菌	水源性	0	0	
耶氏菌	食源性	4+	3+	临床症状可模拟阑尾炎

注:ETEC:肠毒性大肠埃希菌;EAEC:肠粘附性大肠埃希菌;EPEC:致病性大肠埃希菌;EHEC:肠出血性大肠埃希菌;EIEC:肠侵袭性大肠埃希菌

3. 病原学检查　粪便培养病原菌连续三次的常规粪便培养,必要时还可重复。除采用双硫与血液琼脂培养基外,应根据可疑致病菌选用相应的选择性培养基与培养条件。选择粪便中的脓液及黏液部分,及时接种;最好是患者服用抗菌药物前采样。

💡 注1.6　鉴别诊断:腹泻患者伴感觉异常和视觉障碍,应考虑病毒性肠炎;大便呈果酱样,腥臭,伴右下腹触痛,应考虑急性阿米巴痢疾;腹泻前数周有疫水接触史,发热持续两周以上,肝脾大,嗜酸性粒细胞明显升高等,应疑及急性血吸虫病;若过量服用泻剂或有食河豚病史,则应考虑中毒性腹泻。

治疗方案

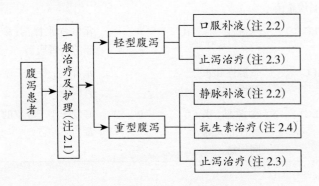

治疗原则:调整饮食,预防和纠正脱水,合理用药,加强护理,预防并发症。

💡 **注2.1** 一般治疗及护理:加强护理,消毒隔离,调整饮食。严重呕吐者暂禁食4~6小时,但不禁饮。婴儿腹泻患者中,母乳喂养的婴儿继续哺乳,暂停辅食。人工喂养者可喂以等量米汤或稀释牛奶。

💡 **注2.2** 急性腹泻患者有脱水临床表现者,无论脱水轻重均应进行补液治疗。

1. 轻度腹泻 轻度腹泻患者脱水程度轻或不脱水可正常饮水同时适当服用口服补液盐。WHO推荐口服补液盐(ORS)配方为氯化钠0.35g、碳酸氢钠0.25g、氯化钾0.15g和葡萄糖2g加水100ml稀释。其张力过高,新生儿用后易发生水肿,应慎用。如果需用,亦应稀释到1/2张为妥。每天约100ml/kg,少量频服。根据大便量适当增减。

2. 重度腹泻 重度腹泻常伴有中、重度脱水应快速静脉补液。补液方法如下:

(1) 第一天补液:液体总量应包括累积损失量、继续丢失量和生理需要量。溶液种类一般可用3∶2∶1溶液(5%或10%葡萄糖∶0.9%氯化钠∶1.4%碳酸氢钠),为1/2张溶液。随经口摄入的水量增加相应减少静脉补液总量。输液速度:主要决定于脱水程度和大便量。扩容阶段:对中、重度脱水用2∶1等张液(0.9%氯化钠∶1.4%碳酸氢钠)20ml/kg,于30~60分钟内静脉快速滴注,以迅速增加血容量,改善循环和肾功能。有条件者可输血浆10ml/kg。扩容液量从补液量中扣除。补充累积损失为主的阶段:对不需要扩容者,可直接从本阶段开始,本阶段滴速宜稍快,于8小时输入总液量的1/2,一般为8~10ml/(kg·h)。维持补液阶段:到本阶段,脱水已基本纠正,只需补充生理的和异常的继续损失量,将输液速度稍放慢,把余量在16小时滴完。一般约5ml/(kg·h)。若吐泻缓解,可酌情减少液量,或改为口服补液。同时应纠正酸中毒,补充电解质。

(2) 第二天以后的补液:脱水已基本纠正,只需要补充异常继续损失量(宜用1/2张含钠液)及生理维持量(宜用1/5张含钠液)。可混合配成1/3~1/4张含钠液,一般按100~120ml/(kg·d)(包括口服入量)补给。氯化钾为0.15%~0.2%。

💡 **注2.3** 止泻治疗:一般不单纯使用止泻治疗。对于严重腹泻,在应用有效抗生素的情况下可应用止泻药。

1. 微生态制剂 目的在于补充肠道正常益生菌群,恢复微生态平衡,重建肠道天然生物屏障保护作用。常见益生菌有双歧杆菌、乳酸杆菌、粪链球菌、蜡样芽胞杆菌等。有效品种有双歧三联活菌、金双歧、促菌生、整肠生等。微生态制剂即时止泻效果并不好,急性腹泻不要作为常规应用。

2. **肠黏膜保护剂和吸附剂** 作用为吸附病原体和毒素,维持肠细胞的吸收与分泌功能,与肠道黏液糖蛋白相互作用,增强其屏障作用,以阻止病原微生物的侵入。常用药物如蒙脱石,为双八面体蒙脱石粉,适用于急性水样便腹泻(病毒性或产毒细菌性)及迁延性腹泻。服用蒙脱石散剂时应将本品1袋倒入50ml温水中,摇匀后口服。剂量为每日1袋,分3次服用。

3. **抗动力药** 该类药物禁用于有发热和血便的患者,可能延长发热,增加菌血症的风险,引起中毒性巨结肠,延长粪便的排菌期。

(1) 洛哌丁胺(易蒙停):该药通过抑制肠蠕动,延长食物通过时间,从而减少粪便量,增加粪便的黏稠度,减少水、电解质的丢失。多用于无侵袭性腹泻症状的轻中度旅行者腹泻,可以缩短1天的腹泻病程。成人初始剂量:4~8mg/d,分次给药,根据需要调整剂量。最大剂量:16mg/d;如果给药数天后无改善,停止治疗。

(2) 地芬诺酯(苯乙哌啶):为合成的哌替啶衍生物,为哌替啶的衍生物,但无镇痛作用,对肠道的作用类似于吗啡,可减少肠蠕动而止泻。黄疸、肠梗阻,及伪膜性结肠炎或产肠毒素细菌引起的腹泻禁用。成人初始剂量:10mg,口服,随后每6小时5mg。如果每天用药20mg,连续10天,仍未见症状改善,则停止用药。最大剂量:20mg/d。

4. **抑制小肠分泌的药** 次水杨酸铋能减轻旅行者腹泻患者的腹泻、恶心、腹痛等症状。另有消旋卡多曲,是一种脑啡肽酶抑制剂,能增强神经递质脑啡肽的抗分泌作用,可在24~48小时控制腹泻。

💡 **注2.4** 抗生素治疗:轻度腹泻一般不用抗生素,重度腹泻在培养结果和药敏试验结果明确之前,经验性抗感染治疗平均可缩短1~2天的病程,但应结合不良反应、正常肠道菌群抑制、诱导志贺毒素产生及抗生素耐药性增加等问题权衡利弊使用,特别需要排除抗生素治疗的反指征(表4-3-3)。

表 4-3-3 急性细菌性腹泻的抗菌治疗

病原体	治疗	疗程	评价
沙门氏菌			
非伤寒	环丙沙星 500mg po q12h 或左氧氟沙星 400mg po q24h	5~7 天	治疗可延长带菌时间,仅用于重症伴有菌血症或迁徙性病灶感染的患者
伤寒	环丙沙星 500mg po q12h 或头孢曲松 2mg ivdrip q24h;儿童:阿奇霉素 1g,后 500mg po*6 天	10~14 天	延误治疗将增加死亡率
志贺氏菌	环丙沙星 500mg po q12h 或左氧氟沙星 400mg po q24h 或 TMX-sulfa 1 两倍剂量 q12h	3 天	消毒粪便,以免传播
空肠弯曲菌	阿奇霉素 500g po q24h 或环丙沙星 500mg po q12h	3 天	用于高热、血便,病程超过 1 周,病情恶化或复发,以及婴儿、老年、孕妇及免疫抑制患者(包括 HIV)。治疗 4 天可以缩短病程。

续表

病原体	治疗	疗程	评价
大肠埃希菌			
ETEC EIEC EAEC EPEC	环丙沙星 500mg po q12h 或左氧氟沙星 400mg po q24h	3 天	治疗可缩短病程
EHEC	抗生素治疗的反指征		同时避免使用抗动力药，会增加毒素的释放，加重 HUS，仅需支持治疗
副溶血性弧菌	无治疗		抗生素不能缩短病程
霍乱弧菌	环丙沙星 1g po	1 次	可减少腹泻量；治疗的关键是补液
	成人可选多西环素 300mg po	1 次	
小肠结肠炎耶氏菌	多西环素 100mg iv q12h+ 庆大霉素 5mg/kg iv q24h	3~7 天	仅用于治疗重症患者，抗生素的效果不明
	或环丙沙星 500~750mg po q12h		

附：常规医嘱

长期医嘱	临时医嘱
内科护理常规	血常规、尿常规、大便常规＋潜血
二级护理	肝肾功
流质饮食	电解质
口服补液／静脉补液	粪便培养
必要时加用抗菌药物	

预　防

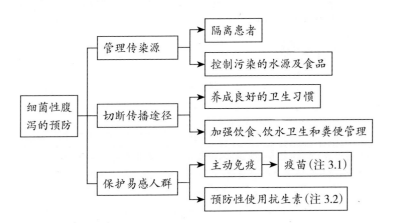

注3.1　推荐在细菌性腹泻流行区及高危人群中(流行区旅行人员及食品行业从业人员)接种,现有的疫苗有口服灭活全菌体霍乱疫苗,伤寒沙门菌 Vi 荚膜多糖疫苗及伤寒 Vi 多糖结合疫苗。

注3.2　对于流行区的旅行者,可预防性使用利福昔明,口服200mg,每天 1 次或 2 次。

(张文宏)

第四节　霍　乱

关键词

　　甲类传染病　发病急骤　剧烈腹泻　电解质紊乱　酸碱失衡　循环衰竭　急性肾衰竭　补液　ORS 口服补盐液

常见就诊原因及疑诊的线索

　　酒宴聚餐可引起食物型爆发。患者发病急骤,少数可有乏力、头昏、轻泻或腹胀的前驱症状。

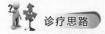

诊疗思路

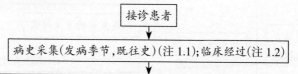

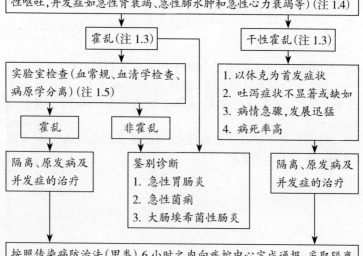

```
                        接诊患者

        病史采集(发病季节,既往史)(注1.1);临床经过(注1.2)

        体格检查(无痛性剧烈腹泻,不伴里急后重,先腹泻后出现喷射性、连续
        性呕吐,并发症如急性肾衰竭、急性肺水肿和急性心力衰竭等)(注1.4)

            霍乱(注1.3)                      干性霍乱(注1.3)

    实验室检查(血常规、血清学检查、         1. 以休克为首发症状
    病原学分离)(注1.5)                      2. 吐泻症状不显著或缺如
                                            3. 病情急骤,发展迅猛
        霍乱          非霍乱                4. 病死率高

    隔离、原发病及      鉴别诊断            隔离、原发病及
    并发症的治疗        1. 急性胃肠炎        并发症的治疗
                      2. 急性菌痢
                      3. 大肠埃希菌性肠炎

    按照传染病防治法(甲类),6小时之内向疾控中心完成通报,采取隔离
    措施,完成病例调查,取大便样本,做好宣传,落实七步洗手法,预防。
```

💡 **注 1.1** 流行病学特点

1. 发病年龄 人群普遍易感,但隐性感染多,显性感染较少。

2. 既往史 应询问患者有无急性期病人接触史、有无酒宴聚餐同类症状病人接触史,既往病史。

3. 霍乱流行季节 夏秋季为流行季节,一般集中于 7~10 月份。

💡 **注 1.2** 临床经过

临床经过主要分三期:泻吐期、脱水虚脱期、反应恢复期。

1. 潜伏期 1~3 天(数小时~6 天),大多急起,少数有前驱症状;如乏力、头昏、轻泻或腹胀等。

2. 泻吐期 持续约数小时或 1~2 天。成人一般无发热,无痛性剧烈腹泻,不伴里急后重。便次逐增,每日数次至十余次,甚至无数次。先腹泻后出现喷射性、连续性呕吐。

3. 脱水虚脱期 可出现不同程度的脱水,代谢性酸中毒,低

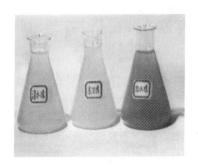

图 4-4-1 霍乱腹泻的特点
大便性状由黄色水样便到后来米泔水样便或血水样便

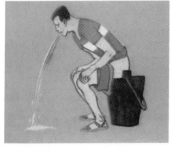

图 4-4-2 霍乱呕吐的特点为喷射性呕吐,呕吐物初为胃容物,后为水样

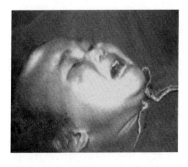

图 4-4-3 重度脱水时有烦躁不安、惊恐、音哑、口渴

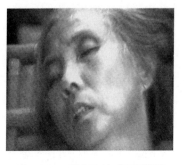

图 4-4-4 眼窝深陷,两颊深凹

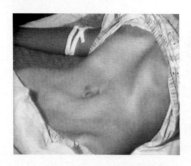

图 4-4-5 脱水严重者可出现舟状腹

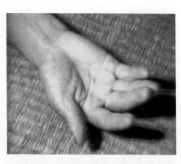

图 4-4-6 重度脱水时,手皮肤无弹性,称之为"洗衣工手"

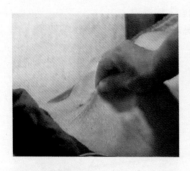

图 4-4-7 皮肤干皱、湿冷无弹性

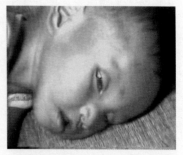

图 4-4-8 重度脱水者可出现神志不清,意识障碍

钾低钠,循环衰竭。

4. 反应恢复期 表现为病人症状逐渐消失,体温、脉搏、血压恢复正常,尿量增多。约 1/3 病人出现反应性发热,一般波动于 38~39℃,持续 1~3 天后消退,尤以儿童多见。

💡 注 1.3 霍乱临床类型 可分为轻、中、重型霍乱,除上述三型外尚有罕见的"干性霍乱",即暴发型霍乱,以休克为首发症状,而吐泻不显著或缺如,病情急骤发展迅猛,多死于循环衰竭。

💡 注 1.4 体格检查

1. 脱水虚脱期 轻度脱水时口唇与皮肤干燥、眼窝稍陷,无意识障碍。重度脱水时有烦躁不安、惊恐、音哑、口渴、眼窝及眼眶下陷、两颊深凹、闭目难合、皮肤干皱湿冷无弹性、指纹皱瘪、舟状腹,或神志不清,血压下降,尿量减少。低钠可引起腓肠肌痉挛和腹直肌痉挛。低钾可出现低钾综合征:肌腱反射消失、鼓肠、心动过速、心律不齐、心电图 QT 延长,T 波低或倒,U 波出现。脱水严重导致低血容量性休克,出现四肢厥冷、脉搏细速、血压下降甚至测不到、少尿或无尿、出现肾前性氮质血症。病人出现意识障碍。

2. 反应恢复期 经纠正脱水后,病人症状逐渐消失,体温、脉搏、血压恢复正常。尿量增多。

3. 霍乱患者可并发急性肾衰竭、急性肺水肿和急性心力衰竭。妊娠期患霍乱时,易致流产或早产。

💡 注 1.5 霍乱的实验室检查

1. 血常规 血液浓缩,红细胞及血红蛋白增高,白细胞数增高 $(10\sim30)\times10^9/L$,中性粒细胞数及单核细胞数增多。

2. 血清学检查 抗菌抗体和抗毒抗体,前者于第 5 病日出现,半月时达峰值,继而下降到 10 个月时恢复正常。慢性带菌者可持续高水平。

3. 病原学检查 ①取病人粪便做直接悬滴及制动试验:急性期粪便滴于玻片上,暗视野镜检,可见穿梭状有动力细菌,当滴入霍乱免疫血清 1 滴,运动停止,可作为初筛诊断。对 O_{139} 弧菌不能制动,换为抗 O_{139} 血清后,则可制动。②涂片染色:粪便黏液絮片直接涂片,革兰染色后,镜下见革兰阴性弧菌,呈鱼群状排列。③粪便接种于碱性蛋白胨水增菌,6~8 小时后分离培养,培养的生长菌落鉴定分型。

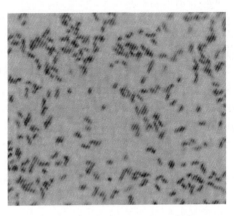

图 4-4-9 粪便黏液絮片直接涂片,革兰染色后,镜下见革兰阴性弧菌,呈鱼群状排列

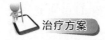治疗方案

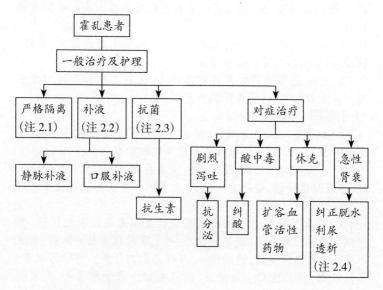

💡 注 2.1 严格隔离：隔离至症状消失后，隔日粪便培养 1 次，连续 2 次阴性可解除隔离。

💡 注 2.2 静脉补液的原则是早期，快速，足量，先盐后糖。先快后慢，适时补碱，及时补钾。输液总量应包括纠正脱水量和维持量。

1. 轻度失水不必静脉补液，可以口服补液为主。中度失水，输液量 4000~8000ml/d，速度在成人最初 2h 内快速静脉输入含糖 541 溶液或 2：1 溶液（后种液体应注意钾的补充）2000~3000ml。重度失水，输液量 8000~12 000ml/d，经多条静脉管道和（或）加压输液装置输入，先按 40~80ml/min 速度输液，半小时后速度按 20~30ml/min，直至休克纠正为止，以后减慢速度。

2. 世界卫生组织推荐的口服补盐液（ORS）的配方为葡萄糖 20g（可用蔗糖 40g 或米粉 40~60g 代替）、氯化钠 3.5g、碳酸氢钠 2.5g（可用枸橼酸钠 2.9g 代替）、氯化钾 1.5g，溶于 1000ml 可饮用水内。

💡 注 2.3 抗菌药物能减少腹泻量，并可缩短泻吐期及排菌期，但不能替代补液治疗。常用药物有多西环素，环丙沙星，诺氟沙星，呋喃唑酮（痢特灵），复方磺胺甲基异噁唑等。应注意儿童和孕妇不宜用喹诺酮类药物。

💡 **注 2.4**

(1) 应迅速纠正脱水、酸中毒及电解质紊乱,保证肾小球血流量,这是预防肾衰的基本措施。

(2) 早期肾衰可应用渗透性利尿剂,如20%甘露醇静脉滴入,无效时改为呋塞米。对伴有高血容量、高血钾、严重酸中毒、可采用透析治疗。

附:常规医嘱

长期医嘱	临时医嘱
按霍乱隔离	血常规、尿常规、大便常规 + 潜血
护理常规	肝肾功
一级护理	电解质
流质饮食	大便涂片检查
林格液 1000ml ivdrip qd	心电图
必要时加用其他药物	

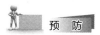 预 防

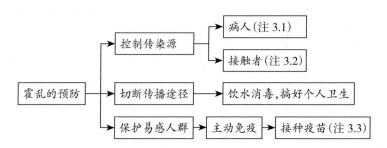

💡 **注 3.1** 对病人严格按照甲类传染病隔离。

💡 **注 3.2** 对接触者应严密检疫 5 天,留粪培养并服药预防,如多西环素 300mg 顿服或诺氟沙星 200mg 每日 3 次,连服 2 天。

💡 **注 3.3** 接种全菌体死菌苗,虽不能防止隐性感染及带菌,发病时病情也未减轻,且对 O_{139} 霍乱感染亦无预防作用,但在霍乱流行时作预防接种,可减少急性病例,控制流行规模。

(杜文军)

第五节　细菌性痢疾

关键词

直肠、乙状结肠的炎症与溃疡病变　腹痛、腹泻及里急后重　左下腹压痛　中毒　休克　巨噬细胞　溶血性尿毒综合征　喹诺酮类

常见就诊原因及疑诊的线索

患者一般起病急,高热可伴畏寒或寒战;腹痛、腹泻伴里急后重而就诊。儿童可以起病急骤,高热;继而出现感染性休克和昏迷、呼吸衰竭。

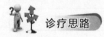

诊疗思路

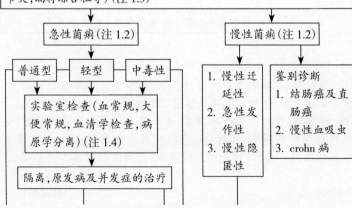

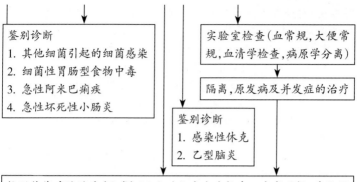

```
┌─────────────────────────────┐          ┌─────────────────────────────┐
│ 鉴别诊断                    │          │ 实验室检查(血常规,大便常    │
│ 1. 其他细菌引起的细菌感染   │          │   规,血清学检查,病原学分离) │
│ 2. 细菌性胃肠型食物中毒     │          └─────────────────────────────┘
│ 3. 急性阿米巴痢疾           │                        │
│ 4. 急性坏死性小肠炎         │          ┌─────────────────────────────┐
└─────────────────────────────┘          │ 隔离,原发病及并发症的治疗   │
                                          └─────────────────────────────┘
                          ┌─────────────────────────────┐
                          │ 鉴别诊断                    │
                          │ 1. 感染性休克               │
                          │ 2. 乙型脑炎                 │
                          └─────────────────────────────┘
```

┌──┐
│ 按照传染病防治法(乙类),24 小时之内向疾控中心完成通报,采取隔 │
│ 离措施,完成病例调查,做好宣传,预防   │
└──┘

💡 **注 1.1**　流行病学特点

1. 发病年龄　普遍易感,年龄分布有两个高峰期:学龄前儿童及青壮年期。

2. 既往史　应询问患者有无病人或带菌者接触史,既往菌痢病史。

3. 菌痢流行季节　常年散发,5月开始上升,8~9月高峰,10月之后开始减少。

💡 **注 1.2**　临床类型及经过

按病史长短可分为急性和慢性(病程超过 2 个月)。急性菌痢又可分为普通型(典型)、轻型及中毒性;其中,中毒性又可分为休克型(周围循环衰竭型)、脑型(呼吸衰竭型)和混合型。慢性菌痢也可分为慢性迁延型、急性发作型和慢性隐匿型。

1. 普通型(典型)菌痢　起病急,高热可伴畏寒或寒战,全身不适;继之出现腹痛、腹泻伴里急后重;开始多为稀便,并迅速转变为黏液脓血便,每天十余次至数十次,量少。

2. 轻型菌痢　全身毒血症状和肠道症状均轻,每天可有数次黏液稀便,但无脓血便及明显里急后重。

3. 中毒性菌痢　起病急骤,病势凶险,肠道症状较轻,甚至开始无腹痛和腹

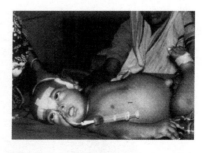

图 4-5-1　中毒性菌痢,可出现烦躁、惊厥、昏迷和呼吸衰竭

泻症状,高热 40℃同时出现精神委靡、烦躁、惊厥,继而出现感染性休克和昏迷、呼吸衰竭。

💡 **注 1.3 体格检查**

1. 普通型(典型)菌痢 查体可有肠鸣音亢进和左下腹压痛。

2. 中毒性菌痢 其中休克型(周围循环衰竭型)表现为感染性休克;脑型(呼吸衰竭型)表现为脑水肿及颅内压升高,出现抽搐及昏迷;严重者可发生脑疝,导致呼吸衰竭;混合型则以上两种表现都有。

3. 并发溶血性尿毒综合征 开始为类白血病表现,继而出现溶血性贫血及 DIC,甚至急性肾衰竭。

4. 并发关节炎主要累及大关节,表现为关节红肿、积液。

5. 并发瑞特综合征主要表现为关节炎、眼炎及尿道炎,其中关节炎可持续数年。

💡 **注 1.4 菌痢的实验室检查**

1. 血常规 急性期血白细胞总数增高,多在 $(10\sim20)\times10^9/L$,中性粒细胞亦有增高。慢性病人可有轻度贫血。

2. 粪便检查 粪便量少,外观多为黏液脓血便,常无粪质。镜检可见满视野散在的红细胞以及大量成堆的白细胞(≥15 个 / 高倍视野)和少量巨噬细胞。

3. 病原检测 大便培养检出志贺菌有助于菌痢的确诊及抗菌药物的选用。特异性核酸检测尤其适用于抗菌药物使用后病人标本的检测。

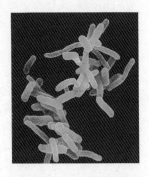

图 4-5-2 痢疾杆菌的电镜照片,为革兰阴性菌,无鞭毛及荚膜,多数有菌毛

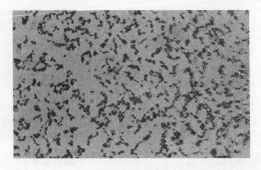

图 4-5-3 福氏志贺菌纯培养的镜下形态(革兰染色)

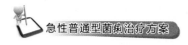

急性普通型菌痢治疗方案

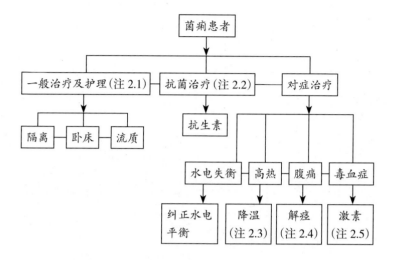

注 2.1 消化道隔离至临床症状消失,大便培养连续 2 次阴性,方可解除隔离。毒血症状重者必须卧床休息。

注 2.2 喹酮类可作为首选药物。孕妇、哺乳期妇女及儿童不宜应用。庆大霉素、多西环素、氨苄西林及三代头孢菌素等药物亦可根据药敏结果选用。

注 2.3 高热以物理降温为主,必要时适当选用退热药。

注 2.4 腹痛剧烈者可选用颠茄或阿托品。

注 2.5 毒血症状严重者可选用小剂量肾上腺皮质激素。

附:常规医嘱

长期医嘱	临时医嘱
按菌痢隔离	血常规、尿常规、大便常规 + 潜血
护理常规	肝肾功　电解质
二级护理	大便培养　血培养
流质饮食	必要时行心电图及其他
必要时加用其他药物	

急性中毒型菌痢治疗方案

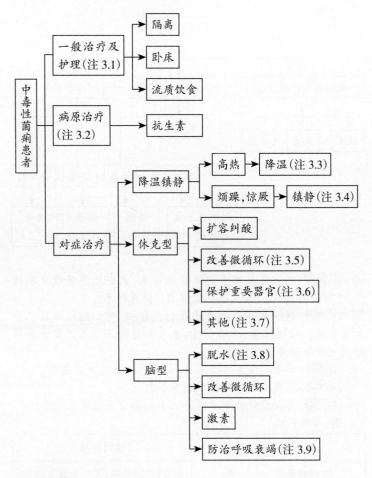

- 注3.1　同普通型菌痢。
- 注3.2　采用静脉滴注抗生素。
- 注3.3　积极给予物理降温，必要时给予退热药，将体温降至38.5℃以下。
- 注3.4　高热伴烦躁、惊厥者可采用亚冬眠疗法；反复惊厥者可予地西泮、苯巴比妥钠肌注或水合氯醛灌肠。
- 注3.5　可予抗胆碱类药物如山莨菪碱，至面色红润、肢体转暖、尿量增多及血压回升，即可减量渐停。如经上述治疗效果不佳,可改用酚妥拉明、多巴胺或阿拉明等。

🔅 **注3.6** 保护心、脑、肾等;有心力衰竭者可给予毛花苷丙。

🔅 **注3.7** 短期使用肾上腺皮质激素。有 DIC 早期表现者可予肝素抗凝治疗。

🔅 **注3.8** 可用 20% 甘露醇 l~2g/kg 快速静注,4~6 小时重复一次。

🔅 **注3.9** 保持呼吸道通畅、吸氧;如出现呼吸衰竭可使用山梗菜碱(洛贝林),必要时可应用人工呼吸机。

 治疗方案

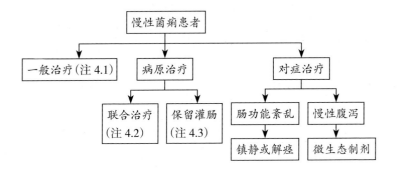

🔅 **注4.1** 积极治疗并存的慢性消化道疾病或肠道寄生虫病。

🔅 **注4.2** 根据病原菌分离及细菌药敏试验,合理选择。联合应用 2 种不同类型抗菌药物,需 1~3 个疗程。

🔅 **注4.3** 可应用 0.3% 盐酸小檗碱液、5% 大蒜素液、2% 磺胺嘧啶液等。10~14 天为一疗程。

 预防

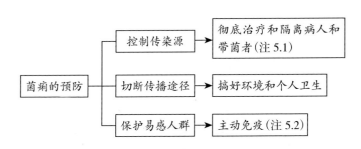

💡 **注5.1** 急、慢性病人和带菌者应隔离或定期进行访视;并予彻底治疗,直至大便培养 2 次阴性,方可解除隔离。

💡 **注5.2** 含福氏和宋内志贺菌"依链"株(Sd)的 FS 双价活疫苗。同型志贺菌攻击保护率约为 80%,免疫力可维持 6~12 个月,但与其他菌型间无交叉免疫。

(杜文军)

第六节 布鲁菌病

关键词

发热 多汗 关节疼痛 肝脾大 家畜或畜产品接触史 布氏杆菌 DNA 病原治疗

常见就诊原因及疑诊的线索

患者一般在反复发热、多汗、关节疼痛基础上就诊,多数经院外抗生素治疗致热型不典型而难以确诊。

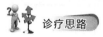

诊疗思路

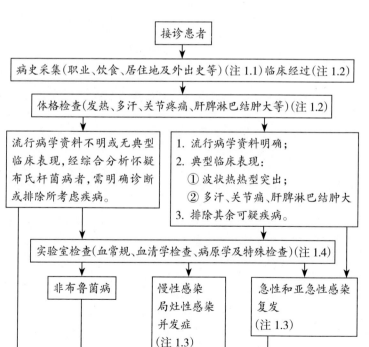

鉴别诊断
1. 伤寒、副伤寒
2. 风湿热
3. 肺结核
4. 疟疾
5. 其他

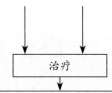

治疗

按照传染病防治法(乙类),24小时之内向疾控中心完成通报,采取隔离措施,完成病例调查,取血清样本,做好宣传,落实七步洗手法,预防。

💡 **注1.1** 流行病学特点

1. 传染源及传播途径。

表4-6-1 布鲁菌病的传染源及传播途径

传染源		传播途径
宿主	人类相关传染源	
家畜 家禽 野生动物	羊、牛、猪	皮肤黏膜接触传播
		消化道传播
		呼吸道传播
		其他,如苍蝇携带

2. **个人史** 应询问患者职业、居住地,是否有家畜、野生动物、畜产品、布鲁菌培养物等接触史,在饲养、挤奶、剪毛、屠宰以及加工皮、毛、肉等过程中是否行防护措施,是否食用过被病菌污染的食品、水或食生乳以及未熟的肉、肉脏等,近期是否到过疫区。

3. **布鲁菌病流行地区** 本病为全球性疾病。我国主要流行于西北、东北、青藏高原及内蒙等牧区。

💡 **注1.2** 临床经过与体格检查 潜伏期1~3周,可长至数月,平均两周。

临床经过以急性和亚急性感染为例:

1. **发热** 间歇热(波浪热)较为常见。

2. **多汗** 每于夜间或凌晨退热时大汗淋漓,汗味酸臭。

3. **关节痛** 70%以上伴有游走性大关节疼痛。

4. **神经痛** 坐骨神经、腰神经、肋间神经、三叉神经痛。

5. **肝脾淋巴结肿大。**

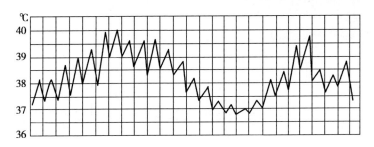

图 4-6-1 间歇热(波状热)热型图

💡 **注1.3** 布鲁菌病临床类型

1. 急性和亚急性感染。

2. 慢性感染 症状多不明显,也不典型,呈多样表现。由急性期发展而来,也可缺乏急性病史由无症状感染者或轻症者逐渐变为慢性。主要表现为疲劳、全身不适、精神抑郁。可有固定或反复发作的关节和肌肉疼痛,少数有骨、关节的器质性损害。

3. 复发 经系统治疗后约 10% 可复发。复发时间可在初次治疗后的数月内,亦可在多年后发生。

4. 局灶性感染和并发症 布氏杆菌可局限在某一器官中,并发症常出现于病程较长的患者中。

💡 **注1.4** 布鲁菌病的实验室检查

1. 血常规 白细胞半数正常或轻度减少,淋巴细胞相对或绝对增多,分类可达 60% 以上。血沉在各期均增速。久病者有轻或中度贫血。

2. 病原学检查 PCR 检测布鲁菌 DNA,速度快,与临床符合率高。取血液、骨髓、组织、脓性脑脊液等作细菌培养,10 天以上才可获结果。

3. 血清学检查 用试管凝集试验(STA)来检测对流产布鲁菌抗体,效价在病程中有 4 倍或 4 倍以上的增长,或抗体效价 $\geq 1:160$ 时,则有诊断意义。

4. 特殊检查 骨关节 X 线检查、心电图、肝功能检查;淋巴结活检;脑脊液检查及脑电图等。

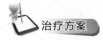

治疗方案

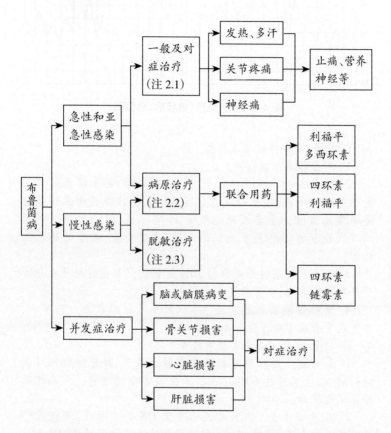

注 2.1　一般及对症治疗　注意休息、在补充必需营养的基础上,给予对症治疗。

注 2.2　病原治疗　选择能进入细胞内的抗菌药物。

利福平(600~900mg/d)和多西环素(200mg/d)作为首选方案,连用 6 周;亦可选用四环素与利福平联合治疗。

有神经系统受累者选用四环素(2g/d,6 周)加链霉素(1g/d,3 周)已被广泛应用,复发率低。

注 2.3　脱敏治疗　采用少量多次注射布氏杆菌抗原避免引起剧烈的组织损伤,又起到脱敏作用。

附：常规医嘱

长期医嘱	临时医嘱
按布鲁菌病常规护理	血常规、尿常规、大便常规
二级护理	肝肾功
清淡饮食	电解质
利福平 600~900mg/d	心肌酶
多西环素 200mg/d	布鲁菌 DNA 监测、血培养
必要时加用其他药物	腹部 B 超、胸片、心电图

预　防

对疫区的传染源进行检疫,治疗病畜,加强畜产品的消毒和卫生监督,做好高危职业人群的劳动防护和菌苗接种。对流行区家畜普遍进行菌苗接种可防止本病流行。必要时可用药物顶防。

在我国推广以"检疫、免疫、捕杀病畜"的综合性防治措施,同时针对疾病流行的三个环节采取相应措施,已经取得了很好的防治效果。

（赵英仁）

第七节 鼠　疫

关键词

腺鼠疫　肺鼠疫　败血症型鼠疫　暴发型鼠疫　黑死病　轻型鼠疫　原发性肺鼠疫　继发性肺鼠疫　鼠疫耶尔森菌　鼠疫活菌苗

常见就诊原因及疑诊的线索

凡是来自流行区,突然寒战高热,白细胞剧增,在未用抗菌药物(青霉素无效)情况下,病情在 24 小时内迅速恶化并具有下列综合征之一者,应作为疑似病例诊断。

①急性淋巴结炎,肿胀,剧烈疼痛并出现强迫体位;②出现重度毒血症、休克综合征而无明显淋巴结肿胀;③咳嗽、胸痛、咳痰带血或咯血;④重症结膜炎并有严重的上下眼睑水肿。

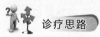

诊疗思路

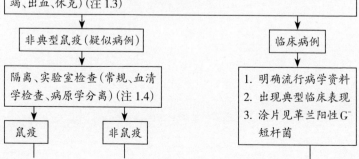

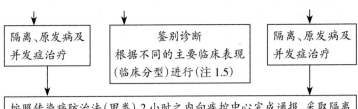

| 隔离、原发病及并发症治疗 | 鉴别诊断
根据不同的主要临床表现
(临床分型)进行(注1.5) | 隔离、原发病及并发症治疗 |

按照传染病防治法(甲类),2小时之内向疾控中心完成通报,采取隔离措施,完成病例调查,收集淋巴结穿刺液、脓、痰、血、脑脊液等送检

💡 **注1.1** 流行病学特点

1. 采集病史 潜伏期:腺鼠疫多为2~5天(1~8天)。原发性肺鼠疫数小时至3天。曾经接受预防接种者,可长达9~12天。故应询问患者在起病前10天内有无到过鼠疫流行区如云南和青藏高原,有无鼠疫动物或病人接触史。有无疫苗接种史。

2. 鼠疫流行特点 季节性与鼠类活动和鼠蚤繁殖、狩猎情况有关。人间鼠疫多在6~9月。肺鼠疫多在10月以后流行。男性普遍高于女性,以10~39岁居多,多见于农牧人员及其子女。

💡 **注1.2** 主要症状

1. 严重毒血症状 除轻型外,各型初期的全身中毒症状大致相同。起病急骤,畏寒发热,体温迅速升至39~40℃,伴恶心呕吐、头痛及四肢痛,颜面潮红、结膜充血、皮肤黏膜出血等。继而可出现意识模糊、言语不清、步态蹒跚、腔道出血及衰竭和血压下降等。

2. 不同类型临床表现(参见下一节) 可表现为淋巴结肿大、肺炎、出血倾向等。

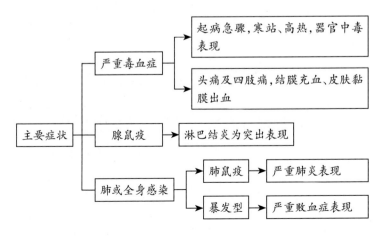

💡**注1.3** *体格检查：鼠疫临床类型及各型症状体征*

临床上主要分为腺型、肺型、败血型及轻型等。

1. **腺鼠疫** 最为常见。病初即有淋巴结肿大且发展迅速，淋巴结及其周围组织显著红、肿、热、痛并与周围组织粘连成块，剧烈触痛，病人处于强迫体位。如治疗不及时，1周后淋巴结很快化脓、破溃，随之病情缓解，部分可发展为败血症、严重毒血症及心力衰竭或肺鼠疫。

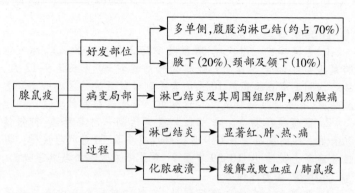

2. **肺鼠疫** 是严重的一型，病死率极高。该型既可是原发性，亦可为继发于腺鼠疫患者。原发肺鼠疫起病急骤，寒战高热，在起病24~36小时内出现剧烈胸痛、咳嗽、咯大量泡沫血痰或鲜红色痰；呼吸急促，并迅速呈现呼吸困难和发绀；肺部仅可闻及少量散在湿啰音或轻微的胸膜摩擦音，较少的肺部体征与严重的全身症状常不相称。如抢救不及时，多于2~3日内，因心力衰竭、出血、休克而死亡。

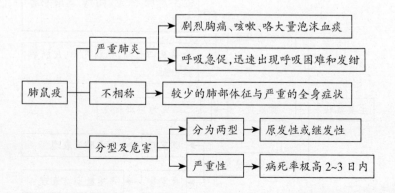

3. 轻型鼠疫 又称小鼠疫,发热轻,患者可照常工作,局部淋巴结肿大,轻度压痛,偶见化脓。血培养可阳性。

4. 暴发型鼠疫 亦称败血症型鼠疫,为最凶险的一型。多继发于肺鼠疫或腺鼠疫。主要表现为寒战高热或体温不升、神志不清,谵妄或昏迷。无淋巴结肿大、皮肤黏膜出血、鼻出血、呕吐、便血或血尿、DIC 和心力衰竭,多在发病后 24 小时内死亡,很少超过 3 天。病死率高达 100%。因皮肤广泛出血、瘀斑、发绀、坏死,故死后尸体呈紫黑色,俗称"黑死病"。

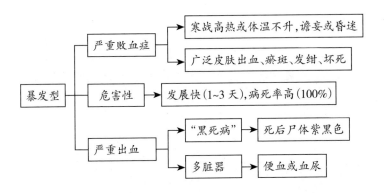

5. 其他类型鼠疫 如皮肤鼠疫、肠鼠疫、眼鼠疫、脑膜型鼠疫、扁桃体鼠疫等,均少见。

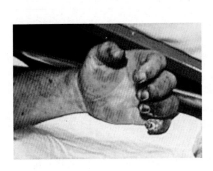

图 4-7-1 鼠疫皮肤出血、瘀斑、发绀、坏死,呈紫黑色

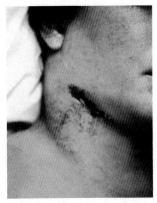

图 4-7-2 腺鼠疫;可见颈部淋巴结局部肿胀,化脓、出血、破溃

💡 **注1.4** *鼠疫的辅助检查*

1. 常规检查

(1) 血象:白细胞总数升高达(20~30)×10⁹/L以上。中性粒细胞显著增高,红细胞、血红蛋白与血小板减少;

(2) 尿常规:尿量减少,有蛋白尿及血尿;

(3) 大便常规:肠炎型者呈血性或黏液血便,培养常阳性。

2. 细菌学检查

(1) 涂片检查:采集患者的淋巴结穿刺液、脓、痰、血、脑脊液等,直接作涂片或印片,革兰染色,可找到 G⁻ 两端浓染的短杆菌。约 50%~80% 阳性;

(2) 细菌培养:上述检材,接种于普通琼脂或肉汤培养基培养鼠疫耶尔森菌;

(3) 试验动物接种:以上述所取材料,以生理盐水调成乳剂,注射于豚鼠或小鼠的皮下或腹腔,24~72 小时内死亡,解剖作细菌学检查。

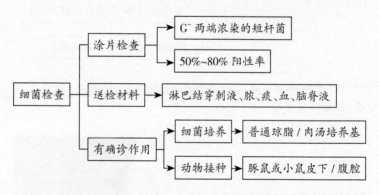

3. 血清学检查

(1) 间接血凝法(PHA):用 F1 抗原检测患者或动物血清中 F1 抗体。用于回顾性诊断。

(2) 酶联免疫吸附试验(ELISA):适合大规模流行病学调查。

(3) 荧光抗体法(FA):可快速准确诊断。特异性、灵敏性较高。患者两次(间隔 10 天)采集血清,用 PHA 法检测 F1 抗体呈现 4 倍以上增长有助于诊断。

4. 分子生物学检测
主要有 DNA 探针和聚合酶链反应(PCR)检测病原体核酸,具有快速、敏感、特异的优点,近来应用较多。

5. 其他
X 线胸片检查肺鼠疫呈支气管肺炎改变。

注 1.5 鉴别诊断

早期需与发热性疾病鉴别,各型鼠疫根据主要临床表现不同进行,需与不同的疾病相鉴别:

1. 腺鼠疫 需与:①急性淋巴结炎;②丝虫病的淋巴结肿;③兔热病相鉴别。

2. 败血型鼠疫 需与其他原因所致败血症、钩端螺旋体病、流行性出血热、流行性脑脊髓膜炎相鉴别。

3. 肺鼠疫 需与大叶性肺炎、支原体肺炎、肺型炭疽等鉴别。

4. 皮肤鼠疫 应与皮肤炭疽相鉴别。

治疗方案

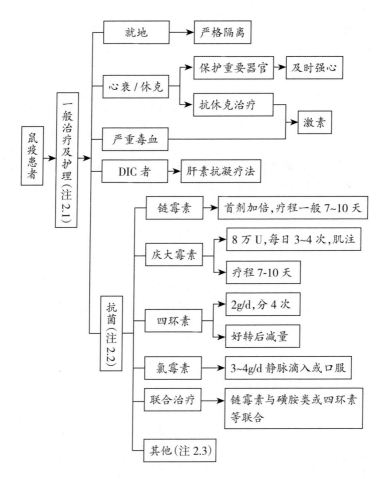

💡**注 2.1**　一般治疗及护理　严格的隔离消毒患者　凡确诊或疑似鼠疫患者,均应迅速组织严密的隔离,就地治疗,不宜转送。对病人、病区做好卫生处理(更衣、灭蚤及消毒)。急性期应给患者流质饮食,并供应充分液体,或予葡萄糖、生理盐水静脉滴注,以利毒素排泄。

💡**注 2.2**　病原治疗　治疗原则是早期、联合、足量、应用敏感的抗菌药物。

1. 链霉素　成人首剂量 1g,以后每次 0.5g,每 4 小时 1 次,肌注,1~2 天后改为每 6 小时 1 次。链霉素可与磺胺类或四环素等联合应用,以提高疗效。疗程一般 7~10 天;

2. 庆大霉素　成人每次 8 万 U,每日 3~4 次,肌肉注射,亦可静脉滴注,疗程 7~10 天;

3. 四环素　成人每日 2g,分 4 次口服或静脉滴注,好转后减量,疗程 7~10 天;

4. 氯霉素　成人每日 3~4g,分次静脉滴入或口服,退热后减半,疗程 5~6 天。对小儿及孕妇慎用。对脑膜型鼠疫尤为适宜。

💡**注 2.3**　对症治疗　烦躁不安或疼痛者用镇静止痛剂。注意保护心肺功能,有心衰或休克者,及时强心和抗休克治疗;有 DIC 者采用肝素抗凝疗法;中毒症状严重者可适当使用肾上腺皮质激素。

对腺鼠疫淋巴结肿,可用湿热敷或红外线照射,未化脓切勿切开,以免引起全身播散。结膜炎可用 0.25% 氯霉素滴眼,一日数次。

附:常规医嘱

长期医嘱	临时医嘱
按甲类传染病严格隔离	血常规、尿常规、大便常规 + 潜血
内科护理常规	肝肾功能及生化
一级护理	血、痰等涂片、细菌培养、动物接种
清淡饮食	鼠疫耶尔森菌核酸检测
链霉素 0.5g q4h	血清(PHA 法)检测 F1 抗体
或庆大霉素 8 万 U ivdrip q8h	胸片
必要时加用其他药物	必要时行心电图及其他
	链霉素 1.0g(首次,4 小时后执行长期医嘱)

预　防

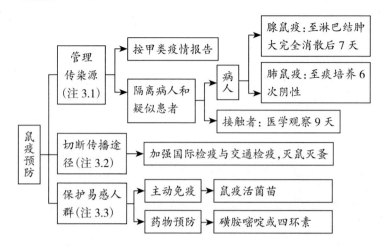

注3.1　管理传染源　应灭鼠、灭蚤,监测和控制鼠间鼠疫;加强疫情报告;严格隔离病人,患者和疑似患者应分别隔离。

腺鼠疫隔离至淋巴结肿大完全消散后再观察7天,肺鼠疫隔离至痰培养6次阴性。接触者医学观察9天,曾接受预防接种者应检疫12天。

病人的分泌物与排泄物应彻底消毒或焚烧。死于鼠疫者的尸体应用尸袋严密包扎后焚烧。

注3.2　切断传播途径　加强国际检疫与交通检疫,对来自疫区的车、船、飞机进行严格检疫并灭鼠灭蚤。对可疑旅客应隔离检疫。

注3.3　保护易感者

1. 加强个人防护　参与治疗或进入疫区的医护人员必须穿防护服和高筒靴、戴面罩、厚口罩、防护眼镜、橡皮手套等;

2. 预防性服药　可口服磺胺嘧啶,每次1.0g,每日2次。亦可用四环素,每次0.5g,每日4次口服,均连用6天;

3. 预防接种　主要对象是疫区及其周围的人群,参加防疫工作人员及进入疫区的医务工作者。使用鼠疫活菌苗皮下1次注射,6岁以下0.3ml,7~14岁0.5ml,15岁以上1ml。通常于接种后10天产生抗体,需每年加强接种1次。

(赵志新)

第八节 炭 疽

关键词

炭疽芽胞杆菌（Bacillus anthracis） 畜牧业 皮肤炭疽 肺炭疽 胃肠炭疽 青霉素

常见就诊原因及疑诊的线索

患者以饲养、放牧、皮毛加工、兽医等职业人群为主，潜伏期一般在2~5天，皮肤炭疽的以焦痂溃疡，肺炭疽的以出血性肺炎，肠炭疽的以出血性肠炎，以及严重全身毒血症与出血倾向就诊。

诊疗思路

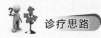

接诊患者

↓

病史采集(职业及病、死动物接触史等)(注1.1)体格检查、临床分型(注1.2)

↓

辅助检查(血常规、细菌涂片与培养、动物接种、血清免疫学检查、炭疽皮肤试验)(注1.3)

炭疽 ｜ 非炭疽

原发病及其并发症治疗 ｜ 隔离消毒应急处置 ｜ 鉴别诊断

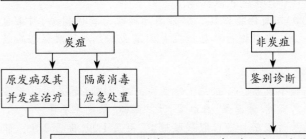

皮肤炭疽应同痈、蜂窝组织炎、丹毒、恙虫病、野兔热等鉴别；
肺炭疽应同大叶性肺炎、肺鼠疫、钩端螺旋体病等鉴别；
肠炭疽应同沙门氏菌肠炎、出血坏死性肠炎等鉴别；
败血症应同其他细菌引起的败血症鉴别。

炭疽是《中华人民共和国传染病防治法》规定的乙类传染病，其中肺炭疽按照甲类传染病管理(注1.4)

💡 **注 1.1** 流行病学特征　重点应详细询问是否生活在已证实存在炭疽的地区内，或在发病前 14 日内到达过该类地区；从事与毛皮等畜产品密切接触的职业；接触过可疑的病、死动物或其残骸，食用过可疑的病、死动物肉类或其制品；在可能被炭疽芽胞杆菌污染的地区从事耕耘或挖掘等操作。

💡 **注 1.2** 临床分型　随炭疽杆菌侵入途径及部位的不同，临床上主要分为皮肤炭疽、肺型炭疽和胃肠型炭疽。部分患者可发展为败血症、脑膜脑炎等重症，预后不佳。

1. 皮肤炭疽　见于手、脚、面、颈、肩等裸露部位皮肤。

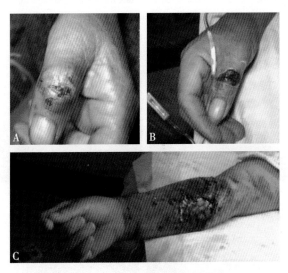

图 4-8-1　皮肤型炭疽典型皮损
带焦痂的浅溃疡，不化脓，周围有小水疱，附近组织广泛水肿，
疼痛不明显，伴局部淋巴结肿大

2. 肺炭疽　多为原发吸入感染，经 2~4 天后症状加重，出现高热、咳嗽加重、痰呈血性，同时伴胸痛、呼吸困难、发绀和大汗；肺部啰音及喘鸣。

3. 胃肠型炭疽　临床上可表现为口咽部炭疽和胃肠道炭疽。

4. 败血症型炭疽　多继发于胃肠型炭疽和严重的皮肤炭疽，表现为严重的全身毒血症状，寒战、高热、嗜睡、昏迷等，重者可出现感染性休克、DIC 和各脏器迁徙性病灶，病死率极高。

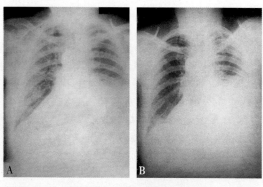

图 4-8-2 肺型炭疽 X 线片

A 为病程第 4 天;B 为病程第 13 天,可见纵隔增宽,肺门浸润性阴影,伴有胸腔积液

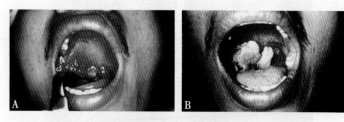

图 4-8-3 口咽炭疽

图 A 为病程第 5 天可见右侧扁桃体延伸至软腭,悬雍垂充血,中心可见一白斑;图 B 为同一患者病程第 9 天,可见充血区域被一层假膜覆盖

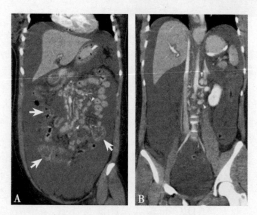

图 4-8-4 胃肠道炭疽 CT 扫描

冠状面可见大量腹水,小肠末端肠壁增厚,腹膜后及小肠系膜可见许多肿大淋巴结

5. 中枢神经系型炭疽　发病率较低,继发于皮肤炭疽的病例小于 5%,极个别病例可继发于吸入性和胃肠型炭疽。患者表现为化脓性脑膜炎症状及体征,出现发热、疲乏、头痛、肌痛、恶心、呕吐、癫痫发作和谵妄,查体脑膜刺激征阳性。

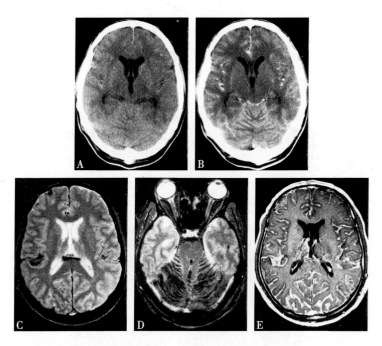

图 4-8-5　脑膜炎型炭疽

A、B 为 CT 增强扫描,示弥漫性蛛网膜下腔出血,软脑膜及轻度脑室强化;C、D 为同一患者 MRI(T2WI)示右侧额叶、顶叶异常强化;E(T1WI)可见弥漫性软脑膜增强

💡 **注 1.3　辅助检查**

1. 血常规　白细胞增高,$10 \times 10^9 \sim 25 \times 10^9/L$。甚至可高达 $60 \times 10^9 \sim 80 \times 10^9/L$。中性粒细胞显著增多,血小板可减少。

2. 细菌涂片与培养　根据临床表现可分别取分泌物、疱液、大便、血液和脑脊液作直接涂片染色镜检,可见粗大的革兰阳性杆菌;培养可有炭疽杆菌生长。

3. 动物接种　将上述标本接种于家兔、豚鼠与小白鼠皮下,24 小时后出现局部的典型肿胀、出血等阳性反应。接种动物大多于 48 小时内死亡,从其血液与组织中可查出和培养出炭疽杆菌。

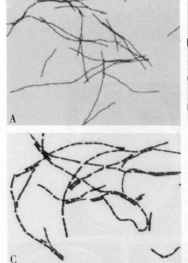

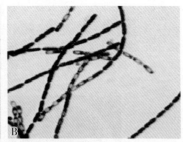

图 4-8-6　炭疽杆菌繁殖体（A）、炭疽杆菌芽胞（B）及炭疽杆菌（C）革兰阴性染色

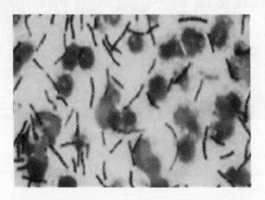

图 4-8-7　猕猴血中炭疽杆菌,革兰阴性染色

4. 血清免疫学检查　有间接血凝试验,补体结合试验、免疫荧光法与 ELISA 法等检测血中抗荚膜抗体。炭疽患者发病后 3 天开始产生此抗体,1 周后大多呈阳性。恢复期血清抗体较急性期增加 4 倍以上,即为阳性。

5. 炭疽皮肤试验　用减毒株的化学提取物皮下注射,症状出现 2~3 天后,82% 的患者出现阳性结果,4 周后达 99%。

注 1.4　预防　炭疽病人尤其是肺炭疽病人由作出疑似诊断时起,即应立即就地隔离治疗;处理或隔离治疗病畜;消毒炭疽芽胞杆菌污染的物体和环境;对在污染地区内或其周围活动的所有牲畜实施免疫接种。

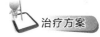 治疗方案

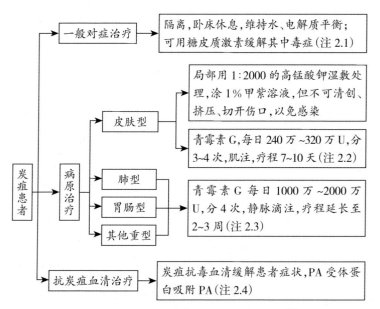

注 2.1　肾上腺皮质激素对控制皮肤恶性水肿及减轻毒血症有效,可静脉滴注氢化可的松 100~200mg/d,或地塞米松 10~20mg/d。

注 2.2　对青霉素过敏者,可选用喹诺酮类、四环素类、大环内酯类、氨基糖苷类等抗生素。

注 2.3　脑膜炎患者则必须选用能透过血-脑屏障药物如青霉素、头孢曲松、左氧氟沙星等静脉滴注治疗。

注 2.4　应用炭疽抗毒血清缓解症状,必须先做过敏试验,原则应是早期给予大剂量,第 1 天 2mg/kg,第 2、3 天 1mg/kg,应用 3 天。

附:常规医嘱

长期医嘱	临时医嘱
按炭疽常规消毒隔离护理	血常规、尿常规、大便常规 + 潜血
一级护理	肝肾功、血糖、电解质

续表

长期医嘱	临时医嘱
高热量流质或半流质饮食	胸片
口腔护理	腹部 CT
青霉素针 240 万 U.ivgtt.q8h	细菌培养及药敏试验（血、痰、大便等）
必要时加用其他药物	炭疽杆菌抗体
	腰椎穿刺及脑脊液培养
	必要时行胃镜及其他检查

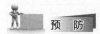 预　防

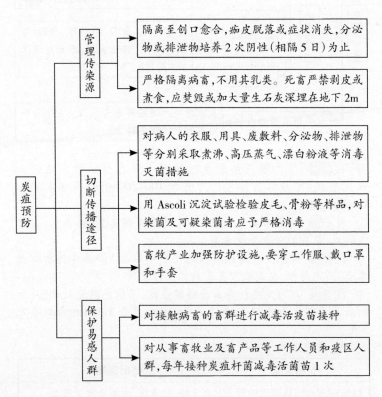

（余祖江）

第九节　白　　喉

关键词

白喉棒状杆菌　"牛颈"征　白喉类毒素　假膜　中毒性心肌炎　周围神经瘫痪　百白破疫苗

常见就诊原因及疑诊的线索

典型患者可表现为咽、喉部灰白色假膜和全身毒血症症状。

诊疗思路

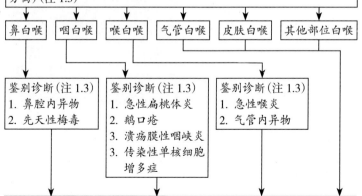

接诊患者

病史采集(发病年龄、发病季节、既往病史)(注 1.1)临床经过(注 1.2)

体格检查(咽、扁桃体及其他部位假膜,发热、面色苍白、声嘶、淋巴结肿大、"公牛颈"(注 1.3),并发症如中毒性心肌炎、周围神经麻痹、支气管肺炎(注 1.4)

实验室检查(血常规、尿常规、白喉毒素试验和细菌毒力试验、病原体分离)(注 1.5)

鼻白喉　咽白喉　喉白喉　气管白喉　皮肤白喉　其他部位白喉

鉴别诊断(注 1.3)
1. 鼻腔内异物
2. 先天性梅毒

鉴别诊断(注 1.3)
1. 急性扁桃体炎
2. 鹅口疮
3. 溃疡膜性咽峡炎
3. 传染性单核细胞增多症

鉴别诊断(注 1.3)
1. 急性喉炎
2. 气管内异物

发现疑似或确诊病例,按照传染病防治法(乙类),12 小时(城镇)、24 小时(农村)之内向疾控中心完成通报,采取隔离措施,完成病例调查,取血清样本,做好宣传,落实七步洗手法,预防传播

注1.1　流行病学特点

1. 发病年龄　6个月以下婴儿体内含有来自母体的抗体较少发病，2至10岁发病率最高，因计划免疫的实施使发病年龄推迟，成人发病明显增多。

2. 既往史　有无急性期病人接触史、疫苗接种史。

3. 白喉流行季节　温带多见，发病季节以秋、冬及初春常见。

注1.2　临床经过

人感染后，经1~7天潜伏期，初始可表现为烦躁易怒、全身乏力、咽部可有分泌物，急性期症状为咽、喉或其他部位假膜形成，颈部淋巴结肿大。咽部周围软组织发炎和水肿，形成典型的"公牛颈"外观，经6~7天后假膜脱落，急性期症状消失，病情逐渐恢复。

注1.3　白喉临床类型及鉴别诊断　白喉根据其假膜存在位置可分为咽白喉、喉白喉、鼻白喉、气管白喉、皮肤白喉和其他部位白喉。

1. 咽白喉　最常见，占发病人数的80%。

(1) 无假膜的咽白喉：部分患者仅有上呼吸道症状如咽痛，全身中毒症状较轻，扁桃体可肿大，无假膜形成，或仅有少量纤维蛋白性渗出物，细菌培养阳性。易被误诊和漏诊。

(2) 局限性咽白喉：

1) 扁桃体白喉：假膜局限于一侧或双侧扁桃体。起病缓，症状轻和中度发热，全身不适，疲乏，食欲缺乏及轻度咽痛。扁桃体充血、稍肿胀，假膜初呈点状后融合成片。颌下淋巴结可肿大，微痛。

2) 咽门白喉：假膜局限于腭弓、悬雍垂等处，症状较轻。

(3) 播散咽白喉：假膜由扁桃体扩展到悬雍垂、软腭、咽后壁、鼻咽部或喉头。

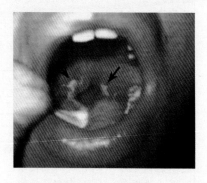

图 4-9-1　咽白喉
在扁桃体双侧出现的乳白色片状假膜，不易拭去，强行拭去可有少量出血，24小时内可形成新的假膜

假膜色灰白或黄白，边界清楚，周围组织红肿较重。双侧扁桃体肿大，甚至充塞咽门，导致呼吸困难。颈部淋巴结肿大、周围有水肿。此型全身中毒症状重，有高热、乏力、厌食、咽痛等症状，重症

病例可引起循环衰竭。

(4) 中毒型咽白喉:主要由局限型及播散型转变而成。多伴有混合感染。假膜因出血呈黑色,扁桃体及咽部高度肿胀阻塞咽门,或有坏死而形成溃疡,具特殊腐败臭味。颈淋巴结肿大,周围软组织水肿,以致颈部增粗(公牛颈)。全身中毒症状严重,有高热、气促、唇发绀、脉细快、心律失常等。如不及时治疗,病死率极高。

(5) 咽白喉鉴别诊断:

1) 急性扁桃体炎:起病急,热度高、扁桃体红肿,咽痛明显;分泌物薄,色较淡,仅限于扁桃体,拭子擦拭容易剥落。

2) 鹅口疮:热度不高,有白色片状物附着于口腔黏膜,可蔓延至咽部,白膜松,易剥离,中毒症状不显著。

3) 溃疡性咽峡炎:咽部有坏死性溃疡和假膜,常有齿龈炎,易出血,口腔有恶臭,咽拭子涂片可找到梭形杆菌和螺旋体。

4) 传染性单核细胞增多症:扁桃体上有白膜,消退慢,涂片和培养无白喉杆菌,白喉抗毒素治疗无效,血异常淋巴细胞增高,嗜异凝集试验阳性。

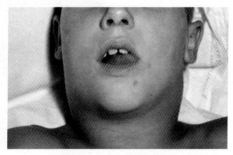

图4-9-2 "公牛颈"

中毒型咽白喉患者颈部淋巴结肿大,周围软组织水肿,导致颈部增粗形似"公牛颈"

2. 喉白喉 多为咽白喉延续,少数为原发性;原发性喉白喉由于毒素吸收少,全身中毒症状不严重。表现为:"犬吠"样咳嗽,声音嘶哑或失声,呼吸急促,甚至有喉梗阻影响呼吸;假膜脱落可引起窒息。

喉白喉鉴别诊断

(1) 急性喉炎:儿童急性喉梗阻还见于急性喉炎、麻疹并发喉炎。麻疹并发喉炎者有麻疹病史;急性喉炎起病急,咽部无假膜,常有突发的呼吸困难。

(2) 气管内异物：有异物吸入史，当异物吸入时有剧烈咳嗽，以后咳嗽呈阵发性。无假膜，胸透时常见局限性肺气肿或肺不张。

3. **鼻白喉** 多发于单侧，多见于婴幼儿；全身症状轻或无，主要表现为鼻塞、浆液血性鼻涕、鼻孔周围发红、糜烂、结痂，在鼻前庭肉偶可见白膜。

鼻白喉鉴别诊断

(1) 鼻腔内异物：常为一侧性，检查时可发现鼻腔内有异物而无假膜。

(2) 先天性梅毒：常伴有其他梅毒症状，鼻腔内有溃疡而无白膜。血清华康反应阳性。

4. **气管白喉** 多继发于咽门部白喉，部分可无假膜，起初症状包括中度发热、声嘶和咳嗽无力。几天后随着假膜脱落和周围水肿蔓延，会出现进行性呼吸困难、"三凹征"、发绀和窒息，如阻塞局限于喉部和上端气管，气管切开症状可缓解，如假膜和水肿累及支气管和细支气管，气管切开效果不明显。

5. **皮肤白喉** 皮肤白喉热带地区较多见，皮损往往经久不愈，皮损形态特征差异很大，初始为小水疱或脓疱，很快破溃，大小从几毫米到几厘米，最初 1~2 周多覆盖有黑色假膜，皮损晚期多为混合感染，愈合后可留有黑色色素沉着。

6. **其他部位白喉** 眼结膜、耳、口腔、外阴、新生儿脐带、食管等处偶可发生，有局部溃疡、假膜形成，但全身症状轻。

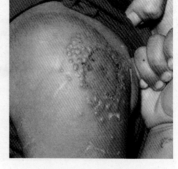

图 4-9-3　皮肤白喉

皮肤白喉初始为小水疱或脓疱，很快破溃，大小从几毫米到几厘米

💡 **注 1.4** 白喉并发症

1. **中毒性心肌炎** 最为多见，约 10% 的白喉患者会出现，多发于病程第 1~3 周，表现为高度乏力、嗜睡、面色苍白、烦躁不安、恶心、心前区疼痛，心电图可表现为一个或多个胸导联 T 波倒置和 RT 间期延长，可能出现电轴右偏或者左偏、束支传导阻滞或房室传导阻滞，极少数出现心房纤颤或心律失常。

2. **神经麻痹** 以运动神经麻痹为主。多发于病程 3~4 周。临床上以软腭麻痹最多见，表现为言语不清，呈鼻音，进流质饮食常从鼻孔呛出。其次可见于眼、咽、喉、面、颈、四肢、肋间及膈肌麻痹,引起相应部位的运动障碍,经数周或数月恢复,不留后遗症。有些人可出现感觉神经受损的症状,但较为少见。

3. 支气管肺炎　多见于幼儿,常为继发感染。喉白喉假膜向下延伸至气管和支气管时,有助于肺炎的发生,气管切开后若护理不当,也易并发。

4. 其他细菌继发感染　可并发急性咽峡炎、化脓性中耳炎、淋巴结炎、败血症等。少数患者可并发中毒性肾病及中毒性脑病。

💡注 1.5　白喉的实验室检查

1. 血常规　白细胞总数升高,多在(10~20)×10⁹/L,中性粒细胞比例升高。

1. 血常规　白细胞总数升高,多在 $(10\sim20)\times10^9/L$,中性粒细胞比例升高。

2. 尿液检查　可有蛋白尿,中毒症状重者可有红、白细胞及管型。

3. 病原学检查　取患者假膜与黏膜交界处取材,行涂片和细菌培养,涂片可见革兰染色阳性、呈杆状或棒状的细菌,经 Neisser 亚甲蓝染色呈深蓝色,通过 Albert 染色呈灰黑色;快速诊断可用 20% 亚碲酸钾溶液涂抹于患者假膜上,20 分钟后假膜变为黑色或深灰色则为阳性;荧光标记特异性抗体查白喉杆菌阳性率和特异性均较高,用于早期诊断。

治疗方案

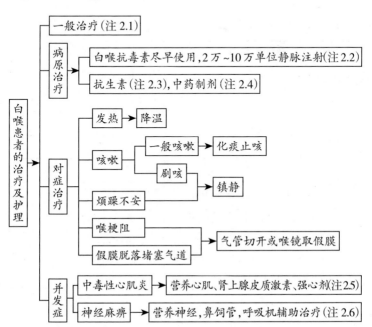

💡 **注 2.1** 一般治疗：隔离，卧床休息，轻者两周，重者 4 周，高热量流质饮食，注意口腔、鼻咽卫生，保持室内通风和湿度。

💡 **注 2.2** 白喉抗毒素的使用：白喉抗毒素只能中和游离毒素，不能中和进入细胞内的外毒素，宜尽早使用，用量按感染部位、中毒症状轻重、治疗早晚而定。感染不到 48 小时的咽白喉和皮肤白喉，应用 2 万 ~4 万单位，超过 48 小时的咽白喉和喉白喉应用 4 万 ~8 万单位，播散性咽白喉和中毒性咽白喉应用 8 万 ~10 万单位。白喉抗毒素使用前应做皮试，皮试阳性者予以脱敏处理，脱敏注射前应准备好肾上腺素、尼可刹米、咖啡因、氢化可的松等急救药品。

💡 **注 2.3** 抗生素可缩短病程和带菌时间，首选青霉素，也可使用红霉素、阿奇霉素或头孢菌素治疗；疗程 7~10 天。

💡 **注 2.4** 中药制剂：可选用双黄连口服液或用清热解毒口服液，可缓解发热、咽痛症状。

💡 **注 2.5** 并发中毒性心肌炎者需在重症监护病房监护，吸氧，给予大量维生素 C、激素治疗，有充血性心力衰竭的患者可应用地高辛等强心剂。

💡 **注 2.6** 有神经麻痹的患者可给予维生素 B_1 和维生素 B_{12}，辅以针灸治疗，有咽肌麻痹的应下鼻饲管防止误吸，必要时使用呼吸机辅助呼吸。

　　附：常规医嘱

长期医嘱	临时医嘱
按白喉隔离	血常规、大便常规 + 潜血
感染科护理常规	肝肾功
一级护理	血生化
清淡饮食	心肌酶谱
口腔护理	CRP
青霉素 40 万 U imq6h 疗程 7~10d	胸片
青霉素过敏者可用红霉素 0.5g qid	心电图
并发心肌炎可加用糖皮质激素波尼松 10mg tid、维生素 C 5g qd，并发神经麻痹可用维生素 B1 100mg qd，疗程 6 周	白喉抗毒素 4 万 ~10 万单位 + 5% 葡萄糖注射液 500ml 静滴 st

预　防

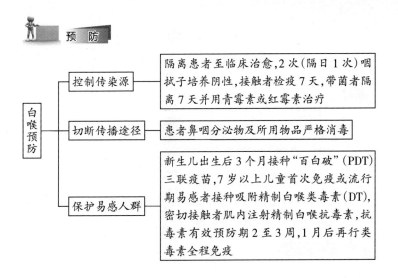

白喉预防

控制传染源：隔离患者至临床治愈,2次(隔日1次)咽拭子培养阴性,接触者检疫7天,带菌者隔离7天并用青霉素或红霉素治疗

切断传播途径：患者鼻咽分泌物及所用物品严格消毒

保护易感人群：新生儿出生后3个月接种"百白破"(PDT)三联疫苗,7岁以上儿童首次免疫或流行期易感者接种吸附精制白喉类毒素(DT),密切接触者肌内注射精制白喉抗毒素,抗毒素有效预防期2至3周,1月后再行类毒素全程免疫

（郭彩萍）

第十节 百 日 咳

关键词

　　阵发性咳嗽　痉挛性咳嗽　长期咳嗽　鸡鸣样吸气吼声

常见就诊原因及疑诊的线索

　　在儿童集体机构、托儿所、幼儿园等地方出现咳嗽 2~3 个月；咳嗽伴有鸡鸣样吸气吼声；在冬春季节多见。

诊疗思路

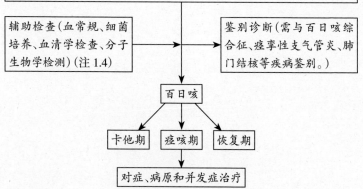

💡 **注 1.1** 流行病学特点

　　1. **易感者** 人群对百日咳普遍易感，5 岁以下小儿易感性最高。由于母体缺乏足够的保护性抗体传递给胎儿，所以 6 个月以下婴儿发病率较高，新生儿亦可发病。儿童经菌苗接种若超过

12 年,其发病率仍可达 50% 以上。近年来国外报告为数不少的成人百日咳患者。

2. 感染途径 由呼吸道飞沫传播,咳嗽、说话、打喷嚏时分泌物散布在空气中形成气溶胶,通过吸入传染。

3. 钩虫病流行季节 该病四季都可发生,但冬春两季多见。

注 1.2 临床经过 潜伏期 2~21 天,平均 7~10 天。典型临床经过可分三期。

1. 卡他期 从起病至阵发性痉咳的出现。此期可有低热、咳嗽、喷嚏、流泪和乏力等,类似感冒症状,持续约 7~10 天。咳嗽开始为单声干咳,3~4 天后热退,但咳嗽加剧,尤以夜晚为甚。此期传染性最强,若及时治疗,能有效控制病情发展。

2. 痉咳期 病期 2~6 周或更长。此期已不发热,但有特征性的阵发性、痉挛性咳嗽,阵咳发作时连续 10 余声至 20~30 声短促的咳嗽,继而深长的吸气。吸气时由于声带仍处于紧张状态,空气通过狭窄的声带而发出鸡鸣样吸气声,接着连续阵咳,如此反复,直至排出大量黏稠痰液及吐出胃内容物为止。痉咳一般以夜间为多,情绪波动、进食、检查咽部等均可诱发痉咳。痉咳发作前可有喉痒、胸闷等不适。痉咳发作时儿童表情痛苦,面红耳赤,部分患者因胸腔压力增高影响静脉回流,出现颈静脉怒张,此外腹压增高可导致大小便失禁。痉咳频繁者可出现颜面水肿,毛细血管压力增高破裂可引起球结膜下出血或鼻出血。

3. 恢复期 阵发性痉咳次数减少至消失,持续 2~3 周后咳嗽好转痊愈。

注 1.3 有特征性的阵发性、痉挛性咳嗽,阵咳发作时连续 10 余声至 20~30 声短促的咳嗽,继而深长的吸气。痉咳发作时儿童表情痛苦,面红耳赤,部分患者因胸腔压力增高影响静脉回流,出现颈静脉怒张。

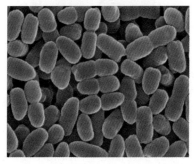

图 4-10-1 百日咳杆菌
为革兰染色阴性和两端着色较深的短杆菌

注 1.4 辅助检查

1. 血象 发病第一周末白细胞计数和淋巴细胞分类计数开始升高。痉咳期白细胞一般为 $(20~40) \times 10^9/L$,最高可达 $100 \times 10^9/L$。

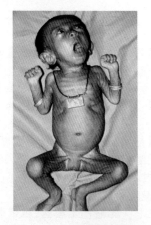 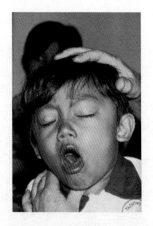

图 4-10-2 百日咳痉挛咳嗽　　图 4-10-3 百日咳连续咳嗽

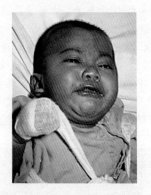 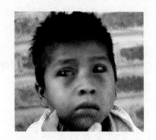

图 4-10-4 表情痛苦,面红耳赤　　图 4-10-5 百日咳咳嗽出血

2. 细菌学检查 目前常用鼻咽拭培养法。培养越早阳性率越高,卡他期培养阳性率可达 90%,发病第 3~4 周阳性率仅50%。

3. 血清学检查 ELISA 检测特异性 IgM,可作早期诊断。

4. 分子生物学检查 应用百日咳杆菌克隆的基因片段或百日咳杆菌部分序列,对百日咳患者的鼻咽吸出物进行分子杂交或PCR 检查百日咳杆菌特异性插入序列(IS481),特异性和敏感性均很高,且可作快速诊断,但有假阳性病例,目前国内外已经应用于临床诊断。

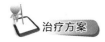治疗方案

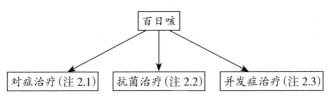

💡 **注 2.1** 按呼吸道传染病隔离,保持室内安静、空气新鲜和适当温度、湿度。半岁以下婴儿常突然发生窒息,应有专人守护。痉咳剧烈者可给镇静剂,如苯巴比妥钠、地西泮等。沙丁胺醇(喘必妥,salbutamol)亦能减轻咳嗽,可以试用。

💡 **注 2.2** 红霉素,每日 30-50mg/kg 分 3~4 次给药。也可用罗红霉素,小儿每日 2.5~5mg/kg 分 2 次服用;成人每次 150mg,每日 2 次,疗程不少于 10 天。

💡 **注 2.3** 肺不张并发感染给予抗生素治疗。单纯肺不张可采取体位引流,必要时用纤维支气管镜排出堵塞的分泌物。百日咳脑病发生惊厥时可应用苯巴比妥钠每次 5mg/kg 肌肉注射或地西泮每次 0.1~0.3mg/kg 静脉注射,出现脑水肿时静脉注射甘露醇每次 1~2g/kg。

附:常规医嘱

长期医嘱	临时医嘱
按百日咳隔离	血常规、尿常规、大便常规 + 潜血
感染科护理常规	肝肾功
二级护理	电解质
普通饮食	百日咳抗体 IgM
局部皮炎护理	胸片或 CT
红霉素每日 30~50mg/kg 分 3~4 次给药	鼻咽拭培养
必要时加用其他药物	其他

预 防

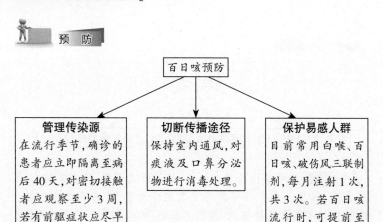

百日咳预防

管理传染源
在流行季节,确诊的患者应立即隔离至病后40天,对密切接触者应观察至少3周,若有前驱症状应尽早治疗。

切断传播途径
保持室内通风,对痰液及口鼻分泌物进行消毒处理。

保护易感人群
目前常用白喉、百日咳、破伤风三联制剂,每月注射1次,共3次。若百日咳流行时,可提前至出生后1个月接种。

(周 智)

第十一节 猩 红 热

关键词

急性咽炎 急性扁桃体炎 草莓舌 杨梅舌 皮疹 脱皮 咽拭子培养 青霉素 隔离

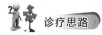**常见就诊原因及疑诊的线索**

患者以儿童多见,一般有发热,咽喉肿痛,舌头较红,可覆有白苔,发热后第二天出现全身皮疹,呈猩红色,就诊较晚者可见皮疹消退后皮肤脱屑表现。

诊疗思路

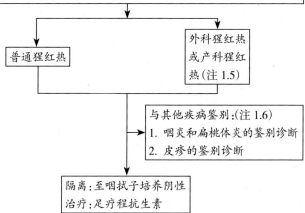

第四章 细菌性传染病

💡 **注 1.1** 流行病学

1. **发病年龄** 任何年龄可见,多为儿童,易发于幼托单位、学校。

2. **接触史** 猩红热患者及带菌者为传染源,带菌者在学龄儿童中约占 15%~20%,成人中则低。发病前 24 小时及疾病高峰期传染性最强,可通过呼吸道、污染的物品进行传播。破损的皮肤及产道传播可导致外科猩红热或产科猩红热。

3. **流行地区及季节** 多见于温带地区,寒带和热带少见。全年均可发生,冬春季较夏秋季多见。

💡 **注 1.2** 临床表现

1. **潜伏期** 2~12 天,平均 2~4 天。

2. **急性咽炎和急性扁桃体炎** 起病急,多表现为发热,伴畏寒或寒战,咽痛明显,吞咽时加剧,此外尚可有全身酸痛、乏力、头痛等。

3. **皮疹** 起病第二日出现,开始于耳后、颈部、上胸部,24 小时即可蔓延至全身,48 小时内达高峰,然后依上述出疹顺序消退,2~4 日内完全消失,重症患者可持续 1 周。在皮肤皱褶处如颈部、腋窝、肘窝、腹股沟等处,皮疹密集,常因压迫摩擦而引起皮下出血,形成紫红色线条,称为帕氏线(Pastia lines)。病程的第 1 周末或第 2 周内开始脱皮,脱皮先后顺序和出疹顺序一致,脱皮程度和皮疹轻重成正比,常历时 3~4 周或更长。

4. **并发症**

(1) 化脓性并发症:由病原菌直接侵袭邻近组织或其他病原体引起,如化脓性淋巴结炎、化脓性中耳炎、化脓性乳突炎等。注意婴儿合并化脓性中耳炎常无显著症状,注意行耳道检查。

(2) 中毒性并发症:如关节炎、心肌炎、心包炎,多发生于疾病早期,现已少见。

(3) 变态反应性并发症:2%~4% 患者在病程 2 周左右可能出现风湿性关节炎,大小关节均可累及。另有部分患者可表现为风湿性心肌炎、急性肾小球肾炎。

💡 **注 1.3** 体格检查

1. **口腔表现** 咽后壁充血、水肿,软腭黏膜充血肿胀。

2. **皮疹表现** 全身皮肤弥漫性充血发红的基础上,广泛散布针尖大小、密集而均匀的点状略微隆起的猩红色皮疹,严重者可呈出血疹。

3. **并发症** 颈及颌下淋巴结肿大、压痛。行耳道检查,排除中耳炎。关节炎者关节可有红肿、疼痛等。

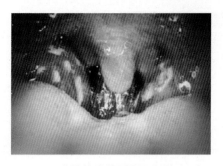

图 4-11-1 扁桃体及其周围组织肿胀、充血，并可覆盖有点状或片状黄色渗出物，易拭去

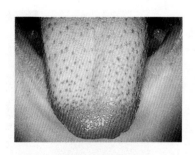

图 4-11-2 舌被白苔，舌乳头明显红肿，突出于白苔之外，舌尖及舌前部边缘较显著，称"草莓舌"

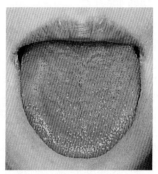

图 4-11-3 2~4 日后舌面白苔脱落，光滑呈牛肉色，乳头仍突起，称"杨梅舌"

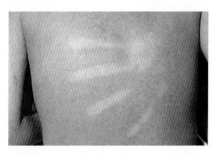

图 4-11-4 皮疹可融合成片，指按后充血减退，触之有细砂样感觉

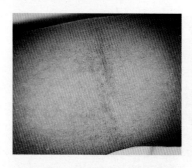

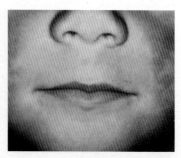

图4-11-5　在皮肤皱褶处如颈部、腋窝、肘窝、腹股沟等处，可见皮下出血形成的紫红色线条，即帕氏线（Pastia lines）

图4-11-6　面部充血潮红，口鼻周围相比之下呈白色，称"口周苍白圈"

注1.4　实验室检查

1. 血常规　周围血象白细胞总数达$(10\sim20)\times10^9$/L，中性粒细胞占80%以上，有化脓性并发症者更高，胞质内可见中毒颗粒。出疹后嗜酸性粒细胞可增高至5%~10%。

2. 病原学检查　对急性咽炎和扁桃体炎患者首先作咽拭子培养，可获得A组链球菌，约10%患者呈假阴性。快速抗原检测试验灵敏度不及细菌培养，几分钟内获知结果，有助于早期诊断处理。

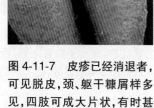

图4-11-7　皮疹已经消退者，可见脱皮，颈、躯干糠屑样多见，四肢可成大片状，有时甚至呈手套、袜套状

3. 并发症检查　尿常规：高热患者可出现蛋白尿，并发肾炎时尿蛋白增加，并出现红细胞和管型，无并发症者尿液异常在热退后消失。

注1.5　外科或产科猩红热　极为少见，细菌由伤口或产道侵入而发病，皮疹在伤口周围首先出现且明显，再遍及全身，常无咽部症状或症状轻微，病情较轻。伤口分泌物培养可获得病原菌。

注1.6　鉴别诊断

1. 急性咽炎和急性扁桃体炎的鉴别

（1）白喉：起病较缓，发热较本病为低，咽部充血不显著，覆盖灰白色假膜,并可波及软腭、悬雍垂及咽壁等部位,假膜不易拭去,剥离时可留下出血面,咽拭培养及涂片检查有助于诊断。本病与白喉有合并存在的可能,需引起注意。

(2) 传染性单核细胞增多症:咽部体征可与链球菌感染相仿,但发热持续时间长,抗菌药治疗无反应,周围血象中异常淋巴细胞显著增多,EB 病毒抗体阳性。

(3) 奋森咽峡炎:口臭显著,扁桃体及软腭上有污灰色假膜、继发性坏死,并有坏死组织脱落后形成的浅溃疡,周围组织无明显充血或水肿。病变多为一侧性,全身症状轻、热度低、白细胞计数正常。渗出物涂片可找到奋尚螺旋体和梭形杆菌。

2. 皮疹的鉴别

(1) 药疹:有服药史及一定潜伏期,皮疹多样化,可呈猩红热样皮疹,皮疹分布不均匀,出疹无一定顺序,无咽峡炎及"草莓舌"改变,中毒症状轻。

(2) 麻疹:起病初有明显卡他症状及口腔麻疹黏膜斑,起病后4 日出疹,为斑丘疹,分布广,皮疹之间皮肤正常。

(3) 风疹:起病第一天即出皮疹,呈浅红色斑疹、斑丘疹或丘疹,耳后、枕淋巴结肿大,咽部症状轻,无"草莓舌",皮疹于发病3 天后消退,无脱皮。

(4) 金黄色葡萄球菌性感染:由于该菌有红疹毒素,亦可呈猩红热样皮疹,鉴别主要依靠细菌培养。

治疗方案

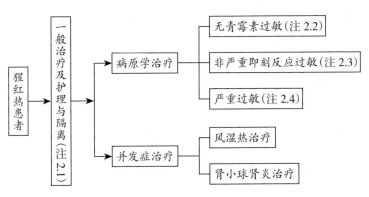

注 2.1　隔离期 6 日,咽拭子培养 3 次转阴,无并发症者即可出院,亦可家庭隔离。

💡 **注2.2** 首选青霉素。青霉素类:成人每日80万~120万U,小儿每日2万~4万U/kg,分3~4次肌注;或普鲁卡因青霉素每次40万~80万U,每日肌注1~2次,疗程均为10日;或青霉素V,小儿每次250mg,每日2~3次,青少年和成人每次250mg,每日3~4次,或每次500mg,每日2次,疗程10日。依从性差者可予苄星青霉素单剂120万U肌注,儿童体重<27kg者单剂60万U肌注。对幼儿患者可予阿莫西林混悬剂代替上述青霉素,疗程10日。

💡 **注2.3** 可谨慎替代选用口服第一代或第二代头孢菌素类抗生素,疗程10日。

💡 **注2.4** 替代选用红霉素的各种制剂。

预 防

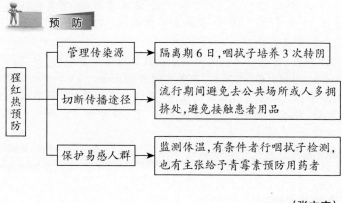

(张文宏)

第十二节 流行性脑脊髓膜炎

关键词

瘀点 瘀斑 脑膜刺激征 颅内高压 弥散性血管内凝血 关节炎 脑脊液 青霉素

常见就诊原因

患者一般因突发高热、头痛、呕吐、皮肤瘀点、瘀斑而就诊。

诊疗思路

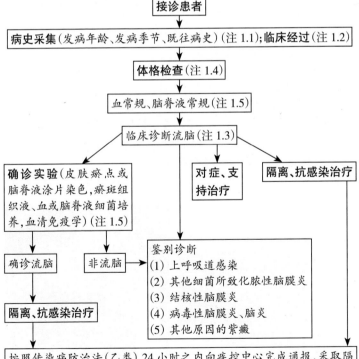

💡 **注 1.1** 流行病学特点

1. 发病年龄　任何年龄都可患病,多见于6个月到2岁婴幼儿,近年来成人发病率有所提高。

2. 既往史　应询问患者有无急性期病人接触史、疫苗接种史、基础疾病。

3. 流脑流行季节　本病常年均可发生,温带地区冬春季(2~4月)可出现发病高峰。

💡 **注 1.2** 临床经过　潜伏期1~10天,平均2~3天,典型临床经过分四期:前驱期、败血症期、脑膜脑炎期、恢复期。

1. 前驱期　主要表现为上呼吸道感染症状,如低热、鼻塞、咽痛等,大约持续1~2天,因发病急,进展快,此期易被忽视。

2. 败血症期　多数起病后迅速出现此期表现,高热、寒战、体温迅速高达40℃以上,明显全身中毒症状,头痛,精神委靡,幼儿表现为哭闹、烦躁,皮肤、黏膜出现瘀点,初呈鲜红色,迅速增多、扩大,常见于四肢、软腭、眼结膜及臀部。本期持续约1~2天。

3. 脑膜脑炎期　约2~5天,除高热及中毒症状外,同时伴剧烈头痛、喷射性呕吐、烦躁不安等颅内高压表现,脑膜刺激征阳性,重者谵妄、抽搐、意识障碍。

4. 恢复期　体温逐渐下降至正常,意识及精神状态改善,皮肤瘀点、瘀斑吸收或结痂愈合,神经系统检查均恢复正常,约10%病人可出现口周疱疹。一般1~3周内痊愈。

💡 **注 1.3** 流脑临床分型　普通型、暴发型、轻型、慢性型,暴发型可分为暴发型休克型、暴发型脑膜脑炎型及混合型。

1. 普通型　呈典型四期临床经过。

2. 暴发型　儿童多见,起病更急剧,进展迅速,病势严重,病

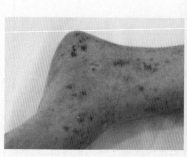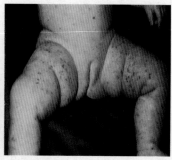

图 4-12-1　流脑瘀点
初呈鲜红色,迅速增多、扩大

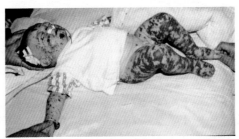

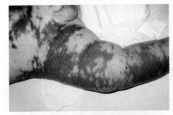

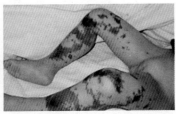

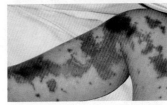

图 4-12-2 流脑瘀斑

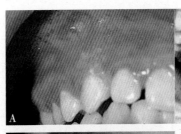

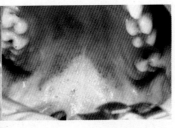

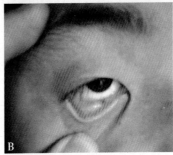

图 4-12-3 流脑瘀斑、瘀点常见部位

A. 口腔黏膜瘀点

B. 睑结膜瘀点

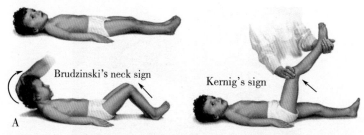

布氏征与克氏征

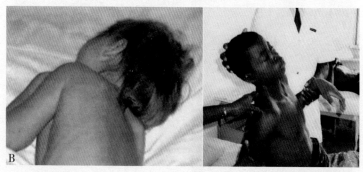

颈项强直

图 4-12-4　脑膜刺激征

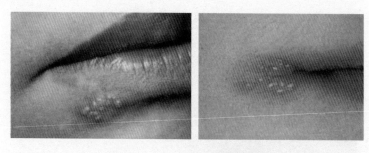

图 4-12-5　流脑恢复期疱疹

死率高。休克型除流脑一般症状体征外,可出现体温不升、面色苍白、发绀、皮肤发花、四肢厥冷,脉搏细速、呼吸急促及循环衰竭表现。脑膜脑炎型表现为脑膜及脑实质损伤、意识障碍、颅内压增高、脑膜刺激征阳性、锥体束征阳性,严重者可发生脑疝。混合型可先后或同时出现休克型和脑膜脑炎型症状。

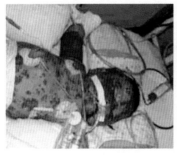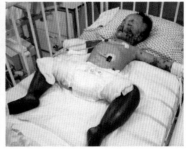

图 4-12-6　暴发型流脑

3.轻型　多见于流脑流行后期,病变轻微,低热、轻微头痛、咽痛,可见少数出血点。脑脊液多无明显变化,咽拭子培养可有脑膜炎奈瑟菌生长。

4.慢性型　偶见于成人,迁延数周至数月,间歇性发冷、发热,每次发作常成批出现皮疹,也可出现瘀点,常有关节痛,血常规白细胞增多,血培养可阳性。

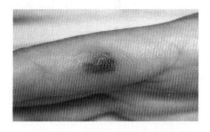

图 4-12-7　慢性败血症型皮疹
散在分布的斑疹、丘疹、瘀点

注1.4　体格检查　高热、寒战、头痛、呕吐、瘀点、瘀斑、脑膜刺激征、颅内高压征、意识障碍,并发症如关节炎、中耳炎等,已极少见。

注1.5　流脑的实验室检查

1.血常规　白细胞总数明显增加,一般在(10~20)×10^9/L,中性粒细胞比例在80%~90% 以上,并发 DIC 者血小板减少。

2.脑脊液　病初或休克患者可无改变,应 12~24小时后复查。典型脑膜脑炎期,压力增高,外观呈浑浊米汤样甚至脓样;白细胞高达 1000×10^6/L 以上,以

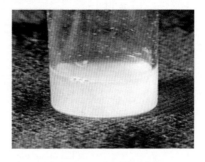

图 4-12-8　脑脊液外观
浑浊米汤样甚至脓样

多核为主,糖及氯化物明显减少,蛋白含量高。

3. 细菌学检查　皮肤瘀点处组织液或离心沉淀后的脑脊液涂片染色,瘀点涂片简单易行,是早期诊断重要方法;瘀斑组织液、血或脑脊液细菌培养。

4. 血清免疫学　对流免疫电泳法、乳胶凝集试验、ELISA 法或免疫荧光法等检测脑膜炎奈瑟菌抗原。

治疗方案

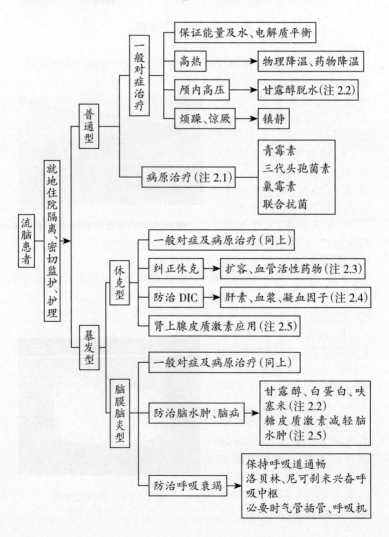

💡 **注2.1** 病原治疗　尽早应用抗菌药物,首选青霉素,成人800万 U ivdrip q8h,儿童20万~40万 U/kg·d,分3次静脉滴注。青霉素过敏者选用氯霉素或三代头孢菌素:氯霉素成人首剂2g,以后按1g ivdrip bid,儿童30mg/kg ivdrip bid;头孢噻肟或头孢曲松,成人2g ivdrip q12h,儿童50~100mg/kg ivdrip q12h。感染严重或者耐药者也可选用美罗培南,成人2g ivdrip q8h,儿童10~20mg/kg ivdrip q8h。临床多联合抗感染治疗,注意要选择血-脑屏障通透良好的抗菌药物,如青霉素+三代头孢、氯霉素+三代头孢、青霉素+美罗培南等。疗程至少1周或热退后4~5天。

💡 **注2.2** 脱水降颅压治疗　常选用20%甘露醇,成人每次1g/kg,小儿0.25g/kg,加压滴注,根据病情可每4~6小时重复给药一次;白蛋白、呋塞米也可辅助脱水。肾脏功能受损者也可选择甘油果糖。

💡 **注2.3** 防治休克　如有休克,积极扩容,补液原则"先盐后糖、先快后慢;先晶后胶,见尿补钾",最初1小时内成年人1000ml,儿童10~20ml/kg,快速静滴,可用低分子右旋糖酐、平衡盐溶液;输5%碳酸氢钠纠正酸中毒。应用血管活性药物:山莨菪碱每次0.3~0.5mg/kg,重者可用1mg/kg,每隔15min静脉推注一次,或去甲肾上腺素0.01~0.04U/min持续滴注,其他如间羟胺、阿托品、多巴胺等。

💡 **注2.4** 防治DIC　皮肤瘀点不断增多且融合成片者,应怀疑DIC,尽早应用肝素,1mg/kg静脉推注,可4~6小时重复给药,多数1~2次即可见效。高凝状态纠正后,可输血浆、维生素K或凝血酶原复合物等补充凝血因子。

💡 **注2.5** 肾上腺皮质激素应用　糖皮质激素可减轻毒血症,稳定溶酶体,增强心肌收缩力及抑制血小板凝集,有利于纠正休克;同时激素对减轻脑水肿有一定疗效。可予地塞米松,成人每日10~20mg,儿童0.2~0.5mg/kg分1~2次静脉滴注,疗程不超过3天。

附:常规医嘱

长期医嘱	临时医嘱
按流脑隔离	血常规、尿常规、大便常规+潜血
内科护理常规	肝肾功、电解质
一级护理	血凝四项
清淡饮食	腰椎穿刺术

续表

长期医嘱	临时医嘱
口腔及皮肤护理	脑脊液常规、培养
青霉素 800 万 U ivdrip q8h	瘀点涂片、培养
头孢噻肟钠 2g ivdrip q12h	血培养
20% 甘露醇 1~2g/kg ivdrip（加压）q6h	颅脑 CT
	PCT、CRP

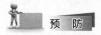 预 防

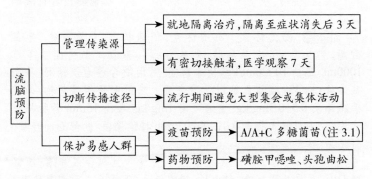

流脑预防
- 管理传染源
  - 就地隔离治疗，隔离至症状消失后 3 天
  - 有密切接触者，医学观察 7 天
- 切断传播途径
  - 流行期间避免大型集会或集体活动
- 保护易感人群
  - 疫苗预防 → A/A+C 多糖菌苗（注 3.1）
  - 药物预防 → 磺胺甲噁唑、头孢曲松

注 3.1 A 群流脑疫苗：婴儿在 6~18 个月时接种第 1、2 剂，两剂间隔时间不得少于 3 个月；3 岁时接种第 3 剂，与第 2 剂接种间隔时间不得少于 1 年；6 岁时接种第 4 剂，与第 3 剂接种间隔时间不得少于 3 年。A+C 群流脑疫苗：接种对象为 2 岁以上的人群；已接种过 1 剂 A 群流脑疫苗者，接种 A+C 群流脑疫苗与接种 A 群流脑疫苗的时间间隔不得少于 3 个月；已接种 2 剂或 2 剂以上 A 群流脑疫苗者，按种 A+C 群流脑疫苗与接种 A 群流脑疫苗最后 1 剂的时间间隔不得少于 1 年；按以上原则接种 A+C 群流脑疫苗，3 年内避免重复接种。

（盖中涛）

第十三节 结 核 病

关键词

慢性感染 长期低热 咳嗽 咯血 浆膜腔积液 淋巴结肿大 结核菌素试验 痰涂片 异烟肼 利福平 吡嗪酰胺 乙胺丁醇 卡介苗

常见就诊原因及疑诊的线索

长期低热、盗汗、体重下降、慢性咳嗽、咯血、胸痛、胸腔积液,无痛性淋巴结肿大,心包积液,头痛、意识障碍,腹腔积液、腹痛、不孕不育等而就诊。

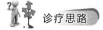

诊疗思路

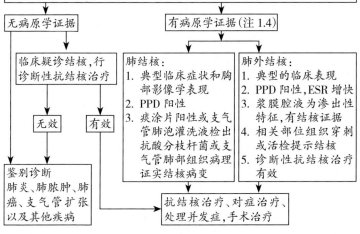

💡 **注 1.1　重要病史采集**

1. **起病经过**　结核属慢性感染性疾病,起病往往呈慢性过程,反复迁延。

2. **既往史**　作为结核诊断的重要依据,需反复询问结核接触史,以及是否有营养不良或患有糖尿病、肿瘤性疾病以及过度劳累,或存在免疫抑制状态如器官移植、艾滋病等。

💡 **注 1.2　体格检查**

1. **全身症状**　起病缓慢,多有发热,典型者表现为午后或傍晚低热、疲倦、盗汗、食欲缺乏、消瘦、体重减轻。病情进展时可出现高热、咳嗽、胸痛或全身衰竭等。部分患者可出现结核性风湿病表现,如多关节肿痛、四肢结节性红斑及环形红斑等。有些女性患者经前体温升高,月经后不易恢复正常,或月经不调、闭经。

2. **呼吸系统表现**　咳嗽是浸润性肺结核常见症状,早期轻微干咳、可无痰,当合并支气管结核时可有刺激性呛咳、局限性哮鸣音。空洞形成时痰量增加,继发细菌性感染时呈脓痰。慢性空洞性肺结核患者患侧胸廓下陷,肋间变窄,气管和纵隔移位。巨大空洞可有咯血或痰中带血,体格检查可闻及空瓮音。当肺部严重受损、肺气肿、肺心病时可出现呼吸困难。干性胸膜炎仅有胸膜摩擦音。渗出性胸膜炎常有发热、胸痛、咳嗽等,胸痛随呼吸或咳嗽加重。大量胸腔积液患者呼吸困难,呼吸运动受限,胸部语颤及呼吸音减弱或消失等。肺部病变广泛而严重偶可并发ARDS。

3. **肺外结核表现**　淋巴结结核常呈无痛性淋巴结肿大,可坏死液化、破溃、形成瘘管。结核性脑膜炎多有头疼、呕吐、意识障碍及脑神经损害。结核性心包炎患者表现为心前区疼痛,心界扩大,大量心包积液可引起端坐呼吸、颈静脉怒张等心包填塞表现。结核性腹膜炎常有腹腔积液或腹膜粘连。肠结核表现为消瘦、腹泻与便秘交替等,右下腹扪及肠索。肝结核表现为发热、消瘦、肝大等。脾结核表现为长期发热、中度贫血及轻度脾大等。肾、输尿管及膀胱结核有尿路刺激征、血尿及脓尿等。女性生殖系统结核可出现骨盆疼痛和月经异常,甚至不育。男性附睾结核可表现为轻度肿痛及瘘管形成,还可累及睾丸和前列腺。脊柱结核常累及两个或更多相邻椎体,部分病例可有椎旁"冷脓肿"形成,关节结核多发生在负重关节,可引起关节疼痛等。

4. **并发症**　肺结核并发症已少见,可有自发性气胸、脓气胸、肺不张、慢性肺源性心脏病、支气管扩张及胸膜粘连等。结核性脑膜炎可有脑疝、癫痫、瘫痪等。结核性心包炎可有心包缩窄、循环障碍等。肠结核可并发肠粘连、肠梗阻、肠瘘及肠出血等。

💡 **注1.3** **实验室检查**

1. **一般检查** 严重的结核病患者可伴有贫血，重症结核病可出现白细胞减少或类白血病反应。血沉增快常见于活动性结核病，但无诊断价值。对于痰菌阴性的患者，检测血清、痰液、胸水等体液中的特异性抗体具有辅助诊断价值。

2. **结核菌素皮肤试验** 是诊断结核感染的参考指标。以PPD5IU(0.1ml)于前臂内注射，72小时后看注射部位皮肤硬结直径：直径5~9mm为弱阳性；10~19mm为阳性，提示结核分枝杆菌感染；如果直径≥20mm，或局部出现水疱或坏死者为强阳性反应。呈强阳性反应常表示活动性结核病。

3. **病原学检查** 是确诊结核最特异的方法。

(1) 涂片镜检：痰、尿、胸水、腹水、脑脊液、粪便等各种体液、分泌物、排泄物，以及淋巴结穿刺吸引物涂片可查到抗酸杆菌，但阳性率低。

(2) 结核菌培养：培养敏感性和特异性高于涂片，并可用作药物敏感试验及菌型鉴定。但结核分枝杆菌生长缓慢，使用改良罗氏培养基一般需要4~8周才能报告，难以满足临床需要。较新BACTEC培养检测系统为采用放射技术快速培养，行药敏试验和菌型鉴定，分离率较罗氏培养法高10%，检测时间亦缩短。

(3) 结核分枝杆菌基因检测及鉴定：核酸探针、PCR及DNA印迹杂交等可检测结核分枝杆菌DNA，并可用作菌型鉴定、耐药性及基因组分析等。

4. **影像学检查** 是诊断肺结核的重要手段，包括胸片、CT等。胸片可见斑点状、密度较高、边缘清楚的结节或云雾状、密度较淡、边缘模糊的渗出灶或环形透光的空洞。CT显示纵隔肺门淋巴结、结节、空洞、钙化、支气管扩张。尤其是胸部CT对发现微小病灶或隐蔽性的病变有重要意义。同时可动态监测治疗过程中病灶的恢复情况。

5. **其他** 纤维支气管镜对于发现支气管结核、吸取分泌物、或做病原菌或脱落细胞检查及活体组织检查有重要意义。淋巴结、骨、关节、肝、脾、宫颈或阴道活检等有助于肺外结核病的诊断。

💡 **注1.4** **我国结核病的分类方法**

1. **原发型肺结核（Ⅰ型）** 初次感染后发病的肺结核，包括原发综合征及肺内淋巴结结核。原发综合征为肺内原发灶、引流淋巴管炎及肺门淋巴结肿大。好发于上叶下部和下叶上部。

2. 血行播散型肺结核（Ⅱ型）　常见于儿童，包括急性、亚急性及慢性血行播散型肺结核三种类型。

3. 继发型肺结核（Ⅲ型）　是成人肺结核的最常见类型。往往是体内潜伏病灶中的结核分枝杆菌重新活动和释放而发病。包括渗出型肺结核、增殖性肺结核、干酪性肺结核、结核球或空洞等表现。临床差异大，好发于上叶尖后段或下叶背段。

4. 结核性胸膜炎（Ⅳ型）　以结核性渗出性胸膜炎最常见是播散型结核病的一种。

5. 肺外结核（Ⅴ型）　因初次感染的结核菌潜伏于肺外脏器，在机体抵抗力低时发病：如结核性脑膜炎、骨结核、结核性腹膜炎、肠结核以及泌尿生殖系统结核。

 治疗方案

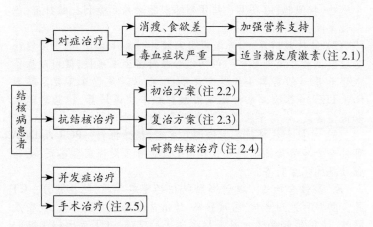

💡注2.1　糖皮质激素使用原则　主要利用其抗炎、抗毒性作用；仅用于结核毒血症状严重者；必须在确保有效抗结核治疗的基础上使用。

💡注2.2　初治方案

1. 化学药物　一线药物为异烟肼（INH，H）、利福平（RFP，R）、吡嗪酰胺（PZA，Z）、乙胺丁醇（EMB，E）、链霉素（SM，S），其中除乙胺丁醇以外都是杀菌药，是治疗首选。

二线药物包括：氨基糖苷类、硫胺类、氟喹诺酮类、利福霉素类、特立齐酮、奥格门汀等。

2. 治疗方案　新发或抗结核化疗正规化疗程未满或不规则化疗未满1月者。方案为：强化期2个月/巩固期4个月。初治强化期第 2 个月末痰涂片仍为阳性,强化方案延长 1 个月,总疗程不变,若第 5 个月涂片仍为阳性,第 6 个月为阴性,巩固治疗延长 2 个月,总疗程为 8 个月。粟粒型肺结核(无结核性胸膜炎)可按强化期 3 个月,巩固期为 HR 方案 6~9 个月,总疗程为 9~12 个月。

💡 **注 2.3　复治方案**

1. 化学药物　以一线药物为主。

2. 治疗方案　复治是指初治失败、正规治疗足够疗程后痰菌复阳、不规律化疗超过 1 个月以及慢性排菌者。方案为强化期 3 个月 / 巩固期 5 个月。

💡 **注 2.4　耐多药结核(MDR-TB)治疗方案**　对于耐 INH、RFP 两种或两种以上药物的肺结核主张每日用药,疗程延长至 21 个月,WHO 推荐一线和二线药物可以混合用于治疗。一线药物中除 INH、RFP 已耐药外,仍可根据药敏情况选用。

💡 **注 2.5　手术治疗指征**　正规抗结核治疗 9~12 个月,痰菌仍阳性的干酪病灶、厚壁空洞;单侧非毁损、支气管结核管腔狭窄伴远端肺不张或肺化脓症;慢性结核性脓胸、支气管胸膜瘘内科治疗无效;反复多量咯血不能控制。

　　附:抗结核药物种类及方案

一线药物用量用法		初治方案	复治方案
药物	每日剂量 / 间歇疗法用法		
INH、H	0.3/0.3g　qd　顿服	2S(E)HRZ/4HR	2SHRZE/1HRZE/5HRE
SM、S	0.75/0.75g　qd　顿服	2S(E)HRZ/4H₃R₃	2SHRZE/1HRZE/5H₃R₃E₃
RFP、R	0.45/0.6g　qd　顿服 饭前 2h	2S3(E3) H₃R₃Z₃/4H₃R₃	2S₃H₃R₃Z₃E₃/1H₃R₃Z₃E₃/5H₃R₃E₃
PZA、Z	1.5/2.0g　qd　顿服 或 0.5/1.0g　tid/bid　口服	2S(E)HRZ/4HRE	
EMB、E	1.0g/1.2　qd　顿服	2RIFATER/4RIFINAH	

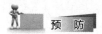

预 防

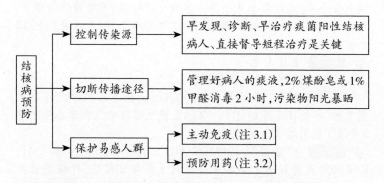

💡 注 3.1 主动免疫 落实新生儿卡介苗接种获得免疫力，不提倡复种。

💡 注 3.2 预防用药 对于儿童、青少年或 HIV 感染者等有结核好发因素且结核菌素试验阳性者可考虑预防用药，如 INH300mg，儿童 5~10mg/kg qd 顿服，持续，1~6 个月。

（宋建新）

第十四节　人感染猪链球菌病

关键词

发热　全身痛　关节痛　瘀点、瘀斑　败血症　脑膜炎　感染性休克　中毒休克综合征

常见就诊原因及疑诊的线索

发病前 7 天内有与病 / 死猪(羊)接触史,出现畏寒、发热,可伴头痛、头昏、全身不适、乏力、腹痛、腹泻、昏迷等全身中毒症状。部分患者出现休克、脑膜刺激征阳性。

诊疗思路

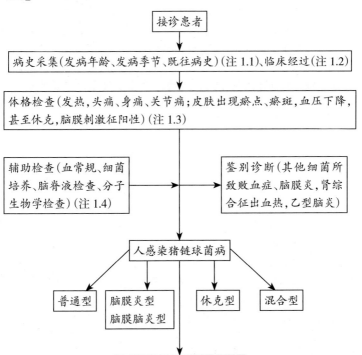

💡 **注 1.1** 流行病学特点

1. **易感者** 人群普遍易感,尤其是屠夫、屠场工人及农民发病率高。其他人群如运输、清理病/死猪的人如司机等也易感染猪链球菌引起发病。屠宰厂工人咽部可以带菌,可表现为健康状态,但具有潜在危险。

2. **感染途径** 开放性伤口传播,人皮肤或黏膜的创口接触病死猪的血液和体液引起发病,洗切加工处理病/死猪肉引起发病,加工冷冻猪肉也可引起散发病例。经口或呼吸道传播。

3. **流行季节** 该病首先在猪群中暴发流行,随后屠宰者及与处理病、死猪有关者等发病,特别是现代集约型养猪更易流行该病。发病时间相对集中在 6~8 月的高温季节。

💡 **注 1.2** 临床经过 潜伏期为 4 小时~7 天,在屠宰或处理病/死猪后 1~2 天内或进食病/死猪肉后 2~3 天,最长 7 天突起畏寒和发热,多为高热,伴全身不适、头痛、身痛、关节痛。根据细菌侵入部位而有不同的临床表现,临床分为四种类型。

1. **普通型** 起病较急,畏寒、发热伴全身不适、厌食、头痛、身痛、肌肉酸痛、腹痛、腹泻,体温多在 38℃ 以上,高则可达 40℃,头昏、乏力明显,但患者无休克、昏迷和脑膜炎的表现。

2. **脑膜炎型或脑膜脑炎型** 该型为最常见临床类型。起病急,发热、畏寒、全身不适、乏力、头痛、头昏、恶心、呕吐(常为喷射性呕吐),重者可出现昏迷。患者常在发热后出现明显头痛,伴呕吐和意识障碍,脑膜刺激征阳性。脑炎型患者常伴有听力障碍(30% 左右或更高),多数为听力减退,少数患者可失听。部分患者可有周围性面瘫和复视。

3. **休克型** 患者起病很急,常发生于屠宰病/死猪且手部皮肤有破损的人,多在屠宰后 1 天内发病,快者 2~3 小时,慢者 13~16 小时。表现为急起畏寒或寒战、高热,数小时内出现呼吸困难、心慌,部分患者出现恶心、呕吐、腹痛、腹泻、四肢发冷、面色青灰、口唇发绀、头昏或意识改变,血压下降、脉压差缩小、少尿等休克表现(即链球菌中毒性休克综合征,TSS),病情进展快,很快转入多器官衰竭,如呼吸窘迫综合征(ARDS),心力衰竭,弥散性血管内凝血(DIC)和急性肾衰等。部分患者肢体远端皮肤有出血点、瘀点、瘀斑,面部、四肢常见。

4. **混合型** 同时具有脑膜炎型和休克型的表现。往往见于休克型经抢救治疗后休克改变,存活到 1 天以上,出现脑膜炎并同时伴有其他脏器损害的表现。

💡 **注 1.3** 体格检查 部分患者肢体远端皮肤有出血点、瘀点、

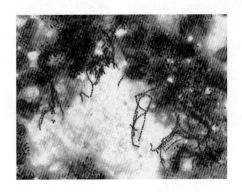

图 4-14-1　猪链球菌

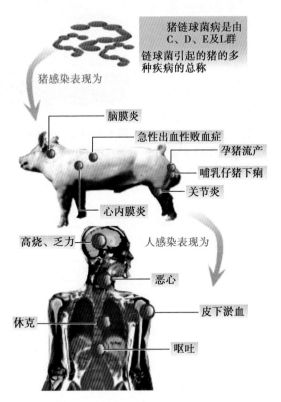

图 4-14-2　人猪感染猪链球菌病的不同表现

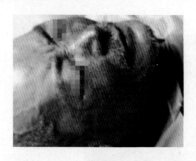

图 4-14-3　人感染猪链球菌病面部瘀斑

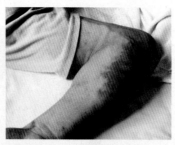

图 4-14-4　人感染猪链球菌病上肢瘀斑

瘀斑,面部、四肢常见。出现畏寒、发热伴全身不适头痛、身痛、肌肉酸痛、腹痛;血压下降,脉压缩小,出现休克表现。意识障碍,脑膜刺激征阳性。

💡 注1.4　辅助检查

1. 血象　外周血白细胞总数明显增高,一般在 $(10\sim30)\times10^9$/L 或更高,少数出现类白血病反应,中性粒细胞比例上升,出现中毒颗粒及核左移。但休

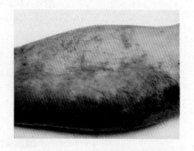

图 4-14-5　人感染猪链球菌病下肢大片瘀斑

克患者在初期白细胞可不增高,甚至降低。休克患者血小板下降明显,出血倾向明显者可伴明显贫血。

2. 病原学检查　感染部位的脓液、瘀点、瘀斑、脑脊液直接涂片检查出革兰阳性球菌有一定参考价值,血、骨髓、脑脊液培养及其他体液培养以及进一步的药敏试验对确诊本病和选择有效的抗菌药物起决定作用,但发病初期使用抗菌药物会影响培养结果。

3. 分子生物学检查　已建立了多种 PCR 诊断方法,检测猪链球菌特有的毒力基因(cps2A、mrp、gapdh、sly、ef),对诊断猪链球菌 2 型感染有重要意义。

4. 脑脊液检查　为化脓性脑膜炎的表现,颅内压增高,脑脊液外观混浊,白细胞数明显升高,蛋白增高,糖和氯化物明显降低。

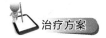治疗方案

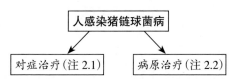

🔅 **注 2.1** 对症治疗 维持机体内环境的平衡和稳定,包括水、电解质、酸碱、能量平衡;补充维生素,给予新鲜血、血浆和白蛋白等支持治疗。高热时给予物理及药物降温。毒血症状严重者,在足量、有效使用抗生素的基础上可以短期内使用糖皮质激素,成人一般用地塞米松 10~20mg/d,或氢化可的松 200~300mg/d,可以减轻毒血症,同时有一定抗炎、抗休克和提高重要脏器对缺氧的耐受程度。

休克型患者,在抗菌治疗的基础上应积极抗休克治疗。

脑膜脑炎型患者应尽早使用有效抗菌药物,及时发现颅内高压,给予脱水治疗,减轻脑水肿及预防脑疝,可用 20% 的甘露醇 1~2g/kg,隔 4~6 小时 1 次。

🔅 **注 2.2** 病原治疗 猪链球菌对大多数的抗菌药物敏感,但不同地区的菌株敏感性有差异。临床疑诊时,一旦作了细菌培养就应经验选择有效抗菌药物进行治疗,随后再根据药物敏感性试验调整。目前抗菌效果好的抗菌药物主要有青霉素 G、氨苄西林、氯霉素、第三、四代头孢菌素如头孢噻肟、头孢曲松钠、头孢他啶及新一代氟喹诺酮类抗生素。最好静脉给药,治疗脑膜炎时尤其应注意药物在脑脊液中是否能够达到有效的杀菌浓度。

普通型:青霉素 1600 万 IU/d,或头孢噻肟钠 4~6g/d,头孢曲松 4g/d,分 2~3 次 /d,疗程 10~14 天。脑膜炎型、休克型和混合型:青霉素 2000 万 ~2400 万 IU/d,头孢噻肟钠 6g/d,头孢曲松 4g/d,分 3~4 次 / 天,疗程 18~24 天。

附:常规医嘱

长期医嘱	临时医嘱
感染科护理常规	血常规、尿常规、血培养、分泌物培养
二级护理	肝肾功
普通饮食	电解质
心电监护	胸片或 CT
补液	其他
抗感染	

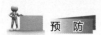 预 防

```
            人感染猪链球菌病预防
     ┌──────────────┼──────────────┐
```

管理传染源
不宰杀和食用病/死猪肉,对病/死猪应作焚烧后深埋处理

切断传播途径
提倡在处理猪肉或猪肉加工过程中戴手套以预防猪链球菌感染,对疫点和疫区做好消毒工作。对病/死猪家庭的环境应进行严格消毒处理

保护易感人群
宣传教育,生猪宰杀和加工人员认识到接触病、死猪的危害,并做好自身防护

(周 智)

第十五节　败　血　症

关键词

耐药菌　免疫功能低下　感染　寒战　高热　皮疹　肝脾大　脏器功能衰竭　对症治疗　病原治疗

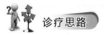 常见就诊原因及疑诊的线索

患者多在广谱抗生素应用、创伤性诊疗技术、肿瘤综合治疗、免疫抑制剂应用等的基础上,发生免疫功能低下,导致败血症发病概率增加。

诊疗思路

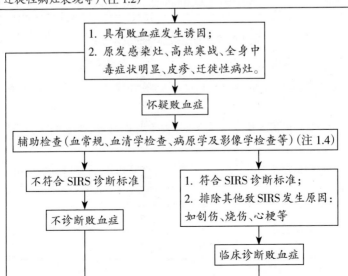

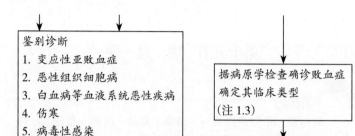

注 **1.1** 流行病学特点

1. 致病条件 包括机体和致病菌两方面因素。

表 4-15-1 导致败血症的致病菌

类型	致病菌
革兰阳性细菌	葡萄球菌、肠球菌和链球菌
革兰阴性细菌	大肠埃希菌、肺炎克雷伯杆菌、假单胞菌属等
厌氧菌	脆弱类杆菌、梭状芽胞杆菌属、消化链球菌及产气荚膜杆菌
真菌	白色念珠菌
其他	李斯特菌、凝团肠杆菌、腐生葡萄球菌

表 4-15-2 导致败血症的机体因素

诱因	致病因素
致粒细胞减少/缺乏者	急性白血病、骨髓移植、化疗后、再生障碍性贫血
致免疫功能低下者	肾上腺皮质激素、放疗、细胞毒性药物等应用
开放性诊疗技术	气管插管、气管切开、人工呼吸机应用、血液透析;静脉导管留置、动脉内导管、导尿管留置;大手术
严重的原发病	肝硬化、结缔组织病、糖尿病、尿毒症、慢性肺病

2. 既往史及诊治措施　询问患者是否具有致机体免疫功能低下的基础疾病及其是否接受可致败血症发生的诊治措施(见上述致病因素)。

注1.2 临床症状及体格检查

1. 原发感染灶　病原菌常由原发感染病灶侵入血液引起败血症。确定原发感染病灶对诊断败血症,初步确定病原菌种类,选择有效的抗菌药物治疗,有重要意义。

表4-15-3　导致败血症的常见原发感染病灶

常见的原发感染病灶
皮肤化脓性感染,如毛囊炎、痈或脓肿等
烧伤
呼吸道、胆道、消化道和泌尿生殖系统感染
其他开放性创伤和感染

2. 毒血症

(1) 高热伴寒战,体温可达40~41℃,多呈弛张热或间歇热。

(2) 中毒症状:

1) 全身不适:肌肉关节酸痛、乏力;

2) 消化道症状:食欲缺乏、恶心、呕吐、腹痛、腹泻等;

3) 神经精神症状:头痛,烦躁不安,精神委靡、嗜睡;

4) 生命体征改变:脉搏细数、呼吸急促或困难等;

5) 重症者:感染性休克、中毒性脑病、心肌炎和肝炎等。

3. 皮疹　超过40%的败血症患者出现皮疹,以瘀点多见,数量不多,主要分布于躯干、四肢、眼结膜和口腔黏膜等处。

4. 肝脾大　轻度肝脾大。中毒性肝炎或肝脓肿时肝大显著,伴有触痛,压痛和叩击痛,部分患者伴有高胆红素血症。

5. 迁徙性病灶　为病原菌栓子栓塞于身体组织器官引起。多见于病程较长的革兰阳性球菌和厌氧菌败血症。

6. SIRS诊断标准　①体温>38℃或<36℃;②心率>90次/分;③呼吸>20次/分或二氧化碳分压<4.27kPa(32mmHg);④白细胞计数>12×10^9/L或<4.0×10^9/L,或未成熟粒细胞>10%。符合以下两条或两条以上者称为SIRS。

注1.3 败血症的临床类型　据致败血症的病原菌不同,分为革兰阳性细菌败血症、革兰阴性细菌败血症、真菌败血症和厌氧菌败血症。

表 4-15-4 不同类型败血症临床特征

败血症类型	临床特征
革兰阳性细菌败血症	急骤起病,高热、皮疹、关节肿痛及迁徙性病灶多见,休克发生晚
革兰阴性细菌败血症	高热寒战,皮疹、关节肿痛及迁徙性病灶较少见,休克发生早且持续时间长
真菌败血症	发病缓慢,毒血症症状可被细菌感染和原发病所掩盖,不易早期明确诊断
厌氧菌败血症	高胆红素血症发生率高,易发生迁徙性感染,可有轻度溶血,预后凶险

表 4-15-5 不同类型败血症致病菌及发病条件

	革兰阳性细菌败血症	革兰阴性细菌败血症	真菌败血症	厌氧菌败血症
致病菌	金黄色葡萄球菌 肠球菌	大肠埃希菌 铜绿假单胞菌 克雷伯杆菌	白色念珠菌 热带念珠菌 曲霉菌	脆弱类杆菌
发病条件	严重的痈 急性蜂窝织炎 骨关节化脓 医院感染 大面积烧伤并吸入伤	肺部炎症 泌尿系统感染 蜂窝织炎 腹膜炎 胆道系统感染 粒细胞减少	广谱抗生素 肾上腺皮质激素 肿瘤放疗和化疗 血液透析 置管相关性感染 艾滋病	侵入途径: 消化道 胆道 女性生殖道 皮肤溃疡

💡 **注 1.4 败血症的辅助检查**

1. **血、尿常规检查** 外周血白细胞总数明显增高,一般在 $(10\sim30)\times10^9/L$ 或更高,少数出现类白血病反应。中性粒细胞比例上升、核左移及出现中毒性颗粒。

对系统性炎症反应差者及少数革兰阴性杆菌败血症患者,白细胞总数可正常或减低,但中性粒细胞比例仍相对升高。

尿常规检查可出现 $+\sim++$ 的蛋白尿,尿酮体阳性,尿脱落细胞增多,有时出现血尿。尿道感染可出现脓尿。

2. **血清学检查** C- 反应蛋白 (C-reactive protein, CRP)、降钙素原 (procalcitonin, PCT)、IL-6、IL-8、G-CSF 和 TNF 升高,增高的

幅度与炎性反应的严重程度有关,它们的动态变化可作为判断疗效或预后的指标。

检测循环内毒素对诊断革兰阴性菌败血症具有特异性。

3. 病原学检查及药敏试验 脓液、脑脊液、胸腹水、瘀点、痰液等直接涂片及染色检查,对败血症的快速诊断有一定的参考价值。

血培养和骨髓培养和进一步的药敏试验对确诊本病,确定病原,以及选择有效的抗菌药物有决定性作用。

血培养应在怀疑为败血症时及时进行,在未使用抗生素前;或在下一次抗生素治疗前立即采集标本。应在体温上升过程中有明显畏寒、寒战时采血,以提高阳性检出率。推荐同时采集不同部位 2~3 份血样,至少连续三次。

4. 影像学检查 怀疑肺部感染时,进行 X 线或 CT 是必要的;B 型超声有助于肝脏和胆道系统感染的诊断。

5. 分子生物学检查 应用 PCR 检测病原菌 DNA。

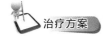
治疗方案

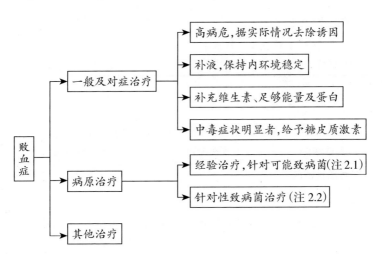

注 2.1 经验治疗 是在了解当地病原菌的耐药流行状况基础之上,针对可能病原菌的治疗。

表 4-15-6 败血症的经验治疗

败血症	经验治疗	其他
非白细胞减少性败血症	单一使用碳青霉烯 单一使用三代或四代头孢菌素 联合使用 β- 内酰胺和氨基糖苷	
腹膜炎 医院获得性肺炎 中性粒细胞减少 肿瘤并发感染等 导致的败血症	广谱 Carboxypenicillin 联合脲基类青霉素和 β- 内酰胺 酶抑制剂	休克时不 宜使用
怀疑革兰阴性菌败血症	氨曲南 联合 β- 内酰胺类和氨基糖苷 氟喹诺酮类联合其他抗生素	
怀疑革兰阳性菌败血症和休克时	避免滥用糖肽类 (万古霉素、替考拉宁)药物	
导管相关败血症及 MARS 流行区	万古霉素或替考拉宁	
非白细胞减少的念珠菌败血症	氟康唑 两性霉素 B	休克时不 宜使用

💡 注 2.2 针对病原菌治疗

表 4-15-7 常见病原菌败血症的抗菌药物选择

感染细菌	首选药物	可代用的药物
革兰阳性球菌		
葡萄球菌 /CNS		
不产青霉素酶	青霉素 G (300 万 ~400 万 U/q4~6h)	头孢菌素, 万古霉素, 红霉素
产青霉素酶	萘呋西林 (30mg/kg/q4~6h), 苯唑西林 (30mg/kg/q4~6h)	头孢菌素, 万古霉素, 红霉素, 亚胺培南,
耐甲氧西林葡萄球菌	万古霉素 (0.8~1.2g/d)	阿米卡星, 甲氧苄啶 - 磺胺甲噁唑, 米诺环素

感染细菌	首选药物	可代用的药物
β溶血性链球菌（A、B、C、D）组	青霉素 G（300 万 ~400 万 U/q4~6h）	头孢菌素，红霉素，万古霉素，氯霉素
肠球菌	氨苄西林（30mg/kg/q6h）	头孢菌素，红霉素，万古霉素
并发心内膜炎或脑膜炎	氨苄西林（30mg/kg/q6h）加庆大霉素（1.7mg/kg/g8h）或链霉素	万古霉素加庆大霉素或链霉素（试验高水平氨基糖苷耐药性）
肺炎链球菌	青霉素 G（300 万 ~400 万 U/q4~6h），阿莫西林（7mg/kg/q6h）	头孢菌素，红霉素，克林霉素，万古霉素
并发脑膜炎	头孢曲松（30mg/kg/q12~24h），头孢噻肟（30mg/kg/q6h）	头孢曲松加万古霉素 ± 利福平，万古霉素 + 利福平，青霉素 G（MIC<0.1mg/ml 时用）
革兰阳性杆菌		
炭疽芽胞杆菌	青霉素 G（300 万 ~400 万 U/q4~6h）	红霉素
棒状杆菌某些菌种	青霉素 G（300 万 ~400 万 U/q4~6h）+ 庆大霉素（1.7mg/kg/g8）	万古霉素
产气荚膜梭状芽胞杆菌	青霉素 G（300 万 ~400 万 U/q4~6h）	甲硝唑，氯霉素，亚胺培南
难辨梭状芽胞杆菌	甲硝唑（7mg/kg/q6h）	万古霉素（只口服）
革兰阴性菌类		
不动杆菌类	亚胺培南（7.5mg/kg/q6h，p.o.）+ 庆大霉素（1.7mg/kg/q8h）	四环素 + 利福平，氯霉素 ± 链霉素，甲氧苄啶 - 磺胺甲噁唑

续表

感染细菌	首选药物	可代用的药物
肠杆菌某些菌类	亚胺培南(7.5mg/kg/q6h,p.o.)氨基糖甙(1.7mg/kg/q8h)	阿米卡星,喹诺酮
大肠埃希菌	三代头孢菌素(30mg/kg/q12~24h)	氨基糖苷,β-内酰胺酶抑制剂,氨曲南,甲氧苄啶-磺胺甲噁唑,阿米卡星
流感嗜血杆菌	头孢曲松(30mg/kg/q12~24h),头孢噻肟(30mg/kg/q6h~8)	甲氧苄啶-磺胺甲噁唑,氨苄西林(β-内酰胺酶阴性时用)
克雷伯肺炎杆菌/产酸克雷伯菌	氨基糖苷类(1.7mg/kg/q8),三代头孢菌素(30mg/kg/q12~24h)	第一或第二代头孢菌素,阿米卡星,喹诺酮,亚胺培南,氨曲南,β-内酰胺酶抑制剂联合
变性杆菌(吲哚阳性)	三代头孢菌素(30mg/kg/q12~24h)	亚胺培南,甲氧苄啶-磺胺甲噁唑,阿米卡星,喹诺酮
沙门氏菌属	三代头孢菌素(30mg/kg/q12~24h),喹诺酮(6mg/kg/q24h)	甲氧苄啶-磺胺甲噁唑
志贺氏菌属	喹诺酮(6mg/kg/q24h),诺氟沙星(6mg/kg/q2h,p.o.)	甲氧苄啶-磺胺甲噁唑,头孢曲松
铜绿假单胞菌	氨基糖苷类(1.7mg/kg/q8h)+酰尿青霉素或头孢他啶(30mg/kg/q8h)	亚胺培南+氨基糖苷,氨曲南+氨基糖苷,美罗培南(meropenem),阿米卡星
厌氧革兰阳性菌		
脆弱类杆菌群	甲硝唑(7mg/kg/q6h)	头孢西丁、头孢替坦、克林霉素、亚胺培南、β-内酰胺/β-内酰胺酶抑制剂联合
真菌		
念珠菌属	氟康唑	两性霉素B,氟胞嘧啶

①药物剂量和给药途径必须根据疾病严重程度及宿主的特点作一定调整。②此表并没有包括全部可用作替代的药物。③ q4~6h 表示每几个小时一次。④必须测试其敏感性；耐药菌已越来越多见。⑤用第一代头孢菌素较好(头孢噻吩、头孢拉啶、头孢氨苄、头孢唑林)。⑥环丙沙星、洛美沙星、氧氟沙星。⑦此处适用之第三代头孢菌素包括头孢曲松、头孢噻肟、头孢唑肟。⑧对这种适应证所用的氨基糖苷类药包括庆大霉素、妥布霉素、萘替米星、阿米卡星。

预　防

1. 尽量减少血管内装置和监护装置使用的时间和频率。
2. 静脉插管及时替换，关注长期留置导管的操作和保护。
3. 各种抗生素治疗的频度、广度和持续时间均应限制。
4. 做好免疫缺陷患者的消毒隔离工作。
5. 创伤性诊断和治疗中严格无菌操作技术。
6. 加强围生期保健可显著降低新生儿败血症的发生。

　　　　　　　　　　　　　　　　　　　　（赵英仁）

第十六节 弯曲菌感染

关键词

弯曲菌肠道感染　心内膜炎　腹病　腹泻

常见就诊原因及疑诊的线索

一般以发热、腹绞痛、腹泻等肠道内典型表现就诊,患者常有野生动物、家禽接触史,或有生食禽肉的习惯、食用未消毒的牛奶、饮用不洁水。亦有以肌无力而就诊。

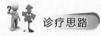 诊疗思路

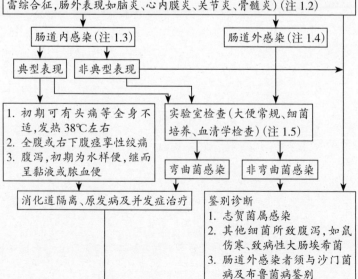

💡 **注1.1** 流行病学特点

1. 既往史 应询问患者有无野生动物、家禽、健康带菌者、急性期病人接触史，是否曾去过其他发展中国家及卫生条件欠佳的地区。

2. 饮食习惯 有无生食禽肉的习惯、食用未消毒的牛奶、饮用不洁水。

3. 发病年龄 在我国等发展中国家患者多集中于5岁以下儿童，且以2岁以下的幼儿居多，成人也有发病。在发达国家0~4岁和15~44岁是两大发病高峰年龄段。

4. 弯曲菌感染流行季节 本病常年均可发生，我国流行季节多为春夏秋三季，台湾以冬季为主。

💡 **注1.2** 体格检查和临床经过

1. 潜伏期 潜伏期1~10天，平均5天。食物中毒型潜伏期可仅20小时。

2. 初期有头痛、发热、肌肉酸痛等前驱症状，随后出现腹泻、恶心呕吐。

3. 一半以上患者会出现发热，体温38℃左右。个别可高热达40℃，儿童高热可伴有惊厥。

4. 腹痛、腹泻为最常见症状。表现为整个腹部或右下腹痉挛性绞痛，无反跳痛，腹泻初期水样稀便，继而呈黏液或脓血黏液便，有的为明显血便。腹泻多为4~5次，频者可达20余次，可有里急后重。

5. 古兰巴雷综合征 (Guillain-Barre syndrome, GBS) 是弯曲菌感染后最严重的并发症，可以导致呼吸肌麻痹而死亡。患者常在腹泻停止后（约1周）发病，以肌无力为首发症状，下肢较上肢更易受累。

💡 **注1.3** 肠道内感染 有两种，即典型表现和非典型表现。

非典型表现多见于婴幼儿，患儿可无任何临床表现，仅有间断性轻度腹泻，间有血便，持续较久，个别患儿因腹泻而发育停滞。

💡 **注1.4** 肠道外感染

1. 肠道外感染多见于35~70岁的患者或免疫功能低下者。

2. 常见症状是发热、咽痛、干咳、荨麻疹、颈淋巴结肿大或肝脾大，黄疸及神经症状。

3. 部分血行感染，发生败血症、血栓性静脉炎、心内膜炎、肺炎、腹膜炎、肝脓肿、胆囊炎、关节炎及泌尿系感染。

4. 少数还可发生脑血管意外、蛛网膜下腔出血、脑膜脑炎、脑脓肿、脑脊液呈化脓性改变。

注1.5 空肠菌的实验室检查

1. **大便常规** 大便外观为黏液便或稀水便。镜检有较多白细胞,或有较多红细胞。

2. **细菌培养** 大便培养可取患者大便、肠拭子、或发热病人的血液、穿刺液等为检材,用选择培养基(空肠菌对培养基要求高,需在含血液或血清培养基上才能生长),在厌氧环境下培养,分离病菌。

3. **血清学检查** 取早期及恢复期双份血清做间接凝血试验,抗体效价呈4倍或以上增长。

治疗方案

弯曲菌性肠炎病人病程自限,可不予特殊治疗。但婴幼儿、年老体弱者,病情重者应予特殊治疗。

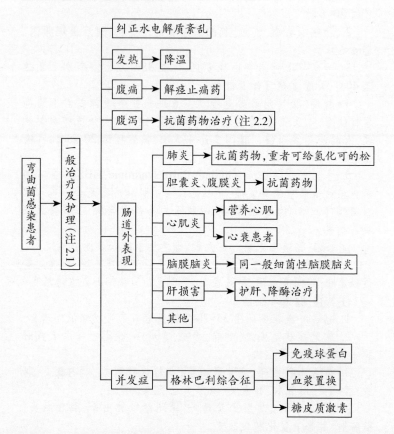

注2.1 一般治疗:消化道隔离,对患者的大便应彻底消毒,隔离期从发病到大便培养转阴。卧床休息,饮食给易消化的半流食。

注2.2 病原治疗:该菌对氨基糖苷类、大环内酯类、喹诺酮类抗菌药物均敏感。对青霉素和头孢菌素有耐药。临床可据病情选用。肠炎可选红霉素,成人 0.8~1.2g/d,儿童 40~50mg/(kg·d),口服,疗程 2~3 日。喹诺酮类抗菌药,如诺氟沙星疗效也佳,但对幼儿可影响骨骼发育。细菌性心内膜炎首选庆大霉素。脑膜脑炎首选氯霉素。重症感染疗程应延至 3~4 周,以免复发。

附:常规医嘱

长期医嘱	临时医嘱
消化道隔离	血常规、尿常规、大便常规 + 潜血
儿科护理常规	肝肾功
二级护理	电解质
清淡饮食	心肌酶
必要时加用其他药物	大便培养 + 药敏
	胸片
	必要时行心电图及其他

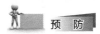

预 防

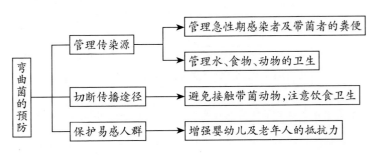

弯曲菌的预防
管理传染源 → 管理急性期感染者及带菌者的粪便
管理传染源 → 管理水、食物、动物的卫生
切断传播途径 → 避免接触带菌动物,注意饮食卫生
保护易感人群 → 增强婴幼儿及老年人的抵抗力

(于岩岩 李妮)

287

第五章 深部真菌病

第一节 隐球菌性脑膜炎

关键词

中枢神经系统症状 发热 脑膜刺激征 脑脊液 新型隐球菌

常见就诊原因

患者多因头痛、呕吐、发热等症状就诊。

诊疗思路

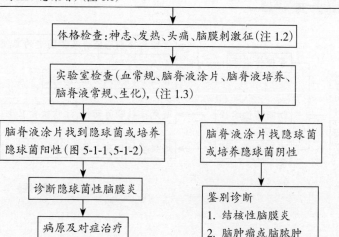

接诊患者

↓

询问病史(养鸽子,长期用免疫抑制药物、广谱抗生素、皮质激素治疗或 HIV 感染者)(注 1.1)

↓

体格检查:神志、发热、头痛、脑膜刺激征(注 1.2)

↓

实验室检查(血常规、脑脊液涂片、脑脊液培养、脑脊液常规、生化),(注 1.3)

↓

脑脊液涂片找到隐球菌或培养隐球菌阳性(图 5-1-1、5-1-2)

↓

诊断隐球菌性脑膜炎

↓

病原及对症治疗

脑脊液涂片找隐球菌或培养隐球菌阴性

↓

鉴别诊断
1. 结核性脑膜炎
2. 脑肿瘤或脑脓肿
3. 其他真菌性脑膜炎

💡 注 1.1　流行病学特点　应询问患者是否养鸽子,是否经常与鸽子接触,患者多见于系统性红斑狼疮、白血病、器官移植等长期应用免疫抑制药物、皮质激素或长期用广谱抗生素患者以及HIV 感染者。

💡 注 1.2　体格检查　患者为亚急性或慢性起病,初起可有上消化道症状,主要症状为头痛,持续性,可伴有恶心、呕吐及眩晕。可有中度发热或高热。严重患者有谵妄、昏睡、精神错乱或昏迷。体征有颈强直、视神经盘水肿、脑膜刺激征阳性。严重患者出现视力减退、失明、面瘫、听力下降甚至耳聋。

💡 注 1.3　实验室检查

1. 血液常规　血白细胞计数在 $(10\sim20)\times10^9/L$,中性偏高,中晚期可贫血、血沉增快。

2. 脑脊液检查　脑脊液压力明显升高,外观清亮或稍混浊,细胞数 $(20\sim200)\times10^6/L$,蛋白质轻、中度升高,糖和氯化物降低或正常。

3. 病原学检查　脑脊液直接涂片墨汁染色找到隐球菌,或脑脊液培养有隐球菌生长是最好的确诊方法(图 5-1-1,图 5-1-2)。目前还可做脑脊液或血清隐球菌的抗原检测。

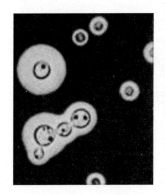
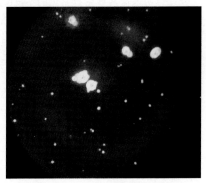

图 5-1-1　隐球菌　　　　　图 5-1-2　隐球菌可见有芽孢

治疗方案

(一)非艾滋病患者隐球菌脑膜炎的治疗

1. 抗真菌治疗

(1) 两性霉素 B(或两性霉素 B 脂质体):是治疗的首选药物。两性霉素 B 起初 0.5~1mg 摇匀、避光滴 6~8 小时(光热可令其降解),后视病人反应逐渐增加每日剂量、维持量为 0.5~0.7mg/(kg·d),最高不超过

1.0mg/(kg·d)。两性霉素 B 脂质体从 0.3mg/kg 开始,逐渐增至 1~2mg/(kg·d)维持,加入 5% 葡萄糖中静滴。效果不佳者可鞘内用药每次 0.1~1.0mg,并加地塞米松 1~2mg 慢推,总用量至 15mg。

(2)氟康唑:成人 200~400mg/d,至少 6~8 周,首剂加倍。

(3)氟胞嘧啶:与两性霉素 B 联合应用减少用药量,降低毒性并延缓耐药性。

(4)抗真菌治疗的疗程:两性霉素 B 的疗程总剂量尚无定论,一般认为不少于 3g 或脑脊液中隐球菌培养阴转后,再用 1~2g,以减少复发的可能性。氟康唑用至脑脊液中隐球菌培养阴转后继续用 10~12 周。

2. 对症治疗　根据患者颅内压的情况,用 25% 甘露醇、呋塞米或白蛋白脱水治疗。

(二)艾滋病患者隐球菌脑膜炎的治疗

抗真菌治疗

(1)初步治疗:诱导治疗阶段:两性 B 0.7mg/(kg·d)+ 氟胞嘧啶 100mg/(kg·d)用 2 周,巩固治疗阶段:氟康唑 400mg/d 用 8 周。

(2)维持治疗　初步治疗后脑脊液新型隐球菌培养阴性进入维持治疗,氟康唑 200mg/d 口服。

(三)两性霉素 B 治疗常见的不良反应

1. 血钾降低(100%)　引起肾小管酸中毒,促进血钾的排泄。

2. 血栓性静脉炎　与静脉内皮细胞直接作用而致。

3. 寒战、发热、头痛、全身酸痛、疲乏、呕吐、腹泻。

4. 贫血。

5. 肾毒性　>5g,80% 患者发生永久性肾损害,低 K 血症、氮质血症常见。

6. 神经毒性。

7. 心脏毒性。

 预　防

1. 控制城区养鸽、减少鸽粪的污染,可能有利于降低新型隐球菌病的发病率。

2. 艾滋病患者 CD4+T 细胞数 $<200 \times 10^6$/L,口服氟康唑 200mg/d,减少全身性真菌感染的发病率。

附:常规医嘱

长期医嘱	临时医嘱
隐球菌性脑膜炎护理常规	血常规、尿常规、大便常规＋潜血
二级护理	肝功能、肾功能、电解质
普通饮食	腰穿,测脑压
两性霉素 B 维持量为 0.5~0.7mg/(kg·d)	心电图
必要时用 20% 甘露醇 ivdrip q6、8、12h	脑脊液涂片找隐球菌
5- 氟胞嘧啶 1.0~1.5qid	脑脊液隐球菌培养
	必要时脑脊液隐球菌抗原检测

(苏明华)

第二节 念珠菌病

关键词

机会感染 白念珠菌 鹅口疮(thrush)食管炎 阴道炎 肺炎 泌尿道感染 脑炎 念珠菌假菌丝及芽胞 G试验 氟康唑等唑类药物 两性霉素B 棘白菌素 5-氟胞嘧啶

常见就诊原因及疑诊的线索

患者多因鹅口疮、吞咽困难、阴道异常分泌物、畏寒发热、呼吸道症状、尿路刺激症状、头痛等原因就诊,追溯病史多有相关危险因素,常规抗感染治疗无效。

诊疗思路

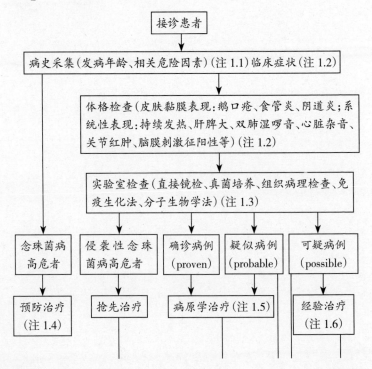

鉴别诊断
1. 其他真菌感染
2. 细菌感染
3. 病毒、支原体感染

口腔和阴道念珠菌病等可局部用药，系统性念珠菌病需要全身用药（疗程6~12周或更长）。

严重感染者治疗初期应静脉给药。积极治疗可能存在的基础疾病，增强机体免疫功能。

注1.1 流行病学特点

1. **发病年龄** 口腔白念珠菌以儿童和老年人常见，成人感染者需警惕呼吸道、消化道甚至播散性念珠菌感染。

2. **相关危险因素** 烧伤、大面积创伤；使用糖皮质激素、广谱抗菌药、免疫抑制剂、放疗、化疗；恶性肿瘤、白血病、器官移植；HIV感染、糖尿病、氮质血症、肝病、锌缺乏等。

注1.2 临床表现

1. **口咽部念珠菌病** 白念珠菌口炎最常见，亦称鹅口疮。常见于舌、软腭、颊黏膜、齿龈、咽部等处。患者自觉疼痛、吞咽困难、食欲缺乏。

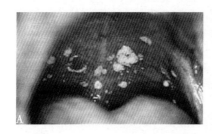
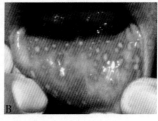

图 5-2-1 口腔念珠菌病

黏膜表面覆盖灰白色的假膜，边缘清楚有红晕。假膜易刮取，留下湿润的红色糜烂面，可轻度出血，严重者可产生局部溃疡或坏死

2. **食管念珠菌病** 食管痉挛、吞咽困难、胸骨后灼痛感，偶可引起上消化道大量出血。

3. **阴道念珠菌病** 可累及外阴，外阴部红肿、烧灼感和剧烈瘙痒是本病的突出症状。患者阴道分泌物增多，白而黏稠，也可稀薄甚至脓性，典型者伴有豆渣样白色小块。可通过性交感染男方。

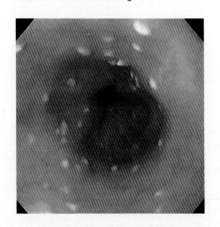

图 5-2-2　食管念珠菌病
食管镜检可见黏膜上白色斑块及广泛炎症

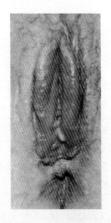

图 5-2-3　阴道念珠菌病
阴道壁充血水肿,阴道黏膜覆盖
灰白色假膜,形态同念珠菌口炎

4. 念珠菌血症　多为白念珠菌,近年非白念珠菌逐渐增多。单次或多次血培养念珠菌阳性但无器官受累的证据。最常见的临床表现为发热,常可超过 38℃。偶有寒战和血压降低。

5. 急性播散性念珠菌病　临床表现为持续发热、广谱抗菌药治疗无效。依累及部位不同可表现为脑膜炎、脑脓肿、脑炎、心肌炎、心内膜炎、骨髓炎、关节炎、肌炎(肌压痛)等。30% 非粒细胞缺乏者出现眼内炎,约 10% 的患者可累及皮肤。静脉注射被白念珠菌污染的海洛因液,会出现类型特别的播散性念珠菌病。

6. 慢性播散性念珠菌病　又称肝脾念珠菌病。当白血病患者经治疗缓解白细胞数恢复正常而体重持续下降时则应高度怀疑本病。常同时累及其他器官。患者肝脾大,自觉腹痛。

7. 泌尿道念珠菌病

(1) 肾念珠菌病:发热、寒战、腰痛和腹痛,常导致肾脓肿形成或因菌块阻塞导致肾盂积水或无尿。

(2) 念珠菌膀胱炎:尿频、尿痛、尿急、血尿、腰酸背痛、乏力等。

8. 肺念珠菌病　原发性支气管和肺部念珠菌病罕见。念珠菌肺炎多为血源播散性念珠菌病波及肺部的表现。可分为支气管炎型、支气管-肺炎型及肺炎型。患者咳嗽、咳白色黏液痰或脓痰,多呈胶冻样、黏稠、偶带血丝。肺部可及干湿啰音。

9. 念珠菌性骨髓炎和关节炎　局部疼痛,可形成瘘管,有溶骨现象,但常无发热。好发于腰椎和肋骨。念珠菌性关节炎可见于行关节治疗术后,但多为播散性念珠菌病的血行播散。临床表

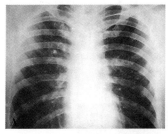 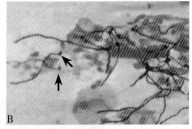

图 5-2-4　肺念珠菌病

A.胸部平片示肺部浸润影；B.肺组织中的白念珠菌(革兰染色)

现同急性细菌性关节炎。

10. **念珠菌心内膜炎**　多见于心脏瓣膜病、静脉注射毒品、接受心脏手术或心导管检查的患者。发热、心脏杂音、脾脏肿大、食欲缺乏、乏力、贫血等。

11. **念珠菌脑膜炎**　常见于儿童,病程慢性,临床表现与细菌性脑膜炎相似,本病诊断困难,关键是脑脊液应送真菌室检查。

12. **念珠菌眼内炎**　表现为视力模糊、漂浮盲点和眼痛。视网膜检查见源于脉络膜视网膜的眼内白色棉花球样损害,且进展迅速累及玻璃体。

注1.3　实验室检查

1. **镜检**　无菌部位见假菌丝或菌丝与芽胞并存是念珠菌属的特征。非无菌部位临床标本直接镜检见假菌丝及芽胞,可作为考虑侵袭性念珠菌病疑似病例因素之一。

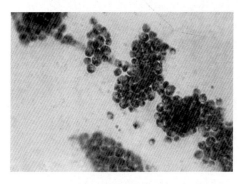

图 5-2-5　显微镜下白念珠菌(革兰染色)见假菌丝及芽胞

2. 培养 无菌部位所取标本如血液、脑脊液、胸腔积液、腹水、关节腔液、活检组织等培养阳性有诊断意义。开放部位标本培养阳性应结合直接镜检结果判断。若两者皆阳性,一般可将培养分离的念珠菌视为致病菌。若直接镜检未见假菌丝,则应对培养阳性的结果进行慎重考虑,不可简单地视为病原菌。

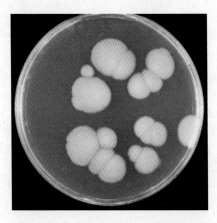

图 5-2-6 沙保培养基上的典型菌落

3. 组织病理学检查 深部念珠菌病的组织反应不具特征性。一般呈急性化脓或坏死,可有多个脓肿或微小脓肿,内含大量中性粒细胞、假菌丝和芽胞。正常无菌部位组织病理显微镜检有典型念珠菌假菌丝及芽胞,培养呈阳性者可确诊为侵袭性念珠菌病。

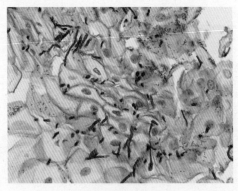

A. 食管念珠菌病(PAS 染色)

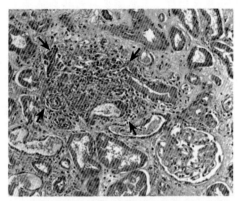

B. 侵袭性念珠菌病导致肾脏移植失败(革兰染色)

图 5-2-7 组织病理显微示念珠菌感染

4. 免疫生化方法 血清 1,3-β-D 葡聚糖检测(G 试验)可作为诊断念珠菌病的辅助指标之一。假阳性见于输注白蛋白或球蛋白、血液透析、输注抗肿瘤的多糖类药物、外科手术后早期等。

5. 分子生物学方法 念珠菌菌种鉴定可采用 PCR 方法,但方法的标准化尚待建立。

6. 诊断分类。

表 5-2-1 诊断分类及标准

分类	真菌学诊断依据 (镜检、培养、组织病理学)	宿主高危因素 和临床特征
确诊病例	有[组织病理学阳性或正常无菌部位 (除外尿液、鼻窦和黏膜)培养阳性]#	有或无
拟诊病例	有(标本取自人体非无菌部位)	有
疑似病例	无	有

#血培养有念珠菌属的患者需有与分离真菌感染相符的临床症状和体征。

💡 **注 1.4** 预防性治疗适合人群:①实体器官移植受者,肝脏、胰腺、小肠移植受者中具高危因素者。肾脏、心脏移植后发生侵袭性念珠菌病的风险较低,不需常规预防用药。②血液系统恶性肿瘤接受化疗的中性粒细胞减少者。③同种异基因干细胞移植受者。④侵袭性念珠菌病高发的 ICU 的高危患者。

💡 **注1.5** *病原学治疗*　念珠菌菌种对各类抗真菌药药敏情况存在差异(表 5-2-2),是选择治疗药物的重要考虑因素之一。

表 5-2-2　念珠菌属药物敏感性

菌种	氟康唑	伊曲康唑	伏立康唑	泊沙康唑	氟胞嘧啶(FC)	两性霉素 B(AmB)	棘白菌素类
白念珠菌	S	S	S	S	S	S	S
热带念珠菌	S	S	S	S	S	S	S
近平滑念珠菌	S	S	S	S	S	S	S-R[(2)]
光滑念珠菌	S-DD-R	S-DD-R	S-DD-R	S-DD-R	S	S-I	S
克柔念珠菌	R	S-DD-R	S	S	I-R	S-I	S
葡萄牙念珠菌	S	S	S	S	S	S-R	S

注:I,中介;R,耐药;S,敏感;S-DD,剂量依赖性敏感;棘白菌素类药物耐药现象在近平滑念珠菌分离株中少见

💡 **注1.6** *经验性治疗*

对疑似侵袭性念珠菌病患者可予抗真菌经验治疗。方案的选择需考虑以下因素:①患者血流动力学是否稳定;②感染严重程度;③是否存在中性粒细胞减少;④可能的病原真菌念珠菌对唑类耐药的可能性。对于血流动力学稳定、非中性粒细胞减少的非危重感染,先前并无使用唑类药物史者,首选氟康唑。血流动力学不稳定或中性粒细胞减少,且可能为光滑念珠菌或克柔念珠菌感染者选用两性霉素 B 或棘白菌素类。

治疗方案

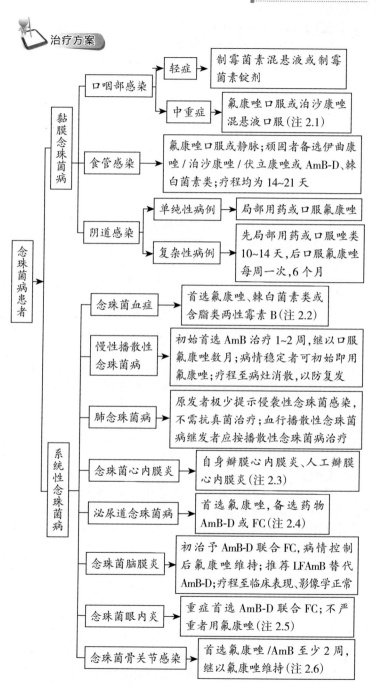

念珠菌病患者

黏膜念珠菌病

口咽部感染
- 轻症 → 制霉菌素混悬液或制霉菌素锭剂
- 中重症 → 氟康唑口服或泊沙康唑混悬液口服(注2.1)

食管感染 → 氟康唑口服或静脉;顽固者备选伊曲康唑/泊沙康唑/伏立康唑或AmB-D、棘白菌素类;疗程均为14~21天

阴道感染
- 单纯性病例 → 局部用药或口服氟康唑
- 复杂性病例 → 先局部用药或口服唑类10~14天,后口服氟康唑每周一次,6个月

系统性念珠菌病

念珠菌血症 → 首选氟康唑、棘白菌素类或含脂类两性霉素B(注2.2)

慢性播散性念珠菌病 → 初始首选AmB治疗1~2周,继以口服氟康唑数月;病情稳定者可初始即用氟康唑;疗程至病灶消散,以防复发

肺念珠菌病 → 原发者极少提示侵袭性念珠菌感染,不需抗真菌治疗;血行播散性念珠菌病继发者应按播散性念珠菌病治疗

念珠菌心内膜炎 → 自身瓣膜心内膜炎、人工瓣膜心内膜炎(注2.3)

泌尿道念珠菌病 → 首选氟康唑,备选药物AmB-D或FC(注2.4)

念珠菌脑膜炎 → 初治予AmB-D联合FC,病情控制后氟康唑维持;推荐LFAmB替代AmB-D;疗程至临床表现、影像学正常

念珠菌眼内炎 → 重症首选AmB-D联合FC;不严重者用氟康唑(注2.5)

念珠菌骨关节感染 → 首选氟康唑/AmB至少2周,继以氟康唑维持(注2.6)

💡 **注2.1** 无效或者难治病例,使用口服伏立康唑或AmB-D口服混悬液。对难治病例也可用静脉棘白菌素类或AmB-D。

💡 **注2.2** 念珠菌血症治疗与患者是否存在中性粒细胞减少有关。

(1) 非中性粒细胞减少成人患者首选治疗:初始治疗选用氟康唑(轻症或未使用过唑类的患者)或棘白菌素类(重度和重症,或最近使用过唑类的患者)。对于分离菌对氟康唑敏感病情稳定的患者在棘白菌素类初始治疗后换为氟康唑。备选治疗:不能耐受或不能获得上述药物者可选用AmB-D或含脂类两性霉素B(LFAmB),对于分离菌可能对氟康唑敏感者,在病情稳定后建议将AmB-D或LFAmB换为氟康唑。伏立康唑可作为克柔念珠菌或对该药敏感的光滑念珠菌血症转为口服时的治疗药物。疗程均为首次血培养转阴,感染症状体征消失后继续治疗14日。

(2) 中性粒细胞减少患者,大多数患者首选棘白菌素类和LFAmB,对近期未使用过唑类药物的非危重感染者,推荐使用氟康唑。在治疗同时需覆盖曲霉时可选用伏立康唑。念珠菌血症有留置血管内导管者,应尽可能拔除导管。

💡 **注2.3** 自身瓣膜心内膜炎(NVE)患者首选AmB-D或LFAmB联合氟胞嘧啶(FC)。备选药物为卡泊芬净。对于病情稳定、血培养已转阴,念珠菌为氟康唑敏感者,可转为氟康唑继续治疗。建议进行瓣膜置换,抗真菌治疗需持续至瓣膜置换术后6~8周,如有瓣膜周围脓肿等迁徙病灶者疗程需更长。人工瓣膜心内膜炎(PVE)治疗方案同NVE,再不能经受换瓣手术的患者需在初治后以氟康唑作终生抑菌治疗。

💡 **注2.4**

(1) 膀胱炎:首选氟康唑,备选药物AmB-D或FC。氟康唑疗程2周,对氟康唑耐药念珠菌所致者,可选用AmB-D或FC,疗程7~10日。一般不推荐AmB-D膀胱冲洗,仅在克柔念珠菌或光滑念珠菌等难治性唑类耐药菌感染时应用。

(2) 肾盂肾炎:首选氟康唑,疗程2周,备选AmB-D±FC,疗程2周,如疑有播散性念珠菌病时,治疗同念珠菌血症。

💡 **注2.5** 需全身给药。对病变呈进展性或危及黄斑者,首选AmB-D联合FC;病情不太严重者可选用氟康唑。治疗无效或不耐受者可选用LFAmB,或伏立康唑,或棘白菌素类。全身给药疗程至少4~6周。对眼内炎或玻璃体炎重症患者需采用手术治疗。

💡 **注2.6** 首选氟康唑全程治疗,或AmB-D/LFAmB治疗至少

2周,继以氟康唑完成疗程。骨髓炎总疗程6~12个月。关节炎疗程至少6周。棘白菌素类可作为备选药物,治疗至少2周后转为氟康唑治疗完成疗程。骨髓炎患者常需进行外科清创治疗,关节炎患者需充分引流,人工关节患者常需摘除假体。

附:常规医嘱(以血行播散性念珠菌病继发的肺炎为例)

长期医嘱	临时医嘱
内科护理常规	血常规、尿常规、大便常规 + 潜血
二级护理	肝肾功、电解质、G 试验
普食	血培养、痰涂片镜检 + 培养
氟康唑胶囊 首日 400mg po,以后 200mg qd po	胸片
必要时加用其他药物(针对原发病治疗和对症治疗)	支气管镜活检
	必要时行胸部 CT 检查、胸腔积液离心镜检 + 培养

预　防

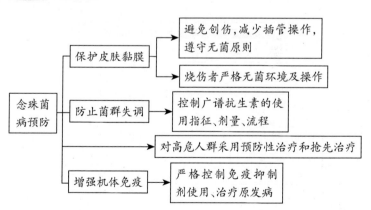

（张文宏）

第三节 曲霉病

关键词

曲霉属真菌 侵袭性肺曲霉病(IPA) 肺外曲霉感染 G(GM)
试验 抗真菌药物

常见就诊原因

患者常因发热、胸痛、气短、咳嗽和(或)咯血就诊,有些患者可出现
流脓涕、皮肤感染、头痛、癫痫发作等。

诊疗思路

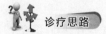

```
                    ┌──────────┐
                    │ 接诊患者  │
                    └──────────┘
                          │
┌──────────────────────────────────────────────────┐
│ 询问病史(职业、基础疾病);体格检查(皮肤、神志、肺部听诊等)(注1.1) │
└──────────────────────────────────────────────────┘
                          │
          ┌────────────────────────────────────┐
          │ 实验室检查(病原学检查、组织病理检查、        │
          │ G 或 GM 试验、影像学检查)(注1.2)         │
          └────────────────────────────────────┘
                          │
          ┌────────────────────────────────────┐
          │ 结合感染部位及特点诊断曲霉病(注1.3)         │
          └────────────────────────────────────┘
              ↓                        ↓
     ┌──────────────┐          ┌──────────────┐
     │ 鉴别诊断(注1.4) │          │ 抗菌治疗(注1.5) │
     │ 1. 支气管哮喘  │          └──────────────┘
     │ 2. 肺结核     │
     └──────────────┘
```

诊疗思路注解

 注 1.1

1. 询问病史 曲霉病较多见于农民、园艺工人和酿酒工人
及免疫抑制的病人,如 AIDS 和器官移植病人,采集病史时应询
问病人从事的职业,是否有基础疾病,尤其是 HIV 感染、粒细胞
缺乏和是否应用免疫抑制剂,是否有 COPD、糖尿病等慢性疾病。

2. 体格检查 皮肤曲霉病患者可见皮肤伤口感染形成溃疡、皮下肉芽肿或脓肿(图5-3-1)。骨曲霉感染可见牙槽骨坏死(图5-3-2)。中枢神经系统曲霉感染患者可有意识障碍、癫痫发作等。IPA患者体检可有低氧血症的表现,如口唇、指甲发绀,呼吸急促,肺部可闻及干、湿性啰音。

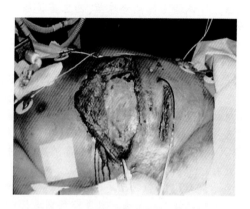

图 5-3-1 肝移植患者的皮肤曲霉病

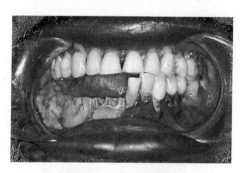

图 5-3-2 骨曲霉感染可见牙槽骨单侧坏死

注1.2 实验室检查

1. 病原学检查

(1) 涂片镜检:取痰液、脓液、肺泡灌洗液等标本镜检,可见分生孢子、分隔菌丝。

(2) 培养:上述标本可用作培养,但要注意假阳性结果,尤其对于非无菌标本的培养结果如阳性,不能作为确诊依据,可能为感染,也可能是曲霉定植。

2. 组织病理学检查 对侵袭性曲霉菌病的诊断与分型有

重要意义,是深部真菌感染诊断的"金标准"。可取肺活检组织来检测,但由于需采用侵入性手段来获取标本,其应用受到限制。

3. 曲霉抗原和菌体抗体检测

(1) G(β-1,3-D-葡聚糖)和GM(半乳甘露聚糖)试验是用于检测曲霉抗原。G试验可检测念珠菌、曲霉菌抗原,但隐球菌与接合菌侵袭性感染患者为阴性。GM试验在曲霉菌感染时也为阳性,血清GM含量动态变化不仅有利于曲霉感染的诊断,同样有利于对治疗效果和病情发展的判断。

(2) 血清抗体检测对变应性支气管肺曲霉病(ABPA)的诊断、指导激素治疗和病情的随访均有帮助,也有助于判断肺曲霉球病人是否伴有对曲霉过敏反应和慢性曲霉感染。

4. 影像学检查

(1) 胸部X线平片在IPA患者可见楔形阴影、斑片状浸润影、孤立性或多发性结节影(图5-3-3)。

(2) IPA患者肺CT早期(约1周内)可见晕轮征(halo sign),即磨玻璃样环状阴影环绕病灶周围。可见空气新月征(2~3周左右)(图5-3-4,图5-3-5)。

(3) 中枢神经系统曲霉感染患者头部CT或MRI检查可见颅内单发或多发性占位性病灶。

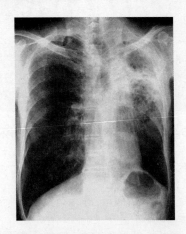

图5-3-3 PCP的影像学改变:左上肺不规则浸润,气管移位,肺体积缩小,胸膜肥厚

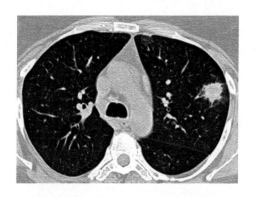

图 5-3-4 IPA 的影像学改变,晕轮征

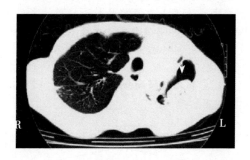

图 5-3-5 IPA 的影像学改变,箭头所示为新月征

注 1.3 结合感染部位及特点诊断曲霉病患者

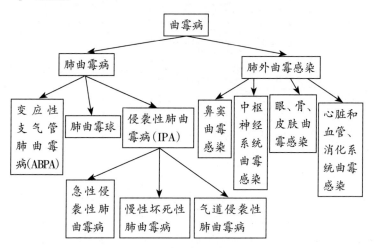

诊断

1. 曲霉病可见于各器官和系统,但所有症状均无特异性,结合各部位的症状同时以找到病原菌为主要诊断根据。

(1) 深部正常无菌组织标本培养出现阳性结果；

(2) 来源于受损器官(如鼻窦或皮肤)的标本呈现组织学和培养同时阳性。

在上述情况下,病人可有或无危险因素。

2. 肺CT影像学有典型的晕轮征和局部毛玻璃样改变,且G或GM试验2次阳性或有粒细胞减少等明确的危险因素,但无深部正常无菌组织培养或组织病理学证据,可以临床诊断为IPA。

3. 对无典型的肺部影像学改变,亦无G或GM试验检测结果,仅检查发现痰液等正常有菌的标本培养生长曲霉时,不能随意诊断IPA。若病人有明确的危险因素,同时有肺部感染的症状和体征,反复培养出同种曲霉,可以拟诊IPA。

💡 **注 1.4** **鉴别诊断**　需与支气管哮喘、肺结核、肺梗死等相鉴别,根据既往病史和相应辅助检查来鉴别。

💡 **注 1.5** **抗菌治疗**

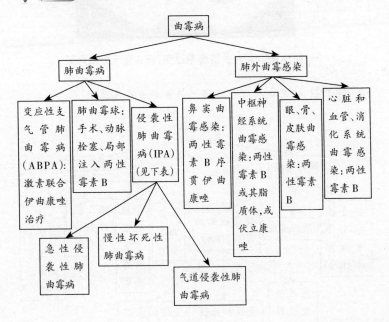

侵袭性肺曲霉菌感染抗真菌药物的选择及用法

治疗阶段	首选(静脉)	可选(静脉)	口服
初始治疗	VCZ:6mg/kg,q12h,d1,以后4mg/kg,q12h	AmB: 1mg/(kg·d),或AmB脂质体:3~5mg/(kg·d),或ITZ:200mg,q12h,d1,d2,以后200mg/d	VCZ 400mg/d,或ITZ口服液400mg/d
补救治疗	CF:70mg,d1,以后50mg/d 或VCZ(初始治疗未用者):剂量同初始治疗静脉用量 或AmB脂质体:剂量同初始治疗静脉用量		VCZ:剂量同初始治疗口服用量 或ITZ剂量同初始治疗口服用量
危及生命或标准治疗失败后的联合治疗	CF+VCZ(VCZ单药治疗失败时,仍可用于联合治疗) 或CF+AmB脂质体 或VCZ+AmB脂质体 或AmB+5-FC 或AmB脂质体+5-FC		病情稳定后改单药静脉应用或口服

注:VCZ:伏立康唑;AmB:两性霉素B;CF:卡泊芬净;ITZ:伊曲康唑;5-FC:氟胞嘧啶

附:常规医嘱

长期医嘱	临时医嘱
一级或重症护理	血常规
普食或流食	肝功、肾功、心肌酶、血糖、血生化
两性霉素B自0.1mg/kg加于500ml液体开始,逐渐增加剂量,1次/日,维持6小时静点	HIV
	凝血常规
	G或GM试验
	痰或脓液或肺泡灌洗液涂片(培养)
	血气分析
	肺CT
	头部CT或MRI

(张凯宇)

第四节 肺孢子菌病

关键词

肺孢子菌 肺孢子菌肺炎(PCP) 机会性感染 获得性免疫缺陷综合征 免疫抑制 复方新诺明

常见就诊原因

患者常因发热、干咳、进行性呼吸困难就诊,同时可伴有乏力,活动后气促,尤其是长期应用免疫抑制剂或 HIV 感染者出现上述症状。

诊疗思路

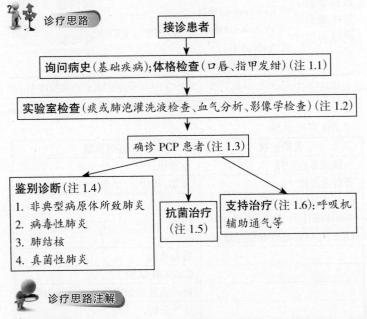

诊疗思路注解

注 1.1

1. 询问病史 PCP 多见于免疫缺陷病人,采集病史时应询问是否有基础疾病,尤其是 HIV 感染和是否应用免疫抑制剂,是否有糖尿病等慢性疾病。

2. 体格检查 PCP 患者常有较重的低氧血症,如口唇、指甲发绀,鼻翼扇动,儿童患者更明显,可见吸气时肋间隙凹陷,部分病人肺部有弥漫性干性啰音。

💡 **注1.2** 实验室检查

1. 痰或肺泡灌洗液检查 通过直接涂片发现含有8个子孢子的包囊来明确诊断,也可通过PCR技术来检测核酸。

2. β-D-葡聚糖试验可阳性。

3. 血气分析 多数PCP患者伴有呼吸衰竭,通过血气分析可以判定呼吸衰竭的类型。

4. 影像学检查 胸部X线或肺CT可见肺间质浸润或肺部毛玻璃样阴影(图5-4-1)。

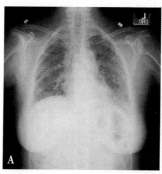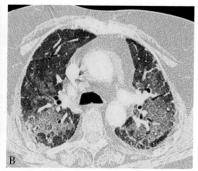

图5-4-1 PCP的影像学改变

A.胸部X线提示周围肺泡和间质浸润;B.肺CT提示毛玻璃样和分散性浸润

💡 **注1.3** 诊断

1. 临床上对免疫缺陷或有基础疾病的病人,出现不明原因发热、干咳、进行性呼吸困难、肺部影像学检查符合间质性肺炎时,应考虑本病。艾滋病病人如果CD4⁺T细胞计数<200/μl,应警惕并发PCP的可能性。

2. 确诊有赖病原体的检出。痰或肺泡灌洗液检查检出肺孢子菌是PCP诊断的金标准。对于难以明确诊断的病例,必要时可进行试验性治疗。

💡 **注1.4** 鉴别诊断

需与非典型病原体(支原体、衣原体等)所致肺炎、病毒性肺炎、粟粒性肺结核以及其他真菌性肺炎相鉴别,可通过病原体的分离鉴定来鉴别。

💡 **注1.5** 抗菌治疗

1. 复方新诺明(SMZ-TMP) 是首选的治疗或试验性治疗药物。

每日 TMP20mg/kg、SMZ100mg/kg,分 3 次口服或静脉注射。对于艾滋病合并 PCP 病人,可在 PCP 治疗结束后再开始抗病毒治疗。

2. 喷他脒应用于病情危重对 TMP/SMZ 不能耐受或 TMP/SMZ 治疗 5~7 日后,疗效不明显病人的第二选择方案。每日 40mg/kg,静脉滴注 60~90 分钟以上。要注意该药的不良反应。

3. 氨苯砜和 TMP 治疗轻度、中度病人。氨苯砜 100mg 口服,每日 1 次,TMP15mg/kg,分 3 次口服,疗程 3 周。

4. 伯氨喹和克林霉素 治疗轻度、中度病人有效,较严重病人克林霉素还可以静脉内给药。3 周为一疗程。

5. 三甲曲沙和亚叶酸(甲酰四氢叶酸) 对 SMZ-TMP 不能耐受或需选择静脉给药者适用。疗程 24 日。

6. 卡泊芬净 每日给药一次,首次剂量 70mg,维持剂量每日 50mg。根据病情严重程度,疗程 21~42 日。

7. 糖皮质激素治疗 重度 PCP 病人 PaO_2 < 70mmHg 或肺泡-动脉血氧分压差 > 35mmHg,提倡在抗 PCP 治疗开始同时或 72 小时内使用糖皮质激素,改善低氧血症,减少肺纤维化,降低死亡率。用法为波尼松口服,开始为 40mg 每日二次口服,5 天后减为 20mg 每日二次口服 5 天,之后 20mg 每日一次至抗 PCP 结束,疗程一般为 3 周。

注 1.6 支持治疗 病人应给予吸氧、改善通气功能,如呼吸困难进行性加重,可予以人工辅助呼吸,维持水和电解质平衡,输注新鲜血或血浆加强支持治疗。减少或停用免疫抑制剂以恢复病人的免疫功能。对合并细菌感染者应给予合适的抗生素。

附:常规医嘱

长期医嘱	临时医嘱
一级或重症护理	血常规
普食或流食	肝功、肾功、心肌酶、血糖、血离子
SMZ-TMP 2 片 / 次 3 次 / 日 口服	HIV
	β-D-葡聚糖试验
	淋巴细胞亚群计数
	痰涂片
	血气分析
	肺 CT、心电图

(张凯宇)

第六章 螺旋体病

第一节 钩端螺旋体病

关键词

疫水接触史 发热 身痛 乏力 结膜充血 淋巴结肿
大 腓肠肌压痛 显凝试验 肺出血 黄疸 脑膜炎 青霉
素 赫氏反应

常见就诊原因及疑诊线索

一般为接触过疫水或者稻田的患者因发热、乏力、全身酸痛、眼红、下肢痛而就诊。部分患者就诊时可出现呼吸困难、血痰,黄疸,剧烈头疼、呕吐等症状。

诊疗思路

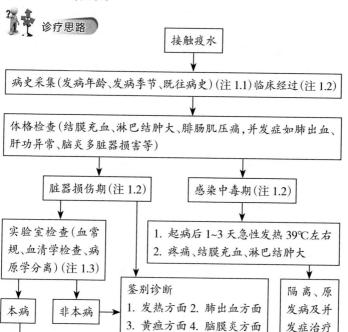

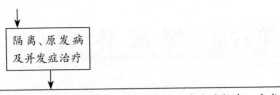

隔离、原发病
及并发症治疗

按照传染病防治法（乙类），24小时之内向疾控中心完成通报，采取隔离措施，完成病例调查，取血清样本，做好宣传，避免接触疫水或患病动物。

💡 **注 1.1** 流行病学特点

1. 传染源　南方以黑线姬鼠为主，北方以猪为主。(钩端螺旋体几乎可感染所有的哺乳类动物（至少160种以上，包括人类在内)，如牛、猪、马、狗、鼠类、啮齿类及野生动物等，造成肾脏慢性感染，并由尿液大量排菌。接触疫水是传播及流行本病的重要环节。

2. 传染途径　主要是直接接触传播，亦可通过消化道、呼吸道黏膜受损处，亦有母婴传播，可引起流产或死胎。

3. 人群易感性　普遍易感，尤其是青年农民及新迁入疫区者。病后对同型钩体有免疫力，但由于菌型繁多，故可再次感染。

4. 流行特征　热带、亚热带多见。长江流域及其以南沿海省市多见。多在雨季，8、9月为高峰。

💡 **注 1.2** 临床经过　潜伏期1~2周，临床常以感染中毒期及脏器损伤期症状而就诊（流程图中未标注恢复期）

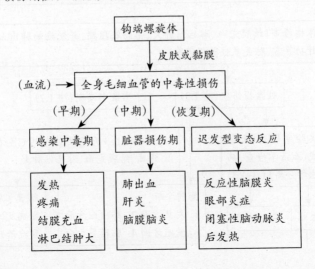

1. 早期(1~3天)　主要表现为发热及全身毒血症症状。表现为三大症状(发热、身痛、乏力),三大体征(结膜充血、淋巴结肿大、腓肠肌压痛)。

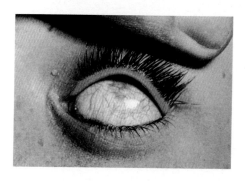

图 6-1-1　结膜充血

眼结膜充血,严重者伴出血。无畏光、疼痛、流泪及分泌物。持续时间较长,发病第1天即可出现,退热后仍可存在

2. 中期　表现为脏器损伤。可见肺出血、黄疸出血或脑膜炎。脑膜炎可表现为头痛、呕吐、布氏征阳性。

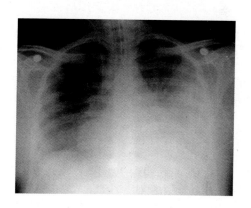

图 6-1-2　肺出血

轻者表现为咳嗽、痰中带血。重者为弥漫型肺出血。表现为胸闷、气促、发绀,查体双肺布满湿性啰音。胸片可见散在点片状阴影,严重者可大片融合

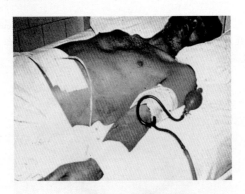

图 6-1-3　黄疸出血

可表现为乏力、食欲缺乏、厌油等肝炎症状,并伴有黄疸、肝脾大及肝功能异常

3. **恢复期**　表现为后发热、眼部炎症、反应性脑膜炎或闭塞性动脉炎

后发热:部分病例在病程第一次发热退尽,间隔 1~5 天又见发热及症状再现,称双峰热或双相热。除外复发后不需治疗。

眼部炎症:多于急性期退热后 1 周至 1 个月左右出现,表现为虹膜睫状体炎、脉络膜炎、葡萄膜炎,应及时治疗。

反应性脑膜炎:在后发热时或稍后出现,钩体培养阴性,预后良好。

闭塞性动脉炎:病后半月到 5 个月出现。脑基底部多发动脉炎导致脑缺血,反复引起偏瘫、失语等,预后差。

注13　实验室检查

1. **常规检查**　白细胞总数及中性粒细胞常轻度增高,尿常规检查,早期尿内可有少量蛋白、红、白细胞管型。黄疸出血病人有肝功能异常。脑膜炎病人脑脊液可见颅压升高、单核细胞增多,蛋白轻度升高。

2. **特异性检查**

(1) 血培养:阳性率为 20%~70%,至少需培养 1 周才能生长,培养 4 周无钩体生长即为阴性。

(2) 血清学检查:显凝试验,抗体效价 > 1:400,或早期及恢复期,双份血清抗体效价上升至 4 倍以上,可确定诊断,钩体 DNA 探针,可用于钩体病的早期诊断。

(此试验是应用活标准菌株作抗原,与可疑患者血清混合,在显微镜观察结果,如有特异性抗体存在,即可见到凝集现象)。

治疗方案

治疗原则:"三早一就",即早发现,早诊断,早治疗,就地治疗。

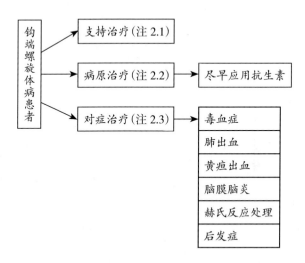

💡 **注2.1** 支持治疗:休息、补液,注意电解质情况。

💡 **注2.2** 病原治疗:本病原首选青霉素 G,强调早期应用,首次剂量为 40 万,肌肉注射,病情重者可 2 小时后追加 40 万 U,每日的总量为 120 万~160 万 U,避免发生赫氏反应。

赫氏反应:是钩体病患者在接受首剂青霉素或其他抗菌药物后,可因短时间内大量钩体被杀死而释放毒素,引起临床症状的加重反应,常见为高热、寒战,严重者发生休克。少数病人可再诱发致命的肺弥漫性出血。故在首次抗生素治疗后应加强监护数小时。

💡 **注2.3** 对症治疗

1. 糖皮质激素　中毒症状严重者可用氢化可的松 100~200mg/d。

2. 肺出血　及早应用糖皮质激素。心率明显加快可用洋地黄类药物。

3. 黄疸　予保肝降酶治疗,严重者可与维生素 K 预防出血。

4. 脑膜炎　酌情予甘露醇降颅压。

5. 赫氏反应　予糖皮质激素、镇静剂、降温及抗休克治疗。

6. 后发症　葡萄膜炎可予扩瞳,用 1% 阿托品溶液滴眼每日数次。脑内闭塞性动脉炎可予青霉素 G,肾上腺皮质激素、血管扩张剂等,争取尽早治疗。

预　防

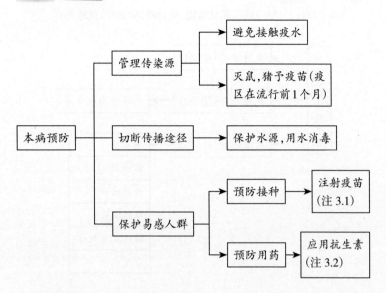

注 3.1　注射疫苗：钩体菌苗在每年流行季节前半月到 1 日开始接种，前后注射 2 次，相隔半月。第 1 次皮下注射 1ml，第 2 次 2ml，当年保护率约 95%。

注 3.2　预防用药：采用多西环素 200mg，在接触疫水期间每周口服 1 次，80% 以上的保护率。

（于岩岩）

第二节 梅 毒

关键词

硬下疳（caries gallica） 淋巴结肿大 多形性皮肤损害 黏膜斑 虫蚀样脱发 树胶肿 主动脉炎 主动脉瘤 脑膜炎 麻痹性痴呆 脊髓结核 快速血浆反应素试验（RPR） 梅毒螺旋体血凝试验（TPHA） 青霉素类药物

常见就诊原因及疑诊的线索

患者在生殖器或其附近发现结节,中央有溃疡,或在躯干、四肢等部位发现皮疹,或在口腔发现黏膜斑,或有脱发表现,或发现浅表淋巴结肿大,或出现头痛、呕吐、精神错乱、谵语、癫痫、痴呆,或心脏影像学检查发现主动脉瘤等异常,眼底检查发现有视神经盘水肿等症状和体征,亦有无症状患者因化验快速血浆反应素试验（RPR）、梅毒螺旋体血凝试验（TPHA）阳性而就诊。

诊疗思路

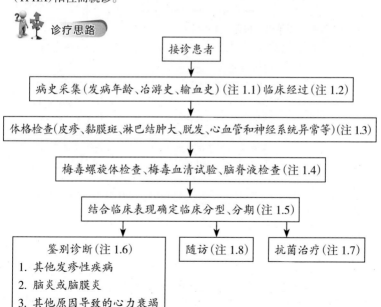

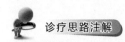诊疗思路注解

注1.1　**病史采集**　梅毒可发生于任何年龄人群,成人多由性接触传播,采集病史时应询问是否有冶游史,还有些是由输血感染,也要询问有无外伤、手术和输血史,对于儿童患者要询问其母亲是否感染梅毒。

注1.2　**临床经过**　依据梅毒传染途径的不同而分为后天梅毒和先天梅毒(胎传梅毒)。

1. **后天梅毒**　根据病情的发展而分为早期梅毒和晚期梅毒。早期梅毒有传染性,晚期梅毒无传染性。

2. **先天梅毒**　2岁以内为早期先天性梅毒,2岁以后为晚期先天性梅毒。

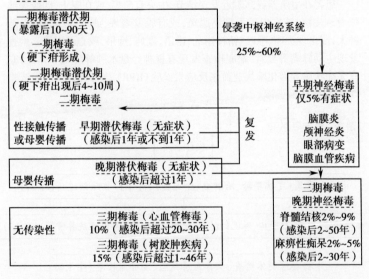

译自 Zeltser R, Kurban AK. Syphilis. Clin Dermatol. 2004; 22(6):461-468.

注1.3　**体格检查**

1. **皮肤、黏膜等异常**　体检时,在一期梅毒患者可发现生殖系统硬下疳;在二期梅毒患者可发现斑疹性梅毒疹,又称蔷薇疹、丘疹性梅毒疹、外生殖器等皮肤摩擦和潮湿部位的疣状皮疹、口腔黏膜斑、虫蚀样脱发、眉毛脱落;在三期梅毒的患者可发

现树胶肿；在先天梅毒的患儿可发现口周放射性条纹、带有脱屑的斑丘疹、口周的红斑和脱屑和先天性梅毒的牙齿改变。

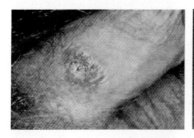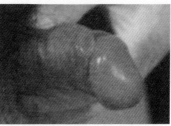

图 6-2-1　一期梅毒的硬下疳

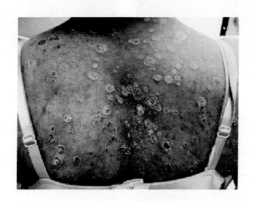

图 6-2-2　背部的多形性红斑

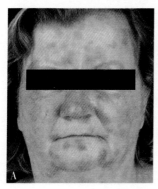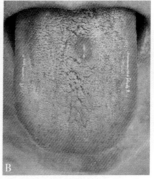

图 6-2-3　面部的丘疹(A)和舌部的疱疹(B)

319

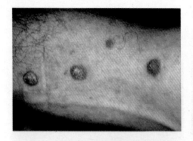

图 6-2-4　上臂的疣状皮疹

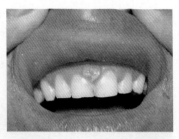

图 6-2-5　上龈的黏膜斑

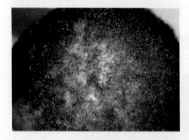

图 6-2-6　二期梅毒的虫蚀样脱发

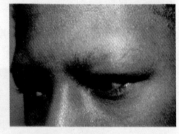

图 6-2-7　二期梅毒的眉毛脱落

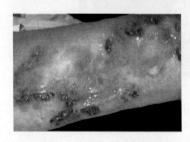

图 6-2-8　三期梅毒的树胶肿

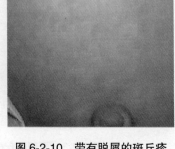

图 6-2-9　先天梅毒口周的放射性
皲裂

图 6-2-10　带有脱屑的斑丘疹

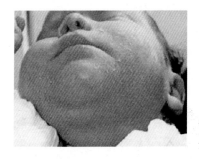

图 6-2-11　口周的红斑和脱屑

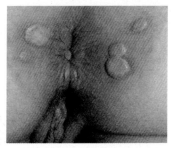

图 6-2-12　臀部的扁平疣

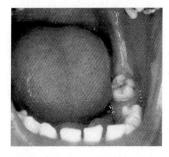

图 6-2-13　先天性梅毒的桑葚状牙齿

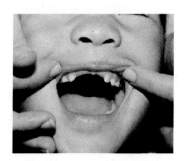

图 6-2-14　先天性梅毒的犬齿和牙齿缺失

2. 淋巴结肿大　大多数患者可有淋巴结肿大。表现为浅表淋巴结肿大,质硬,有弹性,无自觉症状,无压痛,活动性好,不粘连,不融合。

3. 心血管系统异常　在主动脉炎患者,心脏听诊可在主动脉区闻及收缩期杂音或主动脉第二音增强。在主动脉瓣关闭不全的患者,主动脉瓣区有收缩期及舒张期杂音,可出现水冲脉和指甲毛细血管搏动。

4. 神经系统异常　出现神经梅毒的患者可有偏瘫,四肢肌肉萎缩,实质性神经梅毒的患者瞳孔早期扩大、不等大,以后出现瞳孔变小,固定,对光反射消失等。脊髓结核的患者体检时有膝腱、跟腱等深反射减弱,肌力到晚期减退。也可有脑神经受累的体征。

注1.4　实验室检查

1. 组织及体液中梅毒螺旋体的检查:取硬下疳、二期梅毒疹的丘疹、扁平湿疣及黏膜斑进行病原学检查,如标本中看到螺旋体,结果即为阳性。但如果在口腔黏膜取材,要注意与口腔腐生螺旋体相鉴别。若阴性,不能除外此诊断。

2. 梅毒血清学检查

(1)非特异性螺旋体抗原血清试验:临床常用的试验包括VDRL(性病研究实验室玻片试验)、USR(血清不需加热的反应素玻片试验)、RPR(快速血浆反应素环状卡片试验)等。在一般人群中此类试验的假阳性率为 1%~2%,然而在吸毒者中可高达10%。90% 的假阳性者其滴度低于 1:8,但应注意潜伏梅毒和晚期梅毒者阳性滴度亦较低。应当指出的是,低危人群中非特异血清试验阳性者中半数为假阳性,所以此时需做特异抗体检测以确诊。

(2)特异性梅毒抗原血清试验:即螺旋体抗体检测。常用试验有 FTA-ABS(荧光螺旋体抗体吸收试验)、TPHA(梅毒螺旋体血凝试验)、EIA(酶免疫测定)和蛋白印迹试验。特异抗体试验在一期梅毒病人确诊时阳性率为 70%~90%,对二期病人的敏感性和特异性均很高。因特异抗体不易随治疗而消退,因而对三期梅毒病人的诊断意义明显优于非特异血清试验。

3. 脑脊液检查 脑脊液检查是确诊神经梅毒的主要依据。

(1)无症状神经梅毒:淋巴细胞数 <100 个 /mm^3,蛋白正常或稍升高(<100mg/dl),非特异性螺旋体血清试验阳性。

(2)脑膜梅毒:颅压增高,单核细胞 10~500 个 /mm^3,有时高达 2000 个 /mm^3,蛋白升高(45~200mg/dl),而 45% 的病人糖浓度下降,VDRL 阳性。

(3)脑膜血管梅毒:细胞数 10~100个 /mm^3,以淋巴细胞为主,蛋白升高(45~250mg/dl),脑脊液 VDRL 阳性。

(4)麻痹性痴呆:颅压正常或增高,淋巴细胞升高,8~100 个 /mm^3,蛋白升高(50~100mg/dl),球蛋白升高,糖含量正常或中度下降,脑脊液非特异血清试验阳性。

(5)脊髓结核:脑脊液检查可正常,但部分病人异常。如淋巴细胞为主的细胞数升高,5~160 个 /mm^3,蛋白中度升高,45~100 mg/dl,球蛋白升高。

💡 注 1.5 诊断

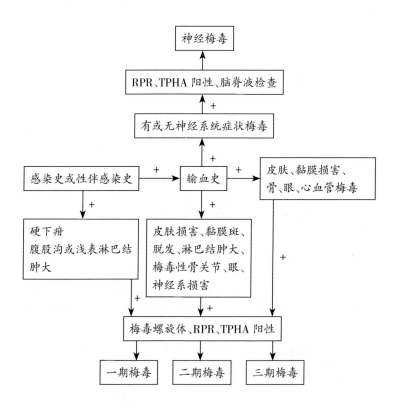

💡 注 1.6 鉴别诊断

1. 与皮疹性疾病鉴别

(1) 手足口病：有些婴幼儿的先天性梅毒表现为手足皮疹，可通过梅毒的实验室检查鉴别。

(2) 药疹：有些药物过敏者可表现为周身皮疹和口腔疱疹，结合用药史及梅毒的实验室检查鉴别。

2. 与脑炎或脑膜炎鉴别 神经梅毒需与中枢神经系统感染相鉴别，如结核性脑膜炎、隐球菌脑膜炎等起病缓慢的亚急性及慢性脑膜炎相鉴别。可通过既往病史和脑脊液检查等相鉴别。

3. 与其他原因引起的心力衰竭鉴别 要与心脏瓣膜病、肺栓塞、感染性心内膜炎等引起的心力衰竭相鉴别。可通过心脏彩超、肺动脉 CTA、血培养等检查结果相鉴别。

注1.7 治疗 梅毒治疗原则早期、足量、规则用药,首选青霉素,治疗后要追踪观察,对传染源及性接触者应同时进行检查和治疗。

后天梅毒的治疗

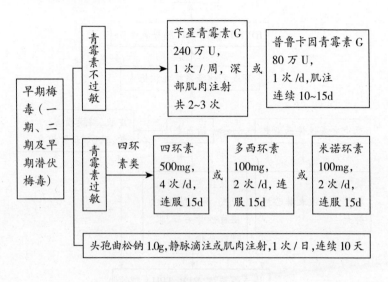

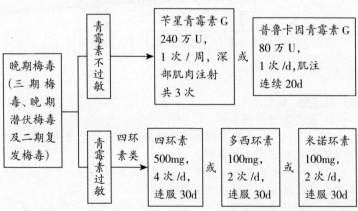

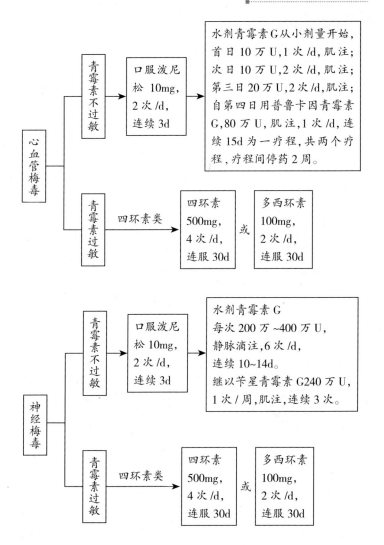

　　临床治愈：一期梅毒(硬下疳)、二期梅毒及三期梅毒(包括皮肤、黏膜、骨骼、眼、鼻等)损害愈合消退，症状消失。但是以下情况不影响临床治愈的判断，继发或遗留功能障碍(视力减退等)；遗留疤痕或组织缺损(鞍鼻、牙齿发育不良等)；梅毒损害愈合或消退，梅毒血清学反应仍阳性。

　　血清治愈：抗梅治疗后2年以内梅毒血清学反应(非梅毒螺旋体抗原试验)由阳性转变为阴性，脑脊液检查阴性。

先天梅毒的治疗

患梅毒的孕妇均应接受青霉素治疗。因为生产前的青霉素治疗有可能防止先天性梅毒发生。对青霉素过敏者,尽可能采用脱敏疗法,因为红霉素的疗效不好,四环素类不能用于孕妇。

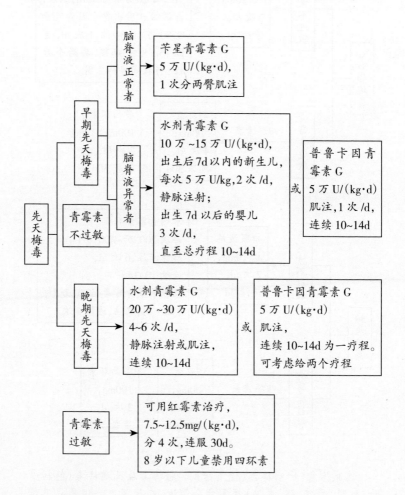

注1.8 随访

1. 后天梅毒的随访 梅毒经充分治疗后,应随访2~3年。第一年每3个月复查一次,以后每半年复查一次,包括临床和血清(非螺旋体抗原试验)。治疗后6个月内血清滴度未有4倍下降,则为治疗失败或再感染,除需加倍重新治疗外,还要考虑是否需要作脑脊液检查,以观察有无神经梅毒。一期梅毒在1年以内、二期梅毒在2年以内多数病人可转阴。少数晚期梅毒血清可持续在低滴度上(随访3年以上)可判为血清固定。神经梅毒要随访脑脊液,每半年一次,直至脑脊液完全转为正常。

2. 先天梅毒的随访　血清阳性而未治疗的新生儿须在第1、2、3、6和12个月时随访。非螺旋体抗体滴度应在3个月内下降,6个月左右转阴。如果该滴度不下降或升高,应当重新检查并充分治疗。螺旋体抗体可存在1年。如果1年以上仍阳性,应当按先天梅毒治疗。

治疗后的先天性梅毒应当随访,并监测非特异性抗体血清反应滴度是否下降。脑脊液淋巴细胞升高者,应每半年复查脑脊液一次,直至恢复正常。如果细胞计数在2年后仍不正常,或每次检查无下降趋势,应重复治疗,对6个月后脑脊液VDRL仍阳性者,也应重复治疗。

附:常规医嘱

长期医嘱	临时医嘱
二级护理	血常规、尿常规
普食	肝肾功、电解质、心肌酶、凝血常规
苄星青霉素240万U,1次/日深部肌内注射	HIV、血沉、结核抗体
如青霉素过敏	VDRL、USR、RPR
四环素500mg,4次/日口服(或多西环素100mg,2次/日口服)	心脏彩超
	头部CT或MRI
	胸片或肺CT
	必要时行脑脊液常规、生化及其他
	青霉素皮试

(张凯宇)

第三节 回 归 热

关键词

发热 头痛或肌痛 肝脾大 黄疸及出血倾向 体虱及蜱虫
叮咬史 病原学检查 退热及抗菌治疗

常见就诊原因及疑诊的线索

患者一般在反复发热、头痛或全身肌痛数日基础上就诊,重症者可
伴黄疸及出血倾向。

诊疗思路

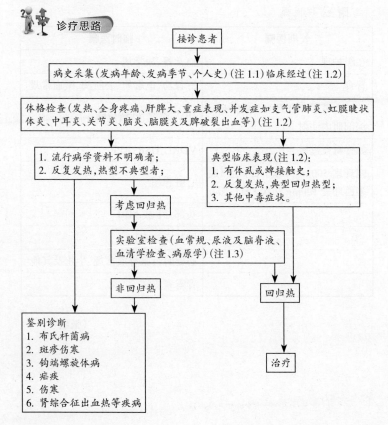

💡 注 1.1 流行病学特点

1. 传染源及传播途径

表 6-3-1　回归热的传染源及传播途径

	虱传回归热	蜱传回归热
传染源	患者	鼠类
传播媒介	体虱	蜱虫
侵入途径	病原体经过损伤的皮肤黏膜侵入机体	

2. 回归热流行地区及季节

表 6-3-2　回归热的流行季节及地区

	虱传回归热	蜱传回归热
流行季节	冬春季	春、夏季(4~8月)
流行地区	世界各地	热带、亚热带地区;我国南疆、山西等地
发病条件	不良卫生、居住拥挤	野外出行史

3. 个人史　应询问患者有无体虱或野外作业和蜱叮咬史等。

💡 注 1.2 临床经过(以虱传回归热为例)及体格检查

潜伏期　为 7~8 天(1~14 天),个别可长达 3 周。

临床经过主要分三期:前驱期、发热期、间歇期、恢复期。

1. 前驱期　1~2 日,可有畏寒、头痛、关节肌肉疼痛、精神不振、全身乏力及眩晕等前驱症状。

2. 发热期　为病原体在血液循环中迅速生长繁殖,产生大量包括内毒素样物质等在内的代谢产物,导致发热和毒血症症状。

(1) 发热:体温骤升,高热持续,起初畏寒、寒战,数小时后体温达 38℃ 左右,1~2 日内迅速高达 40℃ 左右,高热一般持续 6~7 天。

(2) 中毒症状。

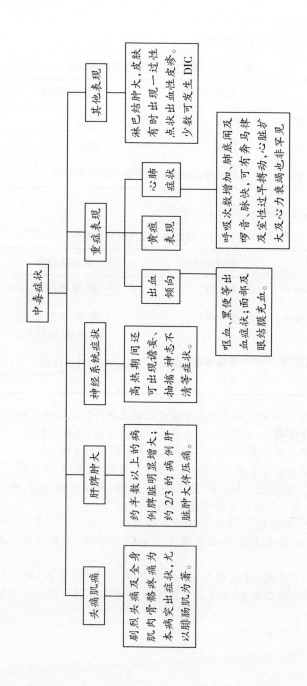

3. 间歇期　体温骤降伴大汗,体温常低于 37℃,甚或低至 35℃。约经 4~8 天逐渐恢复正常体温。虚弱、症状减退或消失、皮肤苍白。

4. 复发期　经 7~9 天的无热间歇期后,患者先出现低热,体温下降后又复上升,初发期的各种症状又重复出现。复发期发热的期限大致和第一次无热期相近,如以后再次复发,则发热期逐渐缩短而无热间歇期则愈见延长。

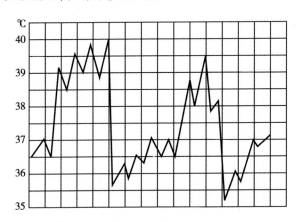

图 6-3-1　回归热热型

5. 蜱传回归热　潜伏期 4~9 天(2~15 天)。发病前在蜱叮咬的局部有炎症改变。临床表现与虱传回归热基本相同,但较轻。肝、脾增大较虱传回归热为少且缓慢。复发次数较多,大多发作 2~4 次。

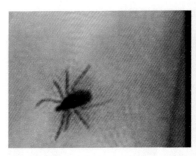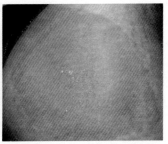

图 6-3-2　蜱叮咬改变

初为斑丘疹,刺口有出血或小水疱,伴痒感,局部淋巴结可肿大

💡 **注1.3** 回归热的实验室检查

1. 外周血象

(1) 虱传回归热:白细胞多增高,在(10~20)×10⁹/L,中性粒细胞比例增加,间歇期恢复正常或偏低。

(2) 蜱传回归热:白细胞多正常。

(3) 发作次数多者贫血常较严重,血小板可减少。

2. 尿和脑脊液　尿中常有少量蛋白、红白细胞及管型。少数脑脊液压力可稍增高,蛋白质和淋巴细胞增多。

3. 血生化试验　血清 ALT 升高,严重者血清胆红素上升,有达 170μmol/L 者。

4. 病原学检查

(1) 暗视野检查:在发热期采血涂片行暗视野检查,可查到螺旋体。

(2) 涂片检查:用血液、骨髓或脑脊液同时涂厚片或薄片,吉姆萨或瑞特染色可查到红色或紫色螺旋体。

(3) 动物接种取血 1~2ml 接种小鼠腹腔,逐日尾静脉采血,1~3 天内即可检出螺旋体。

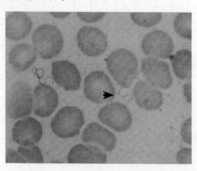

图 6-3-3　暗视野下螺旋体

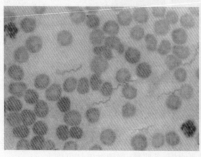
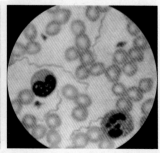

图 6-3-4　血涂片中螺旋体

治疗方案

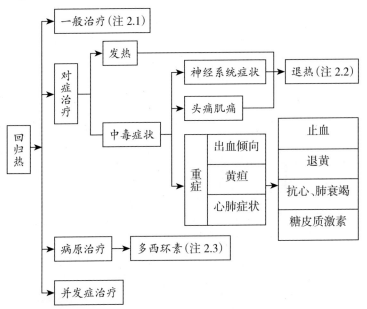

注 2.1 一般治疗 卧床休息,给予高热量流质饮食,补充足量液体和所需电解质。

注 2.2 退热 高热及有神经症状时酌情物理降温或给予少量镇静退热药。退热时关注血压、脉搏,避免循环衰竭发生。

注 2.3 病原治疗 首选四环素(tetracycline),成人每日 2g,分 4 次服,热退后减量为每天 1.5g,疗程 7~10 天。红霉素或氯霉素与四环素疗效相当。在应用抗生素治疗过程中,可能发生赫氏(Herxheimer)样反应,需及时采用肾上腺皮质激素治疗。

附:常规医嘱

长期医嘱	临时医嘱
常规护理	血常规、尿常规、大便常规
二级护理	肝肾功
高热量流质饮食	电解质
四环素 0.5mg po qid	心肌酶
必要时加用其他药物	腹部 B 超、胸片、心电图

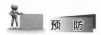 预 防

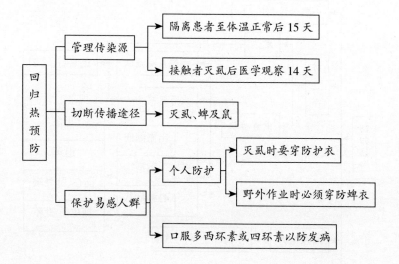

回归热预防

管理传染源 → 隔离患者至体温正常后 15 天

管理传染源 → 接触者灭虱后医学观察 14 天

切断传播途径 → 灭虱、蜱及鼠

保护易感人群 → 个人防护 → 灭虱时要穿防护衣

保护易感人群 → 个人防护 → 野外作业时必须穿防蜱衣

保护易感人群 → 口服多西环素或四环素以防发病

（赵英仁）

第四节　莱　姆　病

关键词

慢性游走性红斑　慢性萎缩性肢端皮炎　神经系统症状　对称性多关节炎　特异性 IgG、IgM　重组外表脂蛋白 A 莱姆病疫苗

常见就诊原因及疑诊的线索

患者因不明诱因出现腋下、大腿、腹部或腹股沟处圆形或椭圆形红斑,日渐增大,周围皮肤充血、变硬,伴有疼痛感或瘙痒而就诊。或因出现反复发作的多关节对称性肿胀、活动受限就诊。

诊疗思路

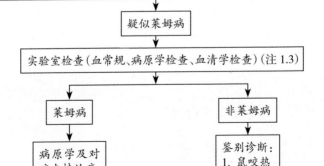

💡 **注 1.1** 流行病学特点

1. 发病季节 本病全年均可发病,但6~10月为本病发病高峰期。

2. 发病年龄 人群对本病普遍易感,无年龄和性别差异。隐性感染和显性感染率为1:1。

3. 既往病史 近日至数月曾到过疫区,或有蜱虫叮咬史。

4. 个人史 是否从事林业管理工作、或为旅游爱好者

💡 **注 1.2** 临床经过

本病临床主要分为3期:局部皮肤损害期、播散感染期、持续感染期

1. 第1期 即局部皮肤损害期,莱姆病皮肤损害三大特征是游走性红斑、慢性萎缩性肢端皮炎和淋巴细胞瘤。其中慢性游走性红斑最具诊断意义。

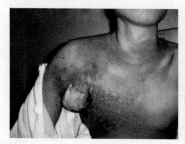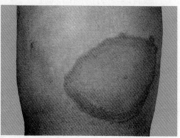

图 6-4-1 慢性游走性红斑

蜱虫叮咬数日后,叮咬处呈大的圆形或椭圆形充血性皮损,外缘鲜红色,中心部逐渐苍白,通常见于腋下、大腿、腹部和腹股沟等处,儿童见于耳后发际,多于3~4周消退,周围皮肤有显著性充血和皮肤变硬。

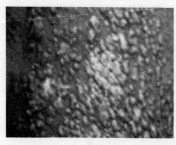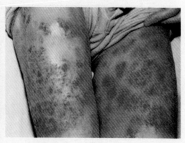

图 6-4-2 慢性萎缩性肢端皮炎

莱姆病晚期的主要表现之一,主要见于老年妇女,好发于前臂或小腿皮肤,初为皮肤微红,数年后萎缩硬化。

2. **第2期** 即播散感染期,常见于发病2~4周后,可出现神经和心血管系统损害。可见头痛、呕吐、眼球痛等脑膜刺激征,兴奋性增高、睡眠障碍等脑炎症状,部分患者可见面神经炎。大部分患者还可出现心血管系统症状,持续数日,可反复发作。

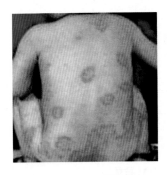

图 6-4-3　全身性红斑

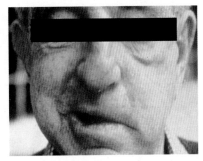

图 6-4-4　面神经炎

表现为面肌不完全瘫痪、皮损部位麻木或刺痛

3. **第3期** 持续感染期,见于2个月或更晚,主要为大关节受累。

注 1.3 莱姆病的实验室检查

1. **血常规** 白细胞多在正常范围,偶有白细胞升高伴核左移,血沉常增快。

2. **病原学检查** 取患者皮损皮肤、滑膜、淋巴结及脑脊液等标本,用暗视野显微镜或银染色法检查伯氏疏螺旋体,但此法检出率低;用 PCR 检测法检测患者标本,此法皮肤和尿标本检出率高。

3. **血清学检查** 患者早期出现特异性 IgM 抗体,可持续 4~6个月,晚期出现特异性 IgG 抗体,持续数年以上;免疫印迹法适用于经用 ELISA 法筛查结果可疑者。

治疗方案

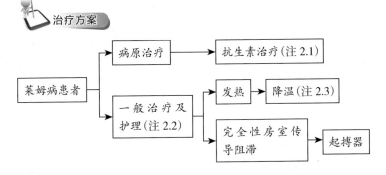

💡 注2.1 莱姆病1期选择口服抗生素治疗,疗程为10~21天;2、3期均选用静脉点滴青霉素治疗,疗程分别为10天,14~21天。在青霉素治疗过程中,应防止郝氏反应。

💡 注2.2 急性期患者应卧床休息,注意补充足够液体,清淡饮食,多饮水。

💡 注2.3 发热患者首选物理降温,可适当运用解热止痛剂,高热伴全身症状严重者,可给予糖皮质激素治疗。有关节损害者,避免关节腔内注射。

附:常规医嘱

长期医嘱	临时医嘱
按莱姆病隔离	血常规、尿常规、大便常规+潜血
二级护理	肝肾功及电解质
清淡饮食	莱姆病 IgM 抗体
青霉素 2000U/d iv drip	心电图
其他对症处理	必要时脑电图、病原学检查

 预 防

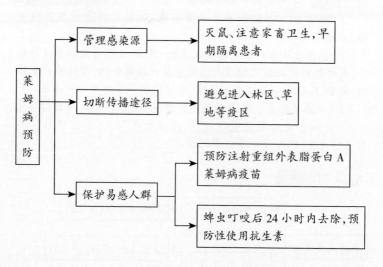

莱姆病预防 → 管理感染源 → 灭鼠、注意家畜卫生,早期隔离患者

→ 切断传播途径 → 避免进入林区、草地等疫区

→ 保护易感人群 → 预防注射重组外表脂蛋白 A 莱姆病疫苗

→ 蜱虫叮咬后24小时内去除,预防性使用抗生素

(孙 剑)

第七章 原 虫 病

第一节 阿 米 巴 病

一、肠阿米巴病

关键词

溶组织内阿米巴（*Entamoeba histolytica*）；阿米巴病（amebiasis）；肠阿米巴病（intestinal amebiasis）；肠外阿米巴病（extraintestinal amebiasis）

常见就诊原因及疑诊的线索

多数因腹痛、腹泻，排暗红色果酱样大便，粪便量较多，腥臭味浓来诊。如体检发现腹胀、腹痛、右下腹压痛常较明显，肠鸣音亢进者应注意本病的诊断。

诊疗思路

```
                    ┌─────────┐
                    │ 接诊患者 │
                    └─────────┘
                         │
┌──────────────────────────────────────────────────────┐
│ 病史采集(腹泻特点、不洁食品,既往腹泻史)(注1.1)临床经过(注1.2) │
└──────────────────────────────────────────────────────┘
                         │
┌──────────────────────────────────────────────────────┐
│ 体格检查(发热,腹痛部位及程度,并发症如脱水、肠穿孔、肠出血、 │
│ 腹膜炎等)(注1.4)                                        │
└──────────────────────────────────────────────────────┘
              │                          │
      ┌──────────────┐          ┌──────────────────┐
      │ 非典型阿米巴病 │          │ 典型肠阿米巴病(注1.3) │
      └──────────────┘          └──────────────────┘
              │                          │
┌──────────────────┐      ┌────────────────────────┐
│ 实验室检查(大便常   │      │ 1. 中等程度发热,或无发热   │
│ 规、血清学检查、病   │      │ 2. 腹痛,腹泻,排暗红色果酱样便 │
│ 原学分离)(注1.5)   │      │ 3. 大便找到阿米巴滋养体     │
└──────────────────┘      └────────────────────────┘
```

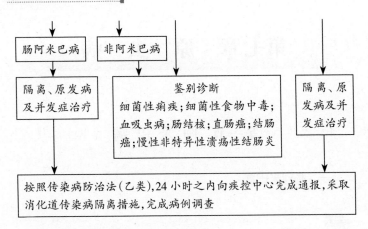

按照传染病防治法(乙类),24小时之内向疾控中心完成通报,采取消化道传染病隔离措施,完成病例调查

💡 注1.1 流行病学特点

询问发病前是否有不洁食物史或与慢性腹泻病人密切接触史,既往腹泻病史。有无营养不良或可导致免疫低下疾病及接受免疫抑制剂治疗史。

💡 注1.2 临床经过

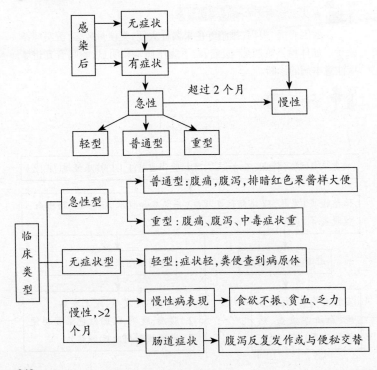

注1.3 临床类型及其症状体征 肠阿米巴病可分为无症状型、急性阿米巴痢疾、慢性阿米巴痢疾三个临床类型。其中急性型又分为轻型、普通型及重型。各型有互相转换的可能。各型的临床症状如下：

无症状型(包囊携带者)：多次粪检时发现阿米巴包囊。有转变为急性阿米巴痢疾的可能。

急性阿米巴痢疾：①轻型：临床症状较轻，表现为腹痛、腹泻，粪便中有溶组织内阿米巴滋养体和包囊；②普通型：起病缓慢，全身症状轻，无发热或低热、腹部不适、腹泻。典型表现为黏液血便、呈果酱样，3~10余次/天，便量中等，粪质较多，有腥臭；③重型：多发生在感染严重、体弱、营养不良、孕妇或接受激素治疗者。起病急、中毒症状重、高热、出现剧烈肠绞痛，随之排出黏液血性或血水样大便，每日10余次，伴里急后重，粪便量多，伴有呕吐。如不积极抢救，可于1~2周内因毒血症或并发症死亡。

慢性阿米巴痢疾：腹胀、腹泻，腹泻反复发作，或与便秘交替出现。

注1.4 体格检查

1. 典型患者 急性患者可有腹胀或盲肠与升结肠部位轻度压痛。慢性患者体检常查见肠鸣音亢进、右下腹压痛。

2. 重症患者可出现脱水表现或并发肠出血、肠穿孔或腹膜炎相关体征，伴肠外并发症者，可查到相关体征(肝、肺、泌尿道阿米巴病)

注1.5 阿米巴肠病的实验室检查

1. 血常规 白细胞总数和分类通常均正常。重型或伴细菌感染时，血白细胞总数和中性粒细胞比例增高。少数患者嗜酸性粒细胞比例增多。

2. 粪便检查 粪便肉眼观呈暗红色果酱样，腥臭、粪质多，含血及黏液。在粪便中可检到滋养体和包囊。粪便标本必须新鲜。取含血及黏液部分阳性率高。

3. 血清学检查 ①检测特异性抗体：阳性反映既往或现在感染。血清学检查 IgG 抗体阴性者，一般可排除本病。特异性 IgM 抗体阳性提示近期或现症感染，阴性者不排除本病；②检测特异性抗原：检测阳性可作为明确诊断的依据。

4. 分子生物学检查 DNA 探针杂交技术、聚合酶链反应(PCR)可应用于检测或鉴定患者粪便、脓液或血液中溶组织内阿米巴滋养体 DNA，也是特异和灵敏的诊断方法。

5. 结肠镜检查 可见肠壁大小不等散在性溃疡，中心区有渗出,边缘整齐,周边围有一圈红晕,溃疡间黏膜正常,取溃疡边缘部分涂片及活检可查到滋养体。

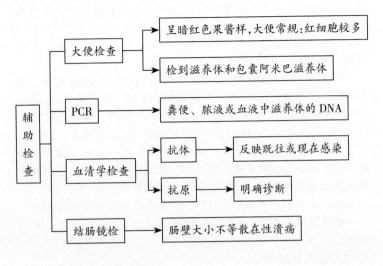

附:肠阿米巴病的并发症

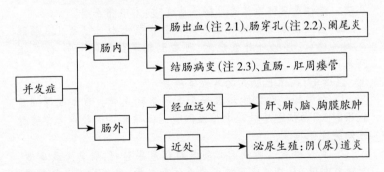

💡 **注2.1** 肠出血:病变累及肠壁血管可引起不同程度肠出血。小量出血多由于浅表溃疡渗血所致,可有血便。大量出血因溃疡达黏膜下层,侵袭大血管,或肉芽肿破坏所致,常因出血而致休克。

💡 **注2.2** 肠穿孔:急性肠穿孔多发生于严重的肠阿米巴病患者,系威胁生命最严重的并发症。穿孔可导致局限性或弥漫性腹膜炎。穿孔部位多见于盲肠、阑尾和升结肠。慢性穿孔多表现为进行性腹胀、肠鸣音消失及局限性腹膜刺激征,先形成肠粘连,后常形成局部脓肿或穿入附近器官形成内瘘。

注 2.3 结肠增生性病变:包括阿米巴瘤、肉芽肿及纤维性狭窄。多见于盲肠、乙状结肠及直肠等处,部分病人发生完全性肠梗阻或肠套叠。

治疗方案

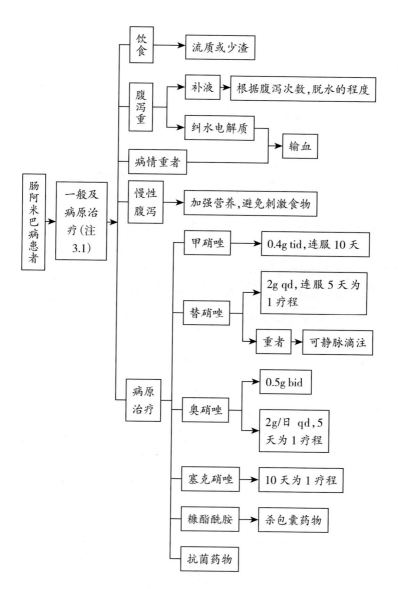

肠阿米巴病患者 → 一般及病原治疗(注 3.1) →

- 饮食 → 流质或少渣
- 腹泻重 → 补液 → 根据腹泻次数,脱水的程度
- 腹泻重 → 纠水电解质 → 输血
- 病情重者
- 慢性腹泻 → 加强营养,避免刺激食物
- 病原治疗
  - 甲硝唑 → 0.4g tid,连服 10 天
  - 替硝唑 → 2g qd,连服 5 天为 1 疗程
  - 替硝唑 → 重者 → 可静脉滴注
  - 奥硝唑 → 0.5g bid
  - 奥硝唑 → 2g/日 qd,5 天为 1 疗程
  - 塞克硝唑 → 10 天为 1 疗程
  - 糠酯酰胺 → 杀包囊药物
  - 抗菌药物

💡 注3.1　一般治疗
💡 注3.2　病原治疗

1. 硝基咪唑类　是目前治疗肠内、外各型阿米巴病的首选药物。妊娠(尤其最初3个月)、哺乳期以及有血液病史和神经系统疾病者禁用。①甲硝唑:重型可选甲硝唑静脉滴注,成人每次0.5g,每隔8小时1次,病情好转后每12小时1次,或改口服,疗程10天;②替硝唑:重型可静脉滴注;③其他硝基咪唑类:奥硝唑或塞克硝唑。

2. 糠酯酰胺(furimide)　是目前最有效的杀包囊药物,口服每次0.5g,每日3次,疗程10天。

3. 抗菌药物　主要通过作用于肠道共生菌而影响阿米巴生长,尤其在合并细菌感染时效果好。可选用巴龙霉素或喹诺酮类抗菌药物。

附:常规医嘱

长期医嘱	临时医嘱
按消化道传染病隔离	血常规、尿常规、大便常规 + 潜血
内科护理常规	肝肾功能等生化检查
二级护理	大便找阿米巴(滋养体或包囊)qd*3
流质少渣清淡饮食	血清阿米巴抗体
甲硝唑注射液 0.5g ivdrip q8h	结肠镜检查(慢性者)
或替硝唑注射 0.4 ivdrip qd	大便阿米巴核酸检测(有条件单位)
必要时加用其他药物(补液,补电解质)	大便致病菌培养 + 药敏
记 24 小时出入量(较重者)	胸片
	腹部超声波(肝胆脾)
	心电图
	必要时其他

预　防

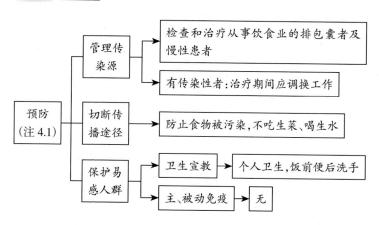

预防
(注4.1)
- 管理传染源
  - 检查和治疗从事饮食业的排包囊者及慢性患者
  - 有传染性者:治疗期间应调换工作
- 切断传播途径
  - 防止食物被污染,不吃生菜、喝生水
- 保护易感人群
  - 卫生宣教 → 个人卫生,饭前便后洗手
  - 主、被动免疫 → 无

💡**注4.1** 针对本病的流行环节进行预防。做好卫生宣教工作。

二、阿米巴肝脓肿

 关键词

阿米巴肝脓肿　肝内占位性病变　硝基咪唑类药物　肝脓肿穿刺引流

常见就诊原因及疑诊的线索

多因发热,发现肝内占位性病变来诊。发热,尤其是长期发热原因不明者,伴有右上腹痛和(或)肝大伴压痛、局部叩痛,病前曾有腹泻或大便不规则史,须考虑本病之可能。抗菌药物治疗无效时更应考虑本病。

第七章 原 虫 病

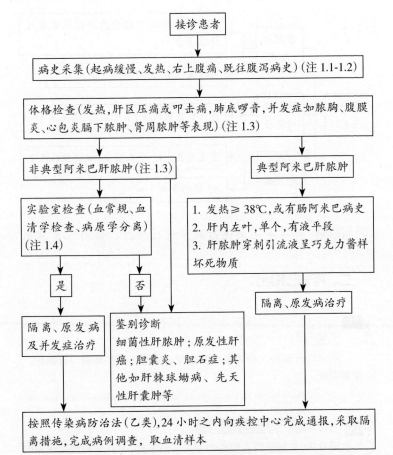

診疗思路

接诊患者

病史采集(起病缓慢、发热、右上腹痛、既往腹泻病史)(注 1.1-1.2)

体格检查(发热,肝区压痛或叩击痛,肺底啰音,并发症如脓胸、腹膜炎、心包炎膈下脓肿、肾周脓肿等表现)(注 1.3)

非典型阿米巴肝脓肿(注 1.3)　　　典型阿米巴肝脓肿

实验室检查(血常规、血清学检查、病原学分离)(注 1.4)

1. 发热≥38℃,或有肠阿米巴病史
2. 肝内左叶,单个,有液平段
3. 肝脓肿穿刺引流液呈巧克力酱样坏死物质

是　　　否

隔离、原发病治疗

隔离、原发病及并发症治疗

鉴别诊断
细菌性肝脓肿;原发性肝癌;胆囊炎、胆石症;其他如肝棘球蚴病、先天性肝囊肿等

按照传染病防治法(乙类),24 小时之内向疾控中心完成通报,采取隔离措施,完成病例调查,取血清样本

💡 **注 1.1** 流行病学特点　本病多为散发,无明显季节性。故临床较难收集到有意义的流行病学资料。既往史:应询问患者不洁饮食史,既往腹泻病史。

💡 **注 1.2** 症状　临床表现的轻重与脓肿的位置、大小及有否继发细菌感染等有关。主要临床症状见下图,包括发热,伴发症状及肝区痛等。

继发细菌感染是阿米巴肝脓肿的重要并发症,可出现寒战、高热,中毒症状明显,血白细胞总数及中性粒细胞均显著增多。

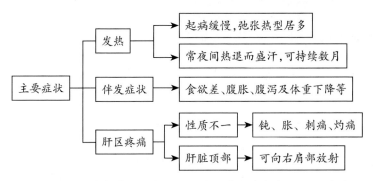

注:继发细菌感染是阿米巴肝脓肿的重要并发症,可出现寒战、高热,中毒症状明显,血白细胞总数及中性粒细胞均显著增多。

💡 **注1.3** **体格检查**

1. 典型阿米巴肝脓肿患者可有发热,消瘦。体检可发现肝大,边缘多较钝,有明显的叩击痛。部分患者右下胸部或上腹部饱满、局部有压痛。脓肿压迫右肺下部发生肺炎、反应性胸膜炎时,可有气急、咳嗽、右胸腔积液。

2. **脓肿穿破引起相关体征** 向右胸腔溃破可致脓胸,向腹腔溃破可引起急性腹膜炎,向心包溃破可发生心包填塞和休克。穿破至胃、胆等处,可引起膈下脓肿、肾周脓肿和肝 - 肺 - 支气管瘘等。

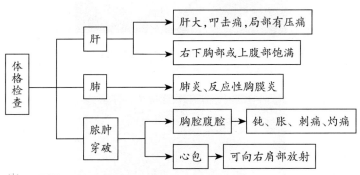

💡 **注1.4** **实验室及辅助检查**

(1)血象:血白细胞总数及中性粒细胞均增高,以急性感染者增高显著,平均为 18×10^9/L。贫血明显,血沉增快。

(2)粪便检查:伴活动性肠阿米巴病时,粪便镜检可找溶组织内阿米巴滋养体与包囊。

(3)肝脓肿穿刺液检查:典型的脓液呈棕褐色巧克力样、黏稠、有腥臭味,若能在脓液中找到溶组织内阿米巴滋养体或检测出其抗原,则可明确诊断。

（4）血清学检查：血清学检查溶组织内阿米巴IgG抗体阴性者，一般可排除本病。特异性IgM抗体阳性提示近期或现症感染，阴性者不能排除本病。单克隆抗体、多克隆抗体检测患者粪便溶组织内阿米巴滋养体抗原阳性可作为明确诊断的依据。

（5）分子生物学检查：DNA探针杂交技术、聚合酶链反应（PCR）检测溶组织内阿米巴DNA，阳性均有助于诊断。

（6）影像学检查：

1）超声波检查：B型超声最常用，可了解脓肿的数目、部位、大小、液化程度以指导临床医师作肝穿刺排脓或手术治疗。

2）X线检查：右侧横膈抬高、活动受限或伴右肺底云雾状阴影、胸膜反应或积液。

3）其他：CT及MRI检查均可发现肝内占位性病变。

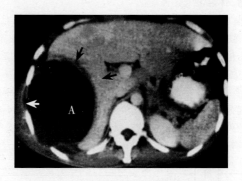

图7-1-1 阿米巴肝脓肿腹部CT
见肝右叶单个占位性病变，边界清，已完全液化

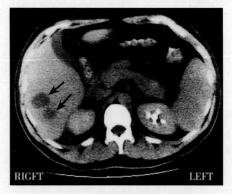

图7-1-2 阿米巴肝脓肿腹部CT
见肝右叶单个占位性病变，未完全液化

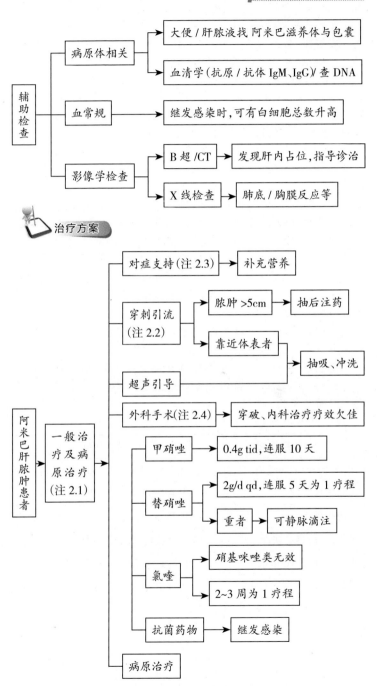

治疗方案

阿米巴肝脓肿的治疗多主张以内科治疗为主。

注 2.1 病原治疗　抗阿米巴治疗应选用组织内杀阿米巴药,并辅以肠腔内抗阿米巴药,以达根治。

(1) 甲硝唑或替硝唑:甲硝唑为国内外首选药物,每次 0.4g,每日 3 次,连服 10 天为 1 疗程,必要时可酌情重复。一般病情在 2 周左右恢复,脓腔吸收约需 4 个月左右。重者可选甲硝唑静脉滴注,成人每次 0.5g,每隔 8 小时 1 次,疗程 10 天。

(2) 氯喹:少数对硝基咪唑类无效者应换用氯喹。口服磷酸氯喹,成人每次 0.5g(基质 0.3g),每日 2 次,连服 2 天后改为每次 0.25g(基质 0.15g),每日 2 次,以 2~3 周为 1 疗程。

(3) 对有继发细菌性感染者应选用对病原菌敏感的抗菌药物。

注 2.2 肝穿刺引流　B 型超声显示肝脓肿直径 5cm 以上、靠近体表者,可行肝穿刺引流,应于抗阿米巴药治疗 2~4 天后进行。穿刺应在 B 型超声波探查定位下进行。脓液稠厚、不易抽出时,注入生理盐水或用 a 糜蛋白酶 5mg 溶于生理盐水 50ml 内,抽取 1/2 量注入脓腔,可使脓液变稀。较大脓肿在抽脓后注入甲硝唑 0.5g,有助于脓腔愈合。

注 2.3 对症与支持治疗　患者应卧床休息,给予高蛋白、高热量饮食,补充维生素,营养不良者应加强支持治疗。

注 2.4 外科治疗　对肝脓肿穿破引起化脓性腹膜炎者、内科治疗疗效欠佳者,可作外科手术引流。同时应加强抗阿米巴药物和抗菌药物的应用。

附:常规医嘱

长期医嘱	临时医嘱
按消化道传染病隔离	血常规、尿常规、大便常规＋潜血
内科护理常规	肝肾功能等生化检查
二级护理	ESR
高蛋白、高热量饮食	大便找阿米巴(滋养体或包囊)
甲硝唑 0.5g ivdrip q8h	血清阿米巴抗体
或替硝唑 0.4 ivdrip qd	腹部 B 超(CT,MRI)(肝、胆、肾)
必要时加用其他药物(如并细菌感染加用抗菌药)	胸片

续表

长期医嘱	临时医嘱
	必要时行心电图及其他(乙肝两对半,AFP)
	肝脓肿穿刺及穿刺液检查
	必要时外科会诊

(赵志新)

第二节 疟 疾

关键词

疟原虫 发热 贫血 脾大 氯喹 青蒿素 伯胺奎宁
复发

常见就诊原因

患者发病前有到过疫区、多因间歇性、定时性及发作性的寒战、高热、大汗、大汗后热退等症状就诊,部分患者亦可为不规则发热。

诊疗思路

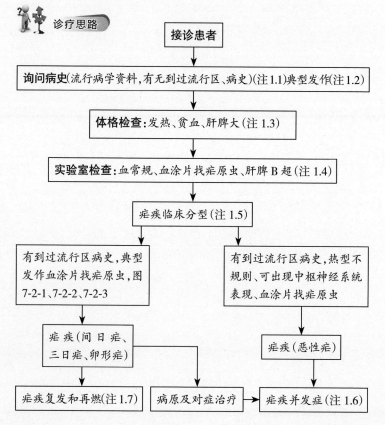

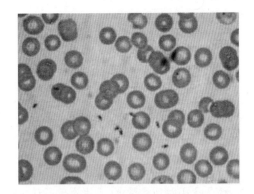

图 7-2-1 红细胞内的疟原虫

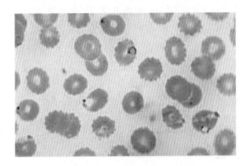

图 7-2-2 恶性疟原虫环状体

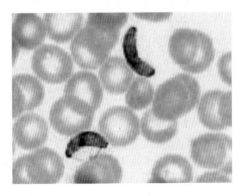

图 7-2-3 疟原虫

注 1.1 流行病学资料 应询问患者发病前是否有到过疟疾疫区,近期有无疟疾病史或输血史。

注 1.2 典型发作

1. 间日疟的典型发作分三期

(1) 发冷期:骤然发冷、剧烈寒战,口唇、指甲发绀,颜面苍白,全身肌肉关节酸痛,持续约10分钟乃至1小时许,寒战自然停止,体温上升。此期患者常有重病感。

(2) 发热期:寒战停止,体温迅速上升,通常可达40℃以上,患者颜面潮红、气促、结膜充血、皮肤灼热而干燥、脉速,多诉说心悸、口渴,持续2~6小时,个别达10余小时。

(3) 出汗期:高热后期,颜面手心微汗,随后遍及全身,大汗淋漓,衣服湿透,约2~3小时体温降低,患者感觉舒适,但十分困倦。整个发作过程约6~12小时,典型者间歇48小时又重复上述过程。一般发作5~10次,因体内产生免疫力而自然终止。

2. 三日疟发作与间日疟相似,但每72小时发作一次。发冷期、发热期和出汗期分界明显。卵形疟与间日疟相似。

3. 恶性疟 起病缓急不一,临床表现多变,其特点:①起病后多数仅有冷感而无寒战;②体温高,热型不规则。初起常呈间歇发热,或不规则,后期持续高热,长达20余小时,甚至一次刚结束,接着另一次又发作,不能完全退热;③退热出汗不明显或不出汗;④脾大、贫血严重;⑤可致凶险发作;⑥前驱期血中即可检出疟原虫;无复发。

注 1.3 体格检查 患者可有贫血,肝、脾大,以脾大为明显。

注 1.4 实验室检查

1. 血常规检查 红细胞和血红蛋白在多次发作后下降,恶性疟尤重;白细胞总数初发时可稍增,后正常或稍低。

2. 疟原虫检查

(1) 血液涂片(薄片、可厚片)染色查疟原虫,并可鉴别疟原虫种类。骨髓涂片染色查疟原虫,阳性率较血片高。

(2) 血清学检查:抗疟抗体一般在感染后2~3周出现,4~8周达高峰,以后逐渐下降。现已应用的有间接免疫荧光、间接血凝与酶联免疫吸附试验等,阳性率可达90%。一般用于流行病学检查。

(3) 基因诊断:PCR技术检测疟原虫DNA,灵敏度很高。

注 1.5 疟疾临床分型

凶险发作分为:脑型、超高热型、冷厥型、胃肠型及水肿型。特殊类型疟疾有:孕妇疟疾、先天性疟疾、婴幼儿疟疾及输血疟疾。

注 1.6 疟疾并发症

1. 黑尿热 有 6-磷酸葡萄糖脱氢酶(G-6-PD)缺乏的患者一发病,使用氯喹和伯氨喹等是本病诱因,引起急性血管内溶血。患者起病急,出现寒战、高热、腰痛、呕吐、腹痛、尿量骤减。尿色呈酱油样或黑红色。患者出现溶血性贫血、黄疸及肝功能异常,严重者致肾小管坏死。

2. 疟疾肾病 急性肾衰竭和肾病综合征。

🔆 注 1.7 复发和再燃 疟疾发作数次后,由于机体产生的免疫力或经彻底治疗而停止发作,血中原虫也被彻底消灭,但迟发性子孢子经过一段休眠期的原虫增殖后再入血流并侵入红细胞,引起发作,称为复发。而复发主要见于间日疟和三日疟。再燃指经治疗后临床症状受到控制,但血中仍有疟原虫残存,当抵抗力下降时,疟原虫增裂临床症状出现。再燃多在初发后3个月内。复发则不一,间日疟复发多在一年内;三日疟在二年内,个别达几十年还可复发。

治疗方案

抗疟治疗

1. 控制发作 氯喹,每片 0.25g(基质 0.15g)。第一天4片,6小时后再服2片,第2、3天每天2片,共计10片。耐氯喹的用青蒿素,总剂量2.5g,首次1.0g,6小时后0.5g,第2、3日各0.5g。蒿甲醚,肌注首剂0.2g,第2~4日各0.1g。硫酸奎宁片剂每片0.3或0.12g,口服第1~2天0.45~0.6g,每天3次,第3~7天0.3~0.6g,每天2次。其他新药磷酸咯啶,每片0.1g,首剂3片,以后2片,每日两次,疗程2日。磷酸咯萘啶,疗程2日,各服基质0.8g、0.4g。

2. 预防复发 磷酸伯氨喹(简称伯喹)能杀灭红细胞外期原虫及配子体,故可防止复发和传播。每片13.2mg(基质7.5mg),可每日服3片,连续8天,或每日4片,4日一疗程。恶性疟疾为防止其传播也可服伯喹,顿服4片或1日3片,连续2~3日以消灭配子体。本品过量或者红细胞缺乏G-6-PD,则易致溶血反应。伯喹可与控制发作的药物同时服用。

3. 凶险发作的抢救 凶险发作的抢救原则是:①迅速杀灭疟原虫无性体;②改善微循环,防止毛细血管内皮细胞崩裂;③维持水电平衡;④对症。

快速高效抗疟药 可选用:青蒿素注射液100mg肌注,第1天2次,后每天1次,疗程3日。磷酸咯萘啶注射液3~6ml/kg,加5%葡萄糖液或生理盐水静脉滴入或分次肌注,2~3天一疗程。

磷酸氯喹注射液 0.5g(基质 0.3g)加于 5% 葡萄糖液或生理盐水 300~500ml 中，静滴。第 1 天内每 6~8 小时 1 次，共 3 次，第 2、3 日可再给 1 次。滴速宜慢，每分钟 40 滴以下。儿童剂量应小于 5mg/kg/次，较安全为 2.5mg/kg，滴速 12~20 滴/分。患者一旦清醒即改为口服。

4. 妊娠合并疟疾时的治疗 治疗剂量的氯喹对孕妇是安全的。青蒿素在动物实验中有一定的胚胎毒性，妊娠 3 个月内慎用。3 个月以上的孕妇合并凶险疟疾可首选蒿甲醚。

预 防

针对疟疾流行的三个基本环节，采取综合性防治措施。

（一）管理传染源

及时发现疟疾病人并治疗，对带虫者进行休止期治疗或抗复发治疗。

（二）切断传播途径

在有蚊季节正确使用蚊帐，户外执勤时使用防蚊剂及防蚊设备。灭蚊措施除大面积应用灭蚊剂外，最重要的是消除积水、根除蚊子孳生场所。

（三）保护易感者

进入疟区服药预防，特别是流行季节，在高疟区必须服药预防。乙胺嘧啶每周 25mg 顿服；或每旬 50mg。或用哌喹，每 20 日顿服 0.5g。

附：常规医嘱

长期医嘱	临时医嘱
疟疾护理常规	血常规、尿常规
二级护理	血涂片找疟原虫
普通饮食	G-6-PD
青蒿素，首次 1.0g，6 小时后 0.5g，第 2、3 日各 0.5g	必要时输红细胞
磷酸伯氨喹每片 13.2mg(基质 7.5mg)，可每日服 3 片，连续 8 天	

（苏明华）

第三节 黑 热 病

关键词

　　发热　消瘦　肝脾大　全血细胞减少　血清球蛋白增多　白蛉叮咬史　骨髓涂片　锑剂治疗

常见就诊原因及疑诊的线索

　　患者多以长期不规则发热、消瘦、肝脾大基础上就诊。

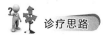

诊疗思路

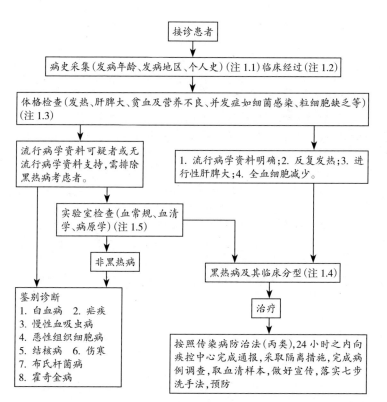

第七章 原 虫 病

💡 **注 1.1** 流行病学特点

1. **传染源、传播途径及易感人群** 见表 7-3-1。

表 7-3-1 黑热病的传染源、传播途径及易感人群

传染源			传播途径	易感人群
城市平原地区	丘陵地区	荒漠地区		
患者	病犬	野生动物	白蛉叮咬传播为主	普遍易感

2. **发病年龄** 见表 7-3-2。

表 7-3-2 黑热病的发病年龄

流行地区	发病年龄
平原地区	较大儿童及青壮年居多
丘陵地区	10 岁以下的儿童多见
荒漠地区(新疆、内蒙古)	2 岁以内的婴儿多见

3. **个人史** 应询问患者是否有在流行区居住或逗留史,当前是否为白蛉活动季节(5~9 月),患者是否为免疫功能低下群体,如骨髓、器官移植及接受其他免疫抑制治疗人群。

💡 **注 1.2** 临床经过 潜伏期长短不一,10 天至 9 年,平均 3~5 个月。

1. **发热** 现多为长期不规则发热。可伴畏寒、盗汗、食欲下降、乏力、头昏等症状,全身中毒症状不明显。

2. **脾、肝及淋巴结肿大** 脾脏呈进行性增大;肝轻度至中度增大;淋巴结亦为轻度至中度肿大。

3. **贫血及营养不良** 病程晚期可出现,有精神委靡、心悸、气短、面色苍白、水肿及皮肤粗糙,皮肤颜色可加深;亦可因血小板减少而出现鼻出血、牙龈出血及皮肤出血点等。

4. **病程** 症状缓解与加重可交替出现。一般病后 1 个月进入缓解期,体温、症状、脾脏、血象好转,持续数周后又可反复发作,病程迁延数月。病程愈长缓解期愈短,终至症状持续而无缓解。

💡 **注 1.3** 体格检查

1. **脾大** 自起病 2~3 周即可触及,质地柔软,以后随病期延长,肿大逐渐明显且变硬,半年可平脐水平,年余可达盆腔。若脾内栓塞或出血,则可引起脾区疼痛和压痛。

2. **肝大** 质地软,偶有黄疸和腹水。

3. **继发细菌感染或粒细胞缺乏时** 需关注感染部位或可能

感染部位查体表现。

注 1.4 临床类型

1. 皮肤型黑热病 皮损可见于身体任何部位,但面颈部多见,在结节内可查到无鞭毛体。

2. 淋巴结型黑热病 表现为浅表淋巴结大,尤以腹股沟部多见,其大小不一,无红肿或压痛。

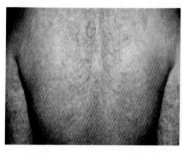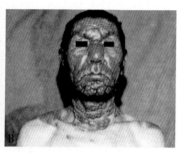

图 7-3-1 黑热病皮肤改变

皮损主要是结节、丘疹和红斑,偶见退色斑,表面光滑,不破溃亦很少自愈,结节可连成片

注 1.5 黑热病的实验室检查

1. 血常规及血清蛋白 全血细胞减少,其中白细胞数减少最明显,一般为 $1.5\sim3 \times 10^9/L$,重者可少于 $1 \times 10^9/L$,主要是中性粒细胞减少甚至完全消失;血沉多增快;球蛋白显著增加,白蛋白减低,A/G 可倒置,球蛋白沉淀试验阳性。

2. 病原学检查

(1) 涂片检查:常用骨髓涂片检查利杜体;外周血厚涂片阳性率 60%;皮肤型及淋巴结型患者,可从皮损处及肿大淋巴结中取材涂片。

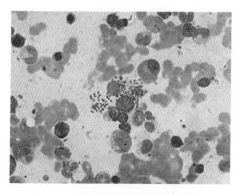

图 7-3-2 杜氏利什曼原虫患者骨髓涂片

（2）培养法：如原虫量少涂片检查阴性，可将穿刺物作利什曼原虫培养。

3. 血清免疫学检测

（1）检测特异性抗体：间接免疫荧光抗体试验（IFA）、酶联免疫吸附法（ELISA）及间接血凝（IHA）等方法检测特异性抗体。

（2）检测特异性抗原：单克隆抗体抗原斑点试验（McAb-AST）及单隆抗体斑点 ELISA（Dot-ELISA）检测循环抗原，用于早期诊断，亦可用于疗效评估。

4. 分子生物学检测 实时定量 PCR 可有效检测、评估感染者体内的虫体载量，有效评估疗效。亦为流行区无症状感染者的筛查提供了新的工具。

 治疗方案

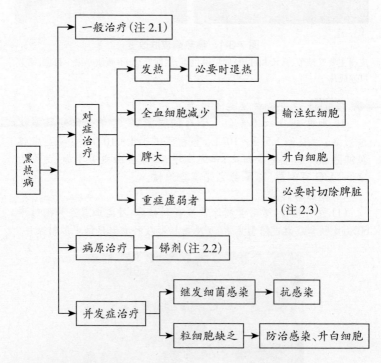

注2.1 一般治疗 卧床休息；高热量、高蛋白、高维生素饮食；加强口腔卫生及护理；预防和治疗继发感染。

注2.2 病原治疗 首选 5 价锑制剂葡萄糖酸锑钠，一般成

人一次 6ml(1 支,含五价锑 0.6g),一日 1 次,连用 6~10 日;小儿总剂量按体重 150~200mg/kg,分为 6 次,每日 1 次。对全身情况较差者,可每周注射 2 次,疗程 3 周或更长。复发病例可再用本品治疗。病情重危或有心肝疾患者慎用或改用 3 周疗法。

对锑剂无效或禁忌者可选下列非锑剂药物:米替福新(miltefosine)、两性霉素 B 脂质体(liposomal amphotericin B, L-AMB)、巴龙霉素(Paromomycin)。

 注 2.3 脾切除:巨脾或伴脾功亢进,或多种治疗无效时应考虑脾切除。术后再给予病原治疗,治疗 1 年后无复发者视为治愈。

治愈标准:体温正常,症状消失,一般情况改善;增大的肝脾回缩;血象恢复正常;原虫消失;治疗结束随访半年以上无复发。

附:常规医嘱

长期医嘱	临时医嘱
按黑热病常规护理	血常规、尿常规、大便常规
二级护理	肝肾功
高热量、高蛋白、高维生素饮食	电解质
葡萄糖酸锑素 0.6g po qd	腹部 B 超、胸片、心电图
必要时加用其他药物	骨髓穿刺及骨髓涂片

预 防

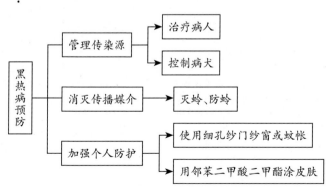

(赵英仁)

第四节 弓形虫病

关键词

孕妇 产前检查 畸胎 先天性 机会感染 脑炎 脑膜脑炎 脉络膜视网膜炎 乙胺嘧啶 阿奇霉素 克林霉素

常见就诊原因及疑诊的线索

患者一般在产前检查时发现弓形虫抗体阳性,或出现中枢神经系统症状,实验室检查提示嗜酸性粒细胞或淋巴细胞比例增高而就诊。

诊疗思路

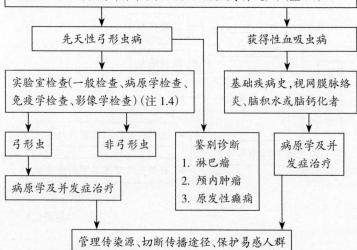

注1.1 流行病学特点

1. 发病人群 人类普遍易感,胎儿、婴幼儿、肿瘤、艾滋病病人及长期使用免疫抑制剂者最易被感染。兽医、屠宰人员、孕妇及免疫功能低下者为高危人群。

2. 既往史 既往曾饲养猫、狗,食入未煮熟的含弓形虫的肉制品、蛋品、奶类。接触被卵囊污染的土壤、水源。

3. 流行季节 无明显季节特点。

注1.2 临床经过 多数是没有症状的带虫者,仅少数人发病。临床上轻型多为隐性感染,重者可出现多器官功能损害。

1. 先天性弓形虫病 主要发生在初次感染的孕妇,呈急性经过。母体感染如发生在妊娠早期,多引起流产、死产或生下发育缺陷儿;妊娠中期感染,多出现死胎、早产和严重的脑、眼疾患;妊娠晚期感染,胎儿发育可以正常,但可有早产,或出生数月或数年后才逐渐出现症状,如心脏畸形、心脏传导阻滞、耳聋、小头畸形或智力低下。

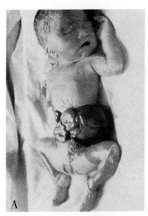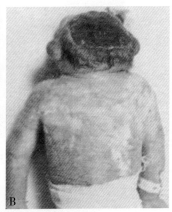

图7-4-1 先天性缺陷儿

2. 获得性弓形虫病 因虫体侵袭部位和机体反应性不同而呈现不同的临床表现。轻者多为隐性感染,主要表现为淋巴结肿大。重者则出现中枢神经系统症状。在艾滋病及恶性肿瘤等免疫功能低下者,常表现为脑炎、脑膜脑炎、癫痫和精神异常。眼病表现以脉络膜视网膜炎为多见。

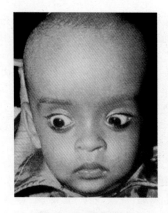

图 7-4-2　脑积水儿

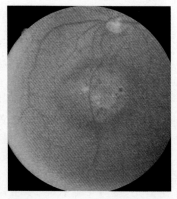

图 7-4-3　先天性脉络膜视
网膜炎

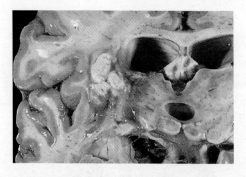

图 7-4-4　弓形虫脑炎

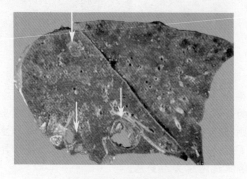

图 7-4-5　弓形虫肺病

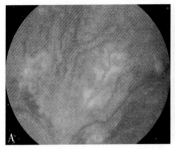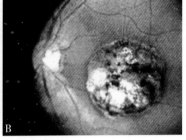

图 7-4-6 弓形虫脉络膜视网膜炎

💡 **注1.3** 体格检查

1. 先天性缺陷儿、心脏畸形、心脏传导阻滞、耳聋、小头畸形、智力低下等;

2. 可并发肠系膜淋巴结肿大、肺结节、肝脾大、脑炎、脑膜脑炎、癫痫和精神异常、脉络膜视网膜炎等并发症。

💡 **注1.4** 弓形虫病的实验室检查

1. 一般检查 白细胞略有增高,淋巴细胞或嗜酸性粒细胞

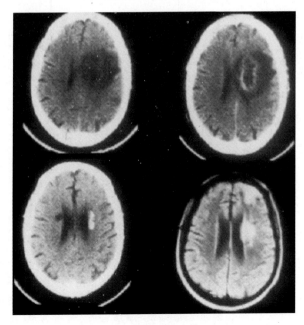

图 7-4-7 弓形虫脑炎 CT 图像

比例增高,有时可见异型淋巴细胞。

2. 病原学检查

(1) 直接涂片:取患者血液、骨髓或脑脊液、胸腹水、痰液、支气管肺泡灌洗液、眼房水、羊水等作涂片,用常规染色或免疫细胞化学法检测,在涂片中可发现弓形虫花环、链条和簇状群体,位于细胞质内。

(2) 淋巴结、肌肉、肝、胎盘等活组织切片,作染色。

(3) 动物接种:取待检体液或组织悬液,接种小白鼠腹腔内,可造成感染并找到病原体。

(4) 细胞培养。

3. 免疫学检查 检测血清中的抗虫体表膜抗体;检测血清或体液中的弓形虫循环抗原。

4. 影像学检查 表现为脑或肺部的结节病灶。

 治疗方案

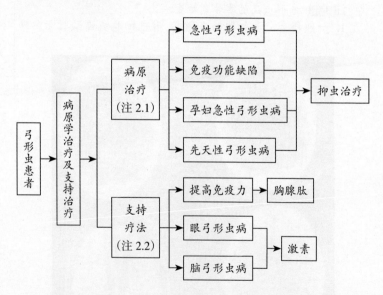

注2.1 病原治疗 一般成人感染多呈无症状带虫状态,不需抗虫治疗。只有以下几种情况才进行抗虫治疗:①急性弓形虫病;②免疫功能缺陷;③确诊为孕妇急性弓形虫感染;④先天性弓形虫病。公认的药物有乙胺嘧啶、磺胺嘧啶、阿奇霉素、克林霉素等。推荐联合治疗,可用磺胺甲噁唑(新诺明)取代磺胺嘧啶。

免疫功能正常的急性感染者疗程1个月,免疫功能低下者适当延长疗程,伴 AIDS 的患者应给予维持量长期服用。因乙胺嘧啶有致畸作用,故孕妇在4个月内忌用,可用乙酰螺旋霉素或阿奇霉素。

注 2.2 **支持疗法** 可采取加强免疫功能的措施,如给予胸腺肽等。对眼弓形虫病和弓形虫脑炎等可应用肾上腺皮质激素以防止脑水肿。

附:常规医嘱

长期医嘱	临时医嘱
传染科护理常规	血常规、尿常规、大便集卵试验
二级护理	肝肾功能
清淡饮食	电解质
抑虫联合方案	心肌酶谱
必要时加用其他药物	血沉
	弓形虫抗体
	胸片／肺部 CT
	必要时行心电图、心超、头颅 MRI、腰穿、胸穿等检查

预 防

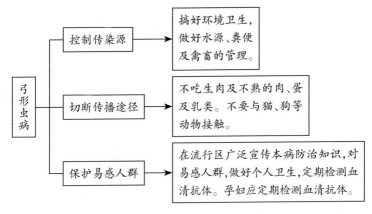

（黄建荣）

第八章 蠕 虫 病

第一节 日本血吸虫病

关键词

日本血吸虫 钉螺 疫水 肉芽肿 腹泻 脓血便 嗜酸性
粒细胞 门脉系统 干线状纤维化 吡喹酮

常见就诊原因及疑诊线索

皮肤损伤、荨麻疹、消瘦、发热、贫血、腹痛、腹泻、腹水、肝脾大、肠梗
阻、恶病质等就诊。

诊疗思路

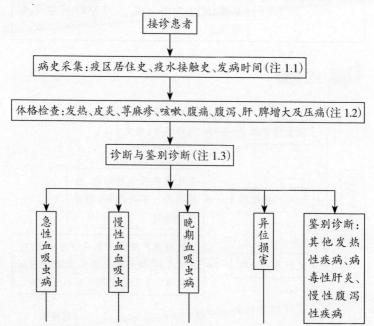

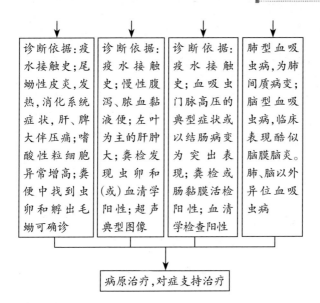

| 诊断依据：疫水接触史；尾蚴性皮炎，发热，消化系统症状，肝、脾大伴压痛；嗜酸性粒细胞异常增高；粪便中找到虫卵和孵出毛蚴可确诊 | 诊断依据：疫水接触史；慢性腹泻、脓血黏液便；左叶为主的肝肿大；粪检发现虫卵和(或)血清学阳性；超声典型图像 | 诊断依据：疫水接触史；血吸虫门脉高压的典型症状或以结肠病变为突出表现；粪检或肠黏膜活检阳性；血清学检查阳性 | 肺型血吸虫病，为肺间质病变；脑型血吸虫病，临床表现酷似脑膜脑炎。肺、脑以外异位血吸虫病 |

病原治疗，对症支持治疗

☀️ **注1.1** 病史采集要点

1. 疫区居住史与疫水接触史　本病的传染源是患者和保虫宿主。造成传播必须具备以下三个条件：带虫卵的粪便入水；钉

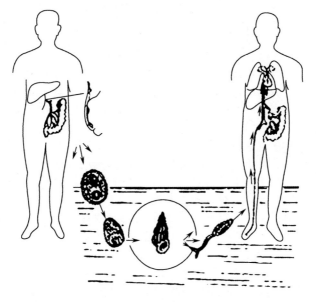

图 8-1-1　日本血吸虫生活史

螺的存在与孳生;以及人体接触疫水。疫水接触史是诊断疾病的必要条件。

2. 发病季节 急性血吸虫病好发于夏、秋季,以7~9月常见。

💡 **注1.2 体格检查要点**

1. **急性血吸虫病** 常有发热,可伴有严重贫血、消瘦水肿、恶病质,可有过敏症状,有荨麻疹,血管神经性水肿,其全身淋巴结轻度肿大。半数以上患者有腹痛、腹泻或脓血便,重型者腹部压痛与柔韧感,有腹水形成。

2. **慢性血吸虫病** 轻型感染者大多数无明显症状,仅在粪检时发现虫卵。有症状者以腹痛、腹泻常见,重症者可有脓血黏液便,伴里急后重,常有肝脾大,似慢性肝炎,肝大以左叶为著。

3. **晚期血吸虫病** 根据患者受累脏器病变程度不同,可分为4型:巨脾型、腹水型、结肠肉芽肿型、侏儒型。巨脾型最为常见,脾脏可达脐以下或可向内超过正中线,质硬,均伴有脾功能亢进,部分可出现消化道大出血。腹水型是晚期血吸失代偿的表现,腹膨隆常有脐疝与腹壁静脉曲张。结肠肉芽肿型常出现腹泻、腹痛、大便变形,结肠镜下可见肠黏膜明显增厚、粗糙、息肉形成和管腔变窄。侏儒型目前已少见,是儿童反复重度感染使肝脏合成生长素介质减少所致,症状类似于垂体性侏儒症。

4. **异位损害** 常见的异位血吸虫病有肺血吸虫病、脑血吸虫病及胃血吸虫病等。肺型血吸虫病多见于急性血吸虫病患者,为虫卵沉积引起的肺间质病变。呼吸道症状大多轻微,表现为轻度咳嗽与胸部隐痛,痰少。脑型血吸虫病临床表现酷似脑膜脑炎,常与肺部病变同时出现,症状为:意识障碍、脑膜刺激征、瘫痪、抽搐、腱反射亢进等。

💡 **注1.3 诊断要点**

1. **流行病史** 疫水接触史是诊断疾病的必要条件。

2. **实验室检查** 急性期外周血象以嗜酸性粒细胞显著增多为其主要特点。粪便内检查发现虫卵和孵出毛蚴是确诊血吸虫病的直接依据。免疫学方法特异性、敏感性较高,血液循环抗原检测阳性提示体内有活的成虫寄生,其他血清免疫检测阳性均表示患者已感染过血吸虫。直肠活检亦是血吸虫病原诊断方法之一。B型超声波检查可判断肝纤维化的程度,可见肝脾体积大小改变,肝表面结节,门静脉血管增粗,呈现典型网织状改变则提示慢性血吸虫病。

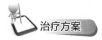

治疗方案

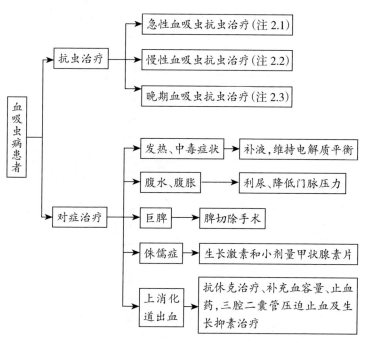

注 2.1 急性血吸虫抗虫治疗 吡喹酮按 120mg/kg，6 天分次服完，前两天服完 50%，体重超过 60kg 者按 60kg 计。

注 2.2 慢性血吸虫抗虫治疗 吡喹酮成人按 60mg/kg 计算，2 天分 4 次服完，儿童 30kg 以下者按总量 70mg/kg，30kg 以上者与成人相同。

注 2.3 晚期血吸虫抗虫治疗 如果一般情况尚可者按 40~60mg/kg，2 天内每天分 2~3 次服完。体弱或有其他并发症者按总量 60mg/kg，3 天内分次服完。严重感染者按 90mg/kg，6 天内服完。血吸虫童虫可用青蒿素衍生物蒿甲醚和青蒿琥酯杀灭用于预防用药。

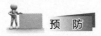

预 防

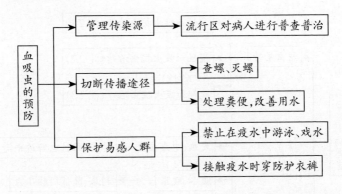

（宋建新）

第二节 并殖吸虫病

关键词

腹痛 腹泻 咳嗽 咳铁锈色痰 咯血 皮下结节 嗜酸性
粒细胞 蜊蛄 生食 吡喹酮 三氯苯达唑

常见就诊原因及疑诊的线索

患者一般在腹痛、腹泻、咳嗽、咳铁锈色痰、胸腔积液,或游走性皮下
结节或包块,实验室检查提示嗜酸性粒细胞增高而就诊。

诊疗思路

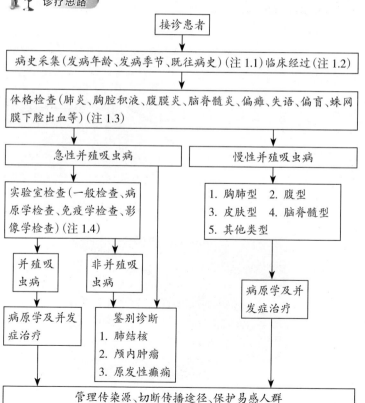

💡 **注 1.1 流行病学特点**

1. **发病年龄** 普遍易感,儿童与青少年感染率较高,尤其学龄儿童可能接触溪蟹和蝲蛄机会较多而患病较多。

2. **既往史** 应询问患者有无生食或半生食含并殖吸虫的溪蟹或蝲蛄,或饮用生水史。

3. **流行季节** 在直接捕食溪蟹的地方,夏秋季感染为主,喜食醉蟹的地区四季均可发病。

💡 **注 1.2 临床经过** 本病是一种全身性疾病,表现复杂多样,起病多缓慢。潜伏期可短至数日,或长达10年以上,多为3~6个月。大量感染并殖吸虫也可表现为急性并殖吸虫病。

1. **急性并殖吸虫病** 起病急骤,全身症状较明显。病初表现为腹痛、腹泻、稀便或黏液脓血便。可有食欲缺乏,低热,部分为弛张热伴畏寒,可反复出现荨麻疹。稍后出现胸痛、胸闷、气短、咳嗽等呼吸道症状。

2. **慢性并殖吸虫病** 多数患者早期症状不明显,发现时已经进入慢性期。其表现因虫种不同而异。卫氏并殖吸虫主要表现为咳嗽、胸痛、咯血,痰与血混合成铁锈色或烂桃样,如侵犯脑脊髓、肝脏和皮下即可出现肺外症状。可有胸肺型、腹型、皮肤型、脑脊髓型、其他类型。斯氏狸殖吸虫以游走性皮下结节为主要表现,如侵犯肝脏、心包、眼、脊髓,也可出现相应症状。

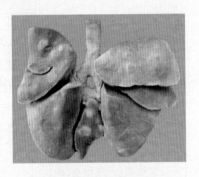

图 8-2-1 肺吸虫病

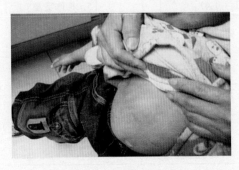

图 8-2-2 游走性包块

💡 **注 1.3** 体格检查

1. 可见皮下结节或包块。

2. 可并发肺炎、胸膜积液、腹膜炎、脑脊髓炎、偏瘫、失语、偏盲、蛛网膜下腔出血等并发症。

💡 **注 1.4** 并殖吸虫病的实验室检查

1. 一般检查 白细胞总数增多,嗜酸性粒细胞比例明显增高,可占 30%~40%;脑脊液、胸水、腹水及痰中嗜酸性粒细胞也可增高;血沉明显加快。

2. 病原学检查

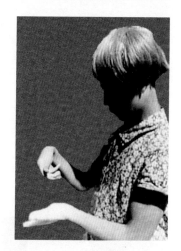

图 8-2-3　并殖吸虫脑炎

(1) 痰液:卫氏并殖吸虫患者清晨痰涂片或经 10% 氢氧化钾溶液消化浓集后,镜检可见虫卵,以及夏科 - 莱登晶体。

(2) 粪便:约 15%~40% 本病患者粪便中可查见并殖吸虫虫卵。

(3) 体液:脑脊液、胸水、腹水、心包液等体液中可查见并殖吸虫虫卵、嗜酸性粒细胞增多及夏科 - 莱登晶体。

(4) 活组织检查:皮下结节或包块病理检查可见并殖吸虫虫卵、童虫或成虫。

3. 免疫学检查

(1) 皮内试验:以 1:2000 成虫抗原 0.1ml 注射于前臂皮内,20 分钟后皮丘大于 12mm、红晕大于 20mm 者为阳性反应,阳性率可达 95%,常用于现场流行病学调查。

(2) 后尾蚴膜试验:痰并殖吸虫卵阳性患者中此试验阳性率高,特异性强。

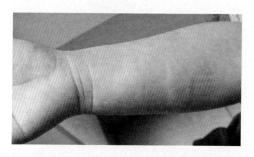

图 8-2-4　并殖吸虫皮内试验阳性

上述两种方法与其他吸虫蚴交叉反应而呈假阳性。

(3) ELISA 检测:检测患者血清中抗原阳性率达 95% 以上。

4. 影像学检查 X 线胸片检查对胸肺型病例有重要参考价值,早期可见中下肺野大小不等、边缘不清的类圆形炎性浸润阴影;病程后期可见囊肿及胸腔积液,同时伴胸膜粘连或增厚。脑脊髓型患者头部 CT 及 MRI 检查可显示病变状态或阻塞部位。

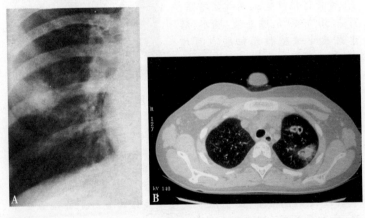

图 8-2-5 并殖吸虫肺部影像学

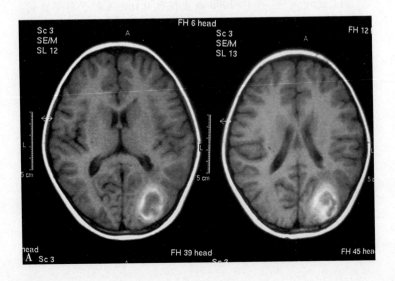

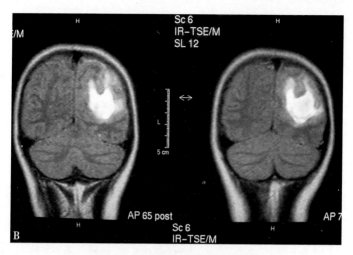

图 8-2-6　并殖吸虫头颅影像学

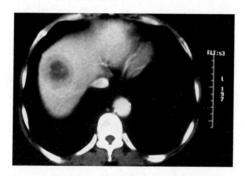

图 8-2-7　并殖吸虫肝影像学

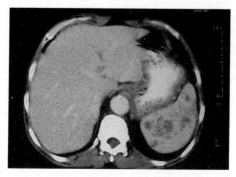

图 8-2-8　并殖吸虫脾脏影像学

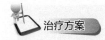

治疗方案

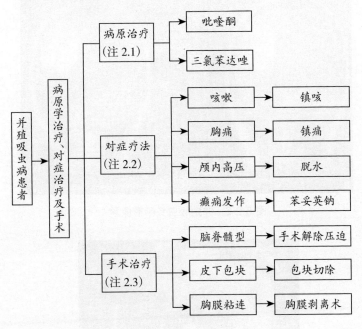

注 2.1 **病原治疗** 吡喹酮(praziquantel)对并殖吸虫均有良好疗效,剂量为每次 25mg/kg,每日 3 次,3 天一疗程。三氯苯达唑:10mg/kg,每日 2 次,1 日疗法。

注 2.2 **对症治疗** 颅内高压者使用脱水剂;咳嗽、胸痛者给予镇咳、镇痛剂;癫痫发作者可给予苯妥英钠治疗等。

注 2.3 **外科治疗** 脑脊髓型并殖吸虫病出现压迫症状,经内科治疗无效可考虑外科手术;皮下包块可手术切除;胸膜粘连明显时可行胸膜剥离术等。

附:常规医嘱

长期医嘱	临时医嘱
传染科护理常规	血常规、尿常规、大便集卵试验
二级护理	肝肾功
清淡饮食	电解质

续表

长期医嘱	临时医嘱
吡喹酮 25mg/kg/ 次 po tid 或三氯苯达唑：10mg/kg/ 次 po bid，1 日疗法。	心肌酶
必要时加用其他药物及手术治疗	血沉
	并殖吸虫抗体
	胸片／肺部 CT
	必要时行心超、头颅 MRI、腰穿、胸穿、皮下结节活检等检查

 预 防

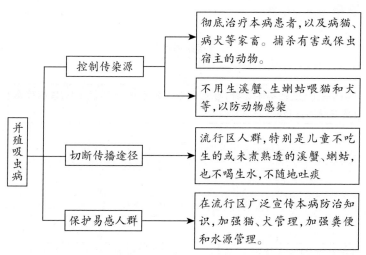

（黄建荣）

第三节 华支睾吸虫病

关键词

淡水鱼、虾 肝吸虫酶标 华支睾吸虫卵 吡喹酮 阿苯
达唑

常见就诊原因

患者可无任何临床表现,常因食用淡水鱼、虾后,或是 B 超检查发
现肝内胆管或胆囊有华支睾吸虫声像改变,或是血常规检查发现嗜酸性
细胞升高就诊。部分患者因肝区不适或失眠就诊。

诊疗思路

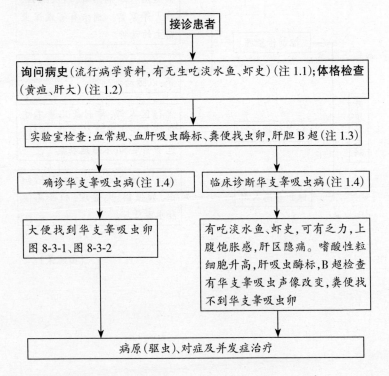

💡 **注 1.1** 流行病学特点 应询问患者有无到过疫区，是否有生食或半生食淡水鱼、虾史。

💡 **注 1.2** 体格检查

1. 华支睾吸虫病患者可有不同程度贫血和营养不良，肝大及特别是以左叶肝大为主，部分患者可有黄疸，有肝硬化的有肝掌或蜘蛛痣，腹部有静脉曲张。

2. 患者常可并发胆道感染、胆管炎和胆石症。肝硬化是本病严重的并发症。

💡 **注 1.3** 实验室检查

1. 血常规 可有嗜酸性粒细胞比例和绝对值增多，以急性期增加最明显。红细胞沉降率增快。严重感染者和慢性患者可出现不同程度贫血，血红蛋白和红细胞减少。

2. 肝功能 可出现异常，以血清 ALT 升高为主，总蛋白和白蛋白减少，白/球蛋白比例倒置。

3. 寄生虫学检查 粪便中检出虫卵可以确诊（图 8-3-1，图 8-3-2）。

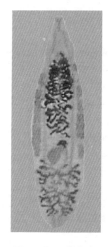

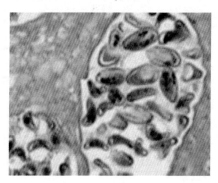

图 8-3-1 华支睾
吸虫

图 8-3-2 华支睾吸虫卵

4. 免疫学检查 血清免疫学检查，检测患者血清中和特异性抗体（肝吸虫酶标），可作为流行病学调查和辅助诊断方法。

5. 影像学 B超、CT、MRI 可显示胆管及周围病变，但多属非特异性。

:notes: 注1.4 华支睾吸虫病的诊断：粪便中检出虫卵可以确诊。有吃淡水鱼、虾史，可有乏力、上腹饱胀感，肝区隐痛。嗜酸性粒细胞升高或肝吸虫酶标，B超检查有华支睾吸虫病声像改变，即使粪便找不到华支睾吸虫卵亦可临床诊断。

治疗方案

:notes: 注2.1 病原治疗 首选吡喹酮，总剂量为150mg/kg，分2~3天口服。治疗后3个月粪便虫卵阴转率达90%以上。少数患者有头晕、头痛、乏力、恶心、腹痛、腹泻等不良反应，停药后消失。已有出现心律失常患者，严重心律失常患者禁用吡喹酮治疗。有吡喹酮禁忌的患者可用阿苯达唑，用量为每日10mg/kg，2次分服，7天为一疗程。

:notes: 注2.2 对症治疗 严重感染有营养不良、肝功能异常或肝硬化者，进行驱虫治疗时给予加强营养，纠正贫血，保肝等对症支持治疗。

:notes: 注2.3 并发症的治疗 合并胆管炎、胆道感染时，加用抗生素治疗。有胆石症或胆道梗阻时外科手术治疗，术后再驱虫治疗。

预 防

预防华支睾吸虫病最简单有效的措施是不食未经煮熟的淡水鱼或虾。

附：常规医嘱

长期医嘱	临时医嘱
华支睾吸虫病护理常规	血常规、尿常规、大便常规＋潜血
二级护理	大便找肝吸虫卵
普通饮食	肝功能
吡喹酮 总剂量为150mg/kg，分3天用药	肝吸虫酶标
心电监护	心电图

（苏明华）

第四节 姜 片 虫 病

关键词

消化功能紊乱　肠梗阻　粒细胞浸润　姜片虫卵

常见就诊原因和疑诊线索

患者多有长期间歇性上腹部不适,偶有腹痛,或伴腹泻,或腹泻与便秘交替而就诊,亦有患者健康体检时粪便中查找到姜片虫卵而就诊。

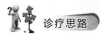

诊疗思路

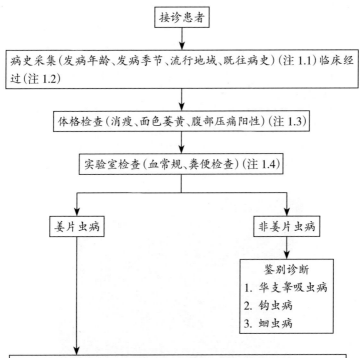

注 **1.1** 流行病学特点

1. 发病年龄 5~20 岁的儿童与青少年发病率最高,感染后人对再感染无明显保护性免疫。

2. 发病季节 感染有明确季节性,多发生于 9~11 月份。

3. 流行地域 本病是地方性传染病,流行于亚洲的温带和热带地区。

4. 既往病史 询问病人是否有生食水生植物史。

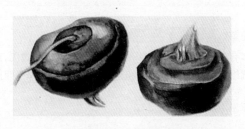

图 8-4-1 荸荠

水生植物,姜片虫第二中间寄主

注 **1.2** 临床经过 临床经过可分为潜伏期、临床症状期。

1. 潜伏期 1~3 个月,多无症状或症状轻微,如食欲缺乏,偶有上腹部不适。

2. 临床症状期 恶心、呕吐、食欲缺乏等胃肠症状,常有间歇性上腹部隐痛,少数为脐周痛,偶有剧痛或绞痛。可有腹泻、或腹泻与便秘交替出现。重者出现全身乏力、精神不振、贫血、磨牙。不少患者可有自动排虫史或吐虫史。

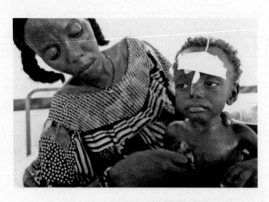

图 8-4-2 感染后营养不良患者

注 1.3 体格检查

1. 患者可无症状,重者可见消瘦、面色姜黄、上腹部可有压痛,伴或不伴反跳痛。

2. 姜片虫患者可并发肠道及肺部感染至全身衰竭而死,大量感染者可因虫体成团并发肠梗阻。

注 1.4 实验室检查

1. 血常规 呈轻度贫血,嗜酸性粒细胞升高,可达10%~20%。

2. 粪便检查 直接涂片或沉淀集卵法可找到姜片虫卵。

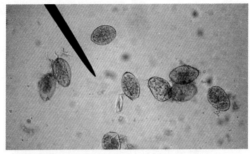

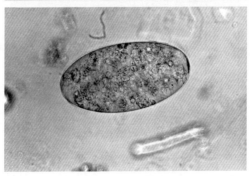

图 8-4-3 姜片虫卵

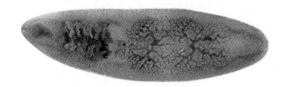

图 8-4-4 姜片虫成虫

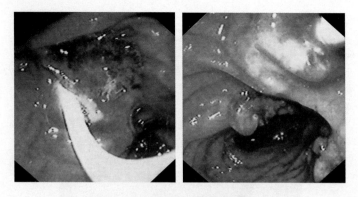

图 8-4-5 电镜下姜片虫肠道损伤

治疗方案

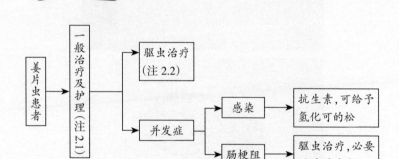

注 2.1 一般治疗及护理：支持疗法，给予患者足够营养，纠正贫血。

注 2.2 驱虫治疗

1. 吡喹酮 本病首选用药，常用剂量为 10~20mg/kg，分早、中、晚三次口服，一日内服完。

2. 硫氯酚 成人计量为 3g，儿童为 50mg/kg，晚间顿服或连服 2 晚。

3. 槟榔煎剂、硝硫氰胺亦有一定的作用。

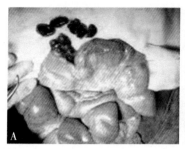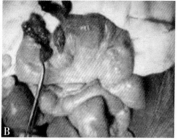

图 8-4-6　手术取出姜片虫成虫

附:常规医嘱

长期医嘱	临时医嘱
感染内科常规护理	血常规、尿常规、大便常规 + 潜血
二级护理	肝肾功、电解质
清淡饮食	腹部平片
	吡喹酮 10~20mg/kg(分三次口服)
	必要时给予支持治疗

 预　防

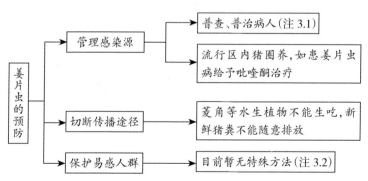

💡注3.1 普查、普治病人:患者治愈标志为2~4个月内不发生临床症状,以及粪便检查无虫卵。

💡注3.2 保护易感人群:感染后人对再感染无明显保护性免疫,故目前无行之有效的主动免疫及被动免疫。

(孙 剑)

第五节 丝虫病

关键词

周期性发热 象皮肿 逆行性淋巴管炎 精索炎 丹毒样性皮炎 肺嗜酸性粒细胞浸润综合征 乳糜尿 类结核结节 嗜酸性脓肿 闭塞性淋巴管内膜炎

常见就诊原因及疑诊的线索

患者发热,腹股沟和腹部淋巴结肿大、疼痛、局部温热感、下肢条索样肿痛 3~4 天就诊,或因周期性发热、腹股沟和腹部淋巴结红肿热痛、下肢坚实性水肿数年就诊。

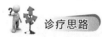

诊疗思路

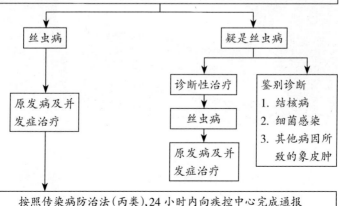

💡 **注 1.1** 流行病学特点

1. **发病年龄** 人群普遍易感,20~25 岁感染率和发病率最高。

2. **发病季节** 蚊虫孳生季节(5~10 月份),本病发病率最高。

3. **既往病史** 急性发作病人应询问既往是否有类似症状,是否有蚊虫叮咬史,是否于 5~10 月份进入丝虫病疫区。

💡 **注 1.2** 临床经过 临床经过共分为 4 期:潜伏期、微丝蚴血症、急性丝虫病、慢性丝虫病。

1. **潜伏期** 可分为生物性潜伏期和临床潜伏期,表现轻重不一,轻者无症状,重者出现淋巴管炎,此期血中嗜酸性粒细胞增多。

2. **微丝蚴血症期** 此期患者血液中开始出现高密度微丝蚴,可持续数十年。

3. **急性丝虫病期** 周期性丝虫热、逆行性淋巴管炎、丹毒样性皮炎、肺嗜酸性粒细胞浸润综合征。

图 8-5-1 逆行性淋巴管炎

不定时周期性发作的腹股沟和腹部淋巴结肿大后,淋巴管肿胀、疼痛,沿大腿内侧向下蔓延,形成离心性发展的红线

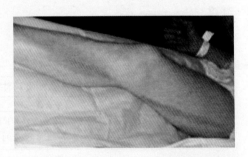

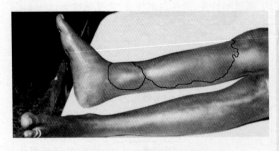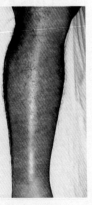

图 8-5-2 丹毒样性皮炎

俗称"流火",淋巴管炎波及内皮微细淋巴管时,局部皮肤出现弥漫性红肿、发亮,有灼热疼痛,类似丹毒

4. 慢性丝虫病期　淋巴管肿大、曲张；鞘膜腔积液；乳糜尿；象皮肿。

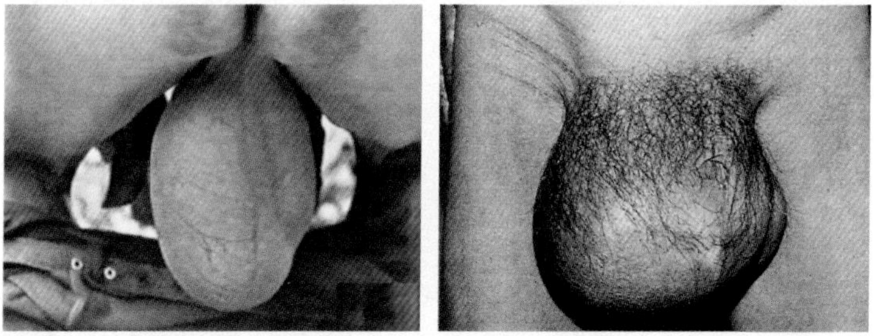

图 8-5-3　鞘膜腔积液

精索及睾丸淋巴管阻塞，淋巴液淤滞于鞘膜腔所致，患者阴囊体积增大，皱褶消失，透光反射阳性

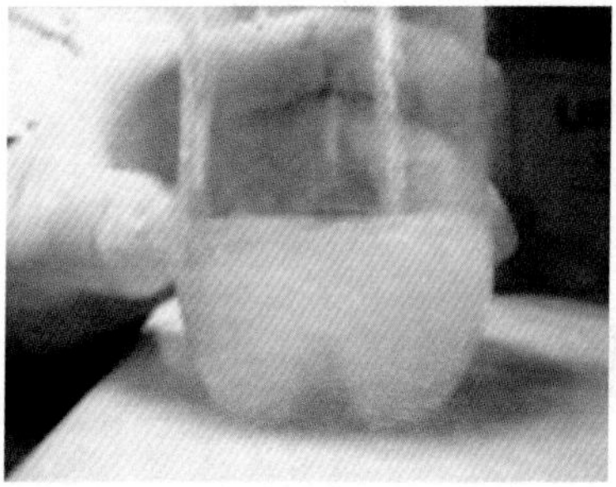

图 8-5-4　乳糜尿

丝虫病晚期症状之一，患者淋巴管破裂多在肾盂及输尿管，常突然发生，乳糜尿呈乳白色

注 1.3　体格检查

1. 急性发作期

(1) 可触及肿大的腹股沟淋巴结，大腿内侧淋巴管肿胀、形成离心性发展的红线，淋巴管周围皮肤弥漫性红肿、发亮、灼热压痛。

(2) 睾丸及附睾肿大、压痛，精索上可触及一个或多个结节。

(3) 肺嗜酸性粒细胞浸润综合征　表现为畏寒发热、咳嗽哮喘、淋巴结肿大等，痰中可见嗜酸性粒细胞和夏科 - 莱登晶体。

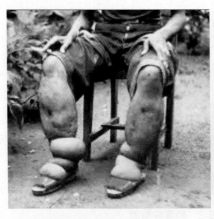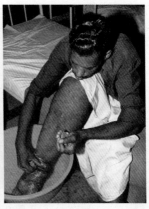

图 8-5-5 象皮肿

下肢淋巴回流不畅持久可发展为象皮肿,表现为凹陷性坚实性水肿,皮肤变粗增厚,皮皱加深,有苔藓样、疣状结节

2. 慢性发作期

(1) 淋巴结肿大、淋巴管曲张 多见于一侧或双侧腹股沟和股部、精索、阴囊及大腿内侧。

(2) 乳糜尿、下肢凹陷性坚实性水肿。

💡 注 1.4 实验室检查

1. 血常规提示白细胞总数增加,嗜酸性粒细胞显著增高,占白细胞总数的 20% 以上。如继发感染,中性粒细胞数亦增高。

2. 微丝蚴检查 确诊金标准,晚间 10 时至次日晨间 2 时检出率较高。

(1) 涂片法:取 60μl 耳垂血,染色镜检。

(2) 鲜血法:取 20μl 耳垂血于玻片上,加盖玻片后查找。

(3) 浓集法:取静脉血 2ml,溶血后离心镜检。

(4) 白天诱虫法:白天口服乙胺嗪 100mg,在 15、30、60 分钟后采外周血镜检。

(5) 微孔膜过滤法:取抗凝静脉血,经过孔径为 3μm 微孔膜过滤器,苏木精染色后镜检,此法阳性率较高。

3. 并发继发性细菌感染后,患者寒战高热、全身乏力等全身中毒样体征。

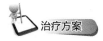治疗方案

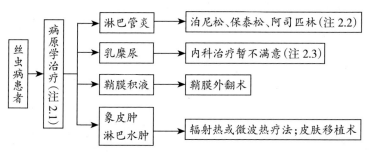

注2.1 病原学治疗

1. 乙酰胺 又名海群生,对微丝蚴和成虫均有杀灭作用,为目前治疗丝虫病的首选药物。心、肝、肾疾患,活动性肺结核,急性传染病,妊娠3个月内或8个月以上,月经期妇女应禁用。

(1) 短程疗法:针对马来丝虫患者,成人1.5g,一次顿服,或0.75g,每天2次,连服2天。

(2) 中程疗法:常用于班氏丝虫病,每天0.6g,分为2~3次口服,疗程为7天。

(3) 间歇疗法:成人每次0.5g,每周1次,连服7周,推荐此法。

2. 伊维菌素 对微丝蚴效果好,成人100~200μg/kg,单剂或连服2天。

3. 呋喃嘧酮 对班氏丝虫和微丝蚴均有杀灭作用,每日20mg/kg,分2~3次,连服7天。

注2.2 长期应用免疫抑制剂者,应注意防止细菌感染。

注2.3 卧床时加腹带、提高患肢,必要时1%硝酸银或12.5%碘化钠肾盂冲洗。严重者外科手术治疗。

附:常规医嘱

长期医嘱	临时医嘱
传染科护理常规	血常规、尿常规、大便常规＋潜血
二级护理	肝肾功、电解质
清淡饮食	微丝蚴检查
乙胺嗪 0.2g oral tid	腹股沟浅表淋巴结彩超检查
必要时加用其他药物	双下肢浅表淋巴结彩超检查
	必要时行其他检查

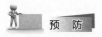 预 防

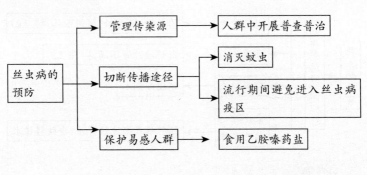

（孙　剑）

第六节 钩 虫 病

关键词

黄肿病 皮炎 粪毒 奇痒 哮喘 低色素小细胞贫血 嗜酸性细胞 虫卵计数

常见就诊原因及疑诊的线索

多数为农村患者或与土地有密切接触史,手指和足趾间、足缘、下肢皮肤或臀部,产生红色点状疱丘疹,奇痒。出现乏力,脸色蜡黄,或小孩表现营养不良,有异嗜癖等。

诊疗思路

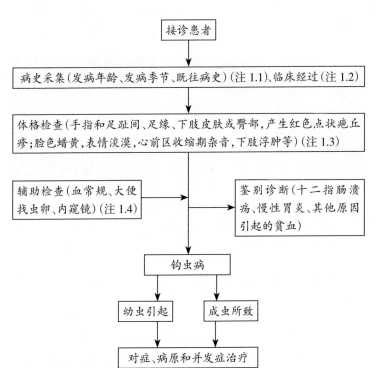

💡 **注 1.1** 流行病学特点

1. **易感者** 任何年龄与性别均可感染,尤其是与土壤、粪便等接触机会多的农民感染率更高,感染者大多数为菜农、桑民、茶农、棉农、矿工和砖瓦厂工人。

2. **感染途径** 农村钩虫感染主要经皮肤感染,未经无害化处理的新鲜粪便施肥,污染土壤和农作物,成为重要的感染场所,是引起传播的重要因素。人体感染主要是钩蚴经皮肤而感染。

3. **钩虫病流行季节** 本病常年均可发生,尤以热带和亚热带地区最普遍,农村感染率明显高于城市。

💡 **注 1.2** **临床经过** 轻度感染大多数无临床症状,感染较重者可出现轻重不一的临床表现。主要有幼虫引起的临床表现和成虫所致的临床表现。

1. **幼虫引起的临床表现** 主要是钩蚴性皮炎和咳嗽、咳痰等呼吸道症状。

(1) 钩蚴性皮炎:钩虫丝状蚴侵入人体皮肤后,在几分钟到几十分钟内局部皮肤出现烧灼、针刺或瘙痒,接着出现充血斑点或丘疹,1~2 天内出现红肿和水疱,抓破后会流黄水,有时还会继发细菌感染,一般在 1 周后结痂痊愈。

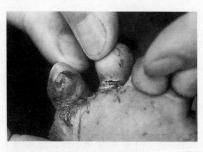 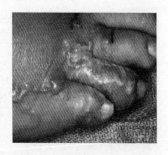

图 8-6-1 钩蚴性皮炎,多发生于手指 图 8-6-2 钩蚴性皮炎伴感染
和足趾间、足缘、下肢皮肤或臀部,产生
红色点状疱丘疹,奇痒

(2) 钩蚴性肺炎:感染后 1 周左右,由于大量钩蚴移行至肺部,病人可出现咳嗽、咳痰、咽部发痒等症状,尤以夜间为甚。重者痰中带血,伴有阵发性哮喘、声音嘶哑等症状与低热,持续数周。肺部检查可闻及干啰音或哮鸣音。

2. **成虫所致的临床表现** 主要包括慢性失血所致的贫血症状和肠黏膜损伤引起的多种消化道症状,少数患者出现上消化道出血,极个别患者出现精神症状。

注1.3 体格检查

1. 急性期感染主要由幼虫引起的钩蚴性皮炎。

2. 成虫所致可有贫血、黑便、腹水及"异嗜症"等。

注1.4 辅助检查

1. 血象 常有不同程度贫血,属低色素性小细胞贫血,血清铁浓度显著降低,一般在 9μmol/L 以下。网织红细胞数正常或轻度增高,白细胞数大多正常,嗜酸性粒细胞数略增多,严重贫血病人嗜酸性粒细胞数常不增多。

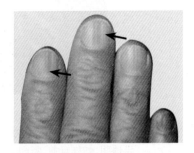

图 8-6-3 钩虫致贫血致指甲直纹

2. 骨髓象 显示造血旺盛现象,但红细胞发育受阻于幼红细胞阶段,中幼红细胞显著增多。骨髓游离含铁血黄素与铁粒细胞减少或消失,当骨髓内贮铁耗尽,血清铁显著降低时,才出现周围血中血红蛋白明显减少。

3. 粪便检查 直接涂片和饱和盐水漂浮法可查见钩虫卵,用 Stoll 稀释虫卵计数法和改良加藤(Kato-Katz)法测定钩虫感染度,以每克粪虫卵数表示(EPG)。EPG<3000 为轻度感染,3001~10 000 为中度感染,>10 000 为重度感染。

4. 胃、肠镜、胶囊内镜等物理检查 胃、肠镜检查时在十二指肠、盲肠等有时可见活的虫体,如图8-6-5。

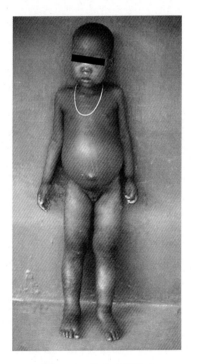

图 8-6-4 钩虫病致腹水

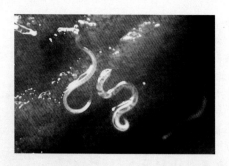

图 8-6-5　十二指肠见钩虫呈细长线条状,长度约
1.0~1.5cm,粗约 0.05~0.1cm,鲜红、暗红或咖啡色
半透明,蛇样盘曲,蚯蚓样蠕动,一端吸咬于肠黏膜,
呈 C 形弯曲,游离部分可见蠕动

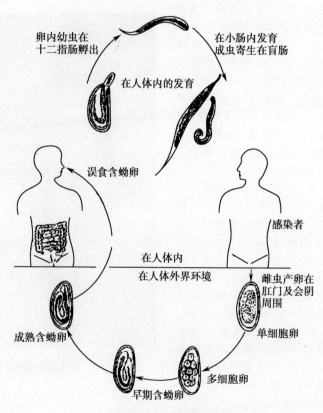

图 8-6-6　钩虫生活史

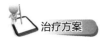治疗方案

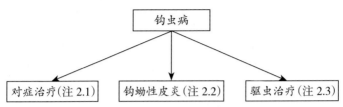

💡 **注 2.1** 治疗贫血:补充铁剂,改善贫血。孕妇和婴幼儿钩虫病贫血严重,给予小量输血,滴速要慢,以免发生心力衰竭与肺水肿。

💡 **注 2.2** 钩蚴性皮炎治疗:在感染后 24 小时内局部皮肤可用左旋咪唑涂肤剂或15%阿苯达唑软膏 1 日 2~3 次,重者连续 2 天。皮炎广泛者口服阿苯达唑,每日 10~15mg/kg,分 2 次服,连续 3 天,有止痒、消炎及杀死皮内钩虫幼虫的作用,也可阻止或预防呼吸道症状的发生。

💡 **注 2.3** 驱虫治疗:目前国内外广泛使用的阿苯达唑(albendazole)和甲苯达唑(mebendazole)。

阿苯达唑剂量为400mg,每日一次,连服 2~3 天。甲苯达唑为200mg,每日 1 次,连续 3 天,2 岁以上儿童与成人剂量相同,1~2 岁儿童剂量减半。感染较重者需多次反复治疗。

复方甲苯达唑(每片含甲苯达唑 100mg,盐酸左旋咪唑25mg),成人每日 2 片,连服 2 天。4 岁以下儿童的剂量减半。孕妇忌用。治后 15 天复查,钩虫卵阴转率93%。

附:常规医嘱

长期医嘱	临时医嘱
感染科护理常规	血常规、尿常规、大便常规 + 潜血
二级护理	肝肾功
普通饮食	电解质
局部皮炎护理	胃镜或胶囊胃镜
阿苯达唑 400mg,qd × 3 天	胸片或 CT
必要时加用其他药物	其他

预 防

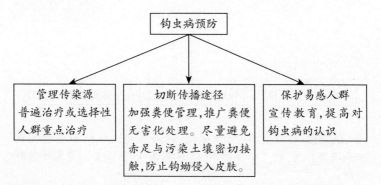

（周　智）

第七节 蛔 虫 病

关键词

肠蛔虫症 胆道蛔虫症 阑尾蛔虫症 蛔虫性肠梗阻 异位
蛔虫症 蛔虫移行症 蛔虫性脑病 嗜酸性粒细胞增多症 蛔虫
卵 哮喘 荨麻疹 驱虫治疗

常见就诊原因及疑诊的线索

患者一般无症状,多是大便中排除蛔虫或呕吐出蛔虫而就诊;或主诉
厌食、腹痛、体重下降;或因胆绞痛、胆管炎、胰腺炎等异位蛔虫症而就诊

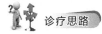

诊疗思路

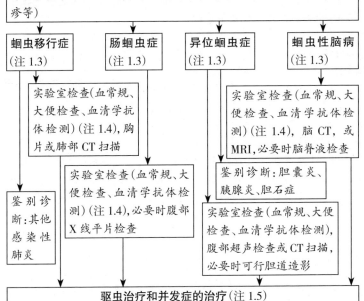

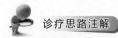

诊疗思路注解

注 1.1 流行病学特点

1. 职业 学生感染率最高,其次依次为渔民、农民、牧民,文化程度越高感染率越低。

2. 发病年龄 各年龄组普遍易感,3~10岁组感染率最高,5岁达高峰。

3. 卫生习惯差者感染率高。

4. 既往史 应询问患者有无蛔虫病史。

注 1.2 临床经过 人感染蛔虫后,大多数无临床症状,称蛔虫感染,有症状者多数较轻,最终就医的患者多数为粪便中排除蛔虫或呕吐出蛔虫而就诊,以及出现并发症者。

注 1.3 蛔虫病的临床类型

1. 蛔虫移行症 短期内食入大量受精卵污染的食物,蛔虫幼虫经肺移行可引起发热、乏力、咳嗽或哮喘样发作、肺部炎症和嗜酸性粒细胞增多。肺部可闻及干啰音,胸片示肺门阴影增大、肺纹理增多与点状、絮状浸润影。病程持续7~10天。

2. 肠蛔虫症 蛔虫主要寄生于空肠和回肠,大多无症状。少数病人出现腹痛与脐周压痛,有时呈绞痛。个别严重感染者出现食欲缺乏、体重下降和贫血等营养不良表现。部分患者因粪便中排出蛔虫或呕吐出蛔虫而就诊。

3. 异位蛔虫症 蛔虫离开其主要寄生部位而至其他器官或脏器者称为异位蛔虫症,可引起相应的病变和症状。常见的有胆道蛔虫症、胰管蛔虫症及阑尾蛔虫症。

4. 蛔虫性脑病 幼儿多见。蛔虫的某些分泌物可作用于神经系统,引起头痛、失眠、智力发育障碍,严重时可出现癫痫、脑膜刺激征、甚至昏迷。经驱虫治疗后病情迅速好转。

注 1.4 实验室检查

1. 病原学检查 采用粪便涂片法或盐水浮聚法可查到虫卵。

2. 血清学检测 应用快速、高效的血清学诊断方法检测蛔虫的特异性 IgE、IgG 抗体可用于对大范围人群进行蛔虫感染的筛查。

3. 血常规 蛔虫移行时引起的异位蛔虫症及并发感染时,外周血白细胞和嗜酸性粒细胞增多。

注 1.5 治疗

1. 驱虫治疗 首选苯咪唑类药物,包括阿苯达唑与甲苯达

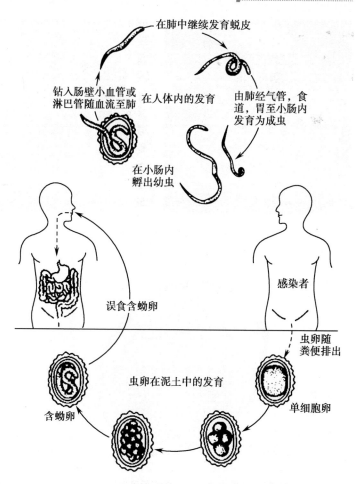

在肺中继续发育蜕皮

钻入肠壁小血管或
淋巴管随血流至肺

在人体内的发育

由肺经气管，食
道，胃至小肠内
发育为成虫

在小肠内
孵出幼虫

感染者

误食含蚴卵

虫卵随
粪便排出

虫卵在泥土中的发育

含蚴卵

单细胞卵

图 8-7-1　蛔虫的生活史：食入含蚴卵—通过肠壁的血管或淋巴管随血流入肺—在肺中发育蜕皮—经气管、食道、胃、小肠发育为成虫

唑。阿苯达唑 400mg，顿服，虫卵阴转率可达 90% 以上。甲苯达唑 200mg/ 次，1~2 次 / 天，共 1~2 天。对严重感染者常需多次治疗才能治愈。应注意驱虫治疗中偶可出现蛔虫躁动的现象，有可能发生胆道蛔虫症。广谱驱虫药伊维菌素每日口服 100μg/kg，连服 2 天，治愈率接近 100%。

2. 异位蛔虫症与并发症的治疗

（1）胆道蛔虫症主要采用内科治疗，应予镇静、解痉镇痛、早

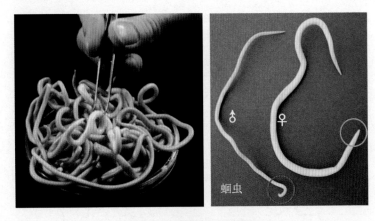

图 8-7-2　雌雄成虫的形态

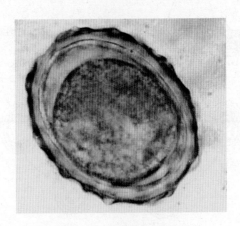

图 8-7-3　虫卵的镜下形态

期驱虫及控制合并感染,内科治疗无效者可手术治疗。

（2）阑尾蛔虫症应及早给予手术治疗。

（3）蛔虫性肠梗阻应给予适量的豆油或花生油口服,可使蛔虫团松解,再给予驱虫治疗,上述治疗措施无效时要及早手术治疗。

附：常规医嘱

长期医嘱	临时医嘱
肠道隔离	血常规、尿常规、大便常规＋找虫卵
儿科或感染科护理常规	红细胞沉降率
二级护理	胸片或肺 CT
流食	肝胆脾超声检查
阿苯达唑 400mg 顿服	蛔虫 IgM 抗体
根据病情选择解痉镇痛或抗感染药物	根据病情酌情选用腹部平片或胆道造影

预　防

　　培养良好的卫生习惯：饭前便后洗手，不吃未洗净的蔬菜、水果。在学校、托儿所中进行蛔虫感染的普查。对感染者的粪便进行无害化处理。

（赵彩彦）

第八节 蛲 虫 病

关键词

肛周及外阴瘙痒

常见就诊原因及疑诊的线索

儿童患者多见,出现肛周或外阴瘙痒,夜间明显,部分可以自肛门见到长约 1cm 乳白色线头样虫体。查及虫体或虫卵可以确诊。

诊疗思路

```
接诊患者
    ↓
病史采集(发病年龄、临床表现)(注 1.1)需注意查找有无异位损害
(注 1.2)
    ↓
体格检查(搔抓可引起抓痕、剥蚀、血痂或湿疹样变及继发感染。夜间
肛门瘙痒时观察,可见乳白色线头样虫体。)
    ↓
实验室检查(检出成虫或虫卵即可确诊)(注 1.3)
```

注 1.1 临床表现:最常见于儿童,成人也可患病,可能有家中成员多人患病,或反复出现症状者,需询问卫生条件,生活习惯等易于发生感染的因素。最常见的表现是肛周瘙痒,尤以夜间为重。小儿可因极度瘙痒导致哭闹不安。重度感染时可导致胃肠功能紊乱,出现呕吐、腹泻、发热、腹痛等。也可出现异嗜症状:如嗜食土块、煤渣、食盐等。

注 1.2

(1)蛲虫性阑尾炎:蛲虫寄生于阑尾腔,也可侵入阑尾组织中,引起急性或慢性阑尾炎。患者可出现阵发性腹痛,以右下腹为主。可伴有恶心、呕吐、发热。血液检查中性粒细胞和嗜酸性

粒细胞可有增高。

(2) 泌尿生殖系炎症：蛲虫可侵入女性外阴，并经阴道进入生殖系统各脏器，引起外阴炎、阴道炎、子宫内膜炎甚至腹膜炎。

(3) 其他部位的表现：肛周脓肿、肛门瘘管及炎性肉芽肿的表现。侵入盆腔、腹腔可引起腹痛、腹膜炎的表现等。

注1.3 实验室检查方法

(1) 透明胶纸粘卵法：将宽 2cm、长 6cm 的透明胶纸贴于载玻片上备用。检查时将胶纸一端掀起，用胶面粘贴受检者肛门周围皮肤，然后将胶纸平贴于载玻片上，在显微镜下检查。本检查应在清晨受检者大便前进行。

(2) 肛周检查成虫：若发现肛门周围有白色小虫，用镊子夹入盛有 70% 乙醇的小瓶内，送检。

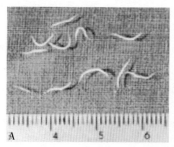
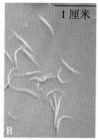

图 8-8-1 蛲虫成虫

成虫细小，呈乳白色。虫长约 2~13mm

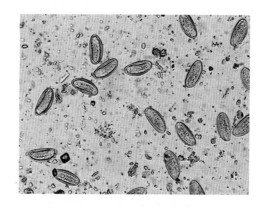

图 8-8-2 蛲虫虫卵

虫卵大小为 (50~60) × (20~30) 微米

治疗方案

1. 驱虫治疗

(1) 甲苯达唑:50~100mg 单剂口服。或每天 1 次,连服 3 天。

(2) 恩波吡维铵:成人 250mg,儿童 5~7.5mg/kg,顿服,7 天后再服 1 次。

(3) 噻嘧啶:10mg/kg,顿服,或每天 5mg/kg,连服 3 天。

每晚睡前洗净局部

2. 并发症的治疗 出现不同的并发症给予相应的治疗。

预 防

对患者所在地应搞好环境卫生,对衣服、被褥、玩具、座椅等进行消毒。内衣、被单、床单、尤其是内裤洗前要先用开水烫煮,以杀死虫卵。注意个人卫生,饭前便后洗手,经常剪指甲。

(李智伟 谷秋红)

第九节 旋毛虫病

关键词

生食肉类 感染性幼虫囊包 发热 水肿 肌肉酸痛 肌肉活检 免疫学诊断 阿苯达唑

常见就诊原因

患者常因生食或半生食动物肉类或其制品后 2~45 日内以发热、眼面部水肿及肌肉酸痛就诊,伴随表现主要有乏力、畏寒、出汗等一般症状;早期部分患者可出现恶心、呕吐、腹痛、腹泻等胃肠道症状;少数出现眼球突出、球结膜下出血、视力模糊、斜视等眼部症状;严重者可出现阵发性刺激性咳嗽、咳痰、声音嘶哑、咽痒、呼吸困难等呼吸道症状;胸痛、胸闷、气促、咳粉红色泡沫痰等心衰表现及头痛、昏迷、抽搐等中枢神经系统症状。

诊疗思路

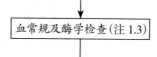

接诊患者

询问病史(性别、年龄等一般情况、饮食习惯、疫区接触史、发病时间及是否有类似症状患者、伴随症状)及工作性质、生活条件(注 1.1)

临床症状体征(主要检查体温情况、眼睑和面部是否水肿、肌肉是否有肿胀、硬结感,是否压痛、触痛明显,其次眼部、心肺部、腹部及四肢、神经系统检查)(注 1.2)

血常规及酶学检查(注 1.3)

拟诊旋毛虫病的患者（注1.4）

确诊实验室检查（病原学检查及免疫学检查）（注1.5）

鉴别诊断（注1.8）

胃肠道症状与以下疾病鉴别：

1. 胃肠型食物中毒
2. 细菌性痢疾

发热、肌肉疼痛与以下疾病鉴别：

1. 伤寒
2. 风湿病
3. 皮肌炎
4. 多发性肌炎
5. 结节性多动脉炎
6. 钩端螺旋体病

病原学检查（病理镜检：分为压片镜检法及消化法；PCR法）（注1.6）

血清免疫学检查（检测抗体、检测循环抗原）（注1.7）

确诊旋毛虫病的患者（注1.9）

病因治疗：阿苯达唑（注2.0）

一般治疗：卧床休息、对症治疗、维持内环境稳定

激素治疗：对有明显毒血症及合并心肌炎、脑炎患者可与病原治疗合用

诊疗思路注解

💡 **注1.1** 初诊患者的病史采集

1. 在饮食习惯上，旋毛虫病在人体的感染超过90%，多见于生食或半生食含感染性囊包的动物肉类或以其作为佐料食用（图8-9-1）；吃"过桥米线"、"涮羊肉"等，将生肉片浸入热油中烫吃，如烫的温度不够或是烫的时间不长、肉片过厚均可导致感染；吃腌肉、香肠、腊肠或酸肉，加工过程中不足以杀死肉中的幼虫。

2. 关于疫区接触史，旋毛虫病呈世界性流行，以西欧和北美发病率较高，我国以云南、湖北及东北三省为

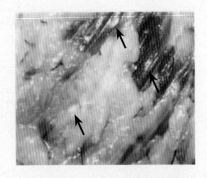

图8-9-1 含感染性包囊的猪肉

高发区。近年来因旅游业发展,一些旅游者到疫区感染后回到原籍后发病。

3. 发病时间及类似症状患者 散发病例可见于一年四季,但暴发流行多发生于聚餐宴会上如当地节假日、婚宴等。

4. 性别、年龄、工作性质及生活条件 人群普遍易感,但以男性青壮年多见,流行病学调查屠宰场职业人群发病率高于其他人群,且卫生条件差的地区发病率高。

注 1.2 临床症状体征

1. 患者在疾病早期为成虫在小肠的阶段,多为肠炎症状,起病第 1 周表现为腹痛、腹泻等胃肠道症状。

2. 患者在急性期幼虫移行阶段,于起病第 2 周主要表现为持续高热、眼睑及面部水肿(图 8-9-2)及肌肉肿胀、硬结感,明显的压痛、触痛,尤以腓肠肌、肱二头肌、肱三头肌为著(图 8-9-3);严重者可并发心肌炎、支气管肺炎及脑膜炎:心肌炎常有心音弱、心动过速、舒张早期奔马律、血压降低或休克;脑膜炎可有头痛、脑膜刺激征、甚至昏迷、抽搐、瘫痪等;支气管肺炎可有咳嗽、肺部啰音、呼吸困难等。

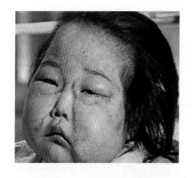

图 8-9-2 眼睑及面部水肿

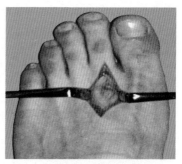

图 8-9-3 肌肉硬结

3. 患者在缓解期(即成囊期),病程约 1 个月左右,急性期症状缓解,但肌肉疼痛、乏力可持续数周。少数可留有神经系统后遗症。

注 1.3

1. 血常规 在急性期白细胞总数多在 $(10\sim20)\times10^9$/L 之间,绝大多数病人的嗜酸性粒细胞常明显升高,占 10%~40% 甚至高达 90%。

2. **酶学指标** 血清中肌组织特异性的酶,如肌酸激酶、乳酸脱氢酶等活性明显升高。

💡 **注 1.4** 拟诊为旋毛虫病的患者:临床上对于有生食或半生食动物肉史,起病以高热、眼面部水肿及肌肉酸痛,尤以腓肠肌、肱二头肌、肱三头肌为主要表现的患者,应当高度怀疑旋毛虫病,应进一步完善检查。

💡 **注 1.5**

1. **病原学检查** 从患者肌肉组织中查到旋毛虫感染性幼虫囊包是最准确的诊断方法。于发病 10 天以上可从患者的腓肠肌、肱二头肌、肱三头肌摘取米粒大小的肌肉进行活检。常用镜检压片法,查到旋毛虫幼虫或梭形囊包即可确诊,受摘取组织的影响及发病早期及轻度感染者肌肉活检阳性率不高,其敏感性为肉中虫体密度达到 1g 肉中 3 个虫体方可检出。为提高检出率,采用人工胃液消化分离法,先将肌肉消化,然后直接取沉渣进行病理学检查,可将检出率提高到每 1g 肉中 1 个虫体,但该方法十分烦琐。

2. **免疫学检查** 用不同的分子生物学方法检测血样旋毛虫抗体,由于在血液循环中抗原的半衰期短于抗体,抗原阳性表明肉中有活的旋毛虫存在,抗体阳性表明该动物曾感染过旋毛虫,故检测抗原优于检测抗体。

💡 **注 1.6**

1. 病理镜检可见蜷曲的幼虫,虫体周围有炎症细胞包绕,形成小型肉芽肿,有时可见肌细胞的嗜碱性变。即使在病理切片上未发现旋毛虫幼虫,肌细胞嗜碱性转变也是诊断旋毛虫病的一个重要标准(图 8-9-4)。

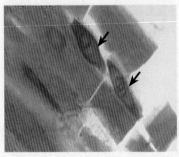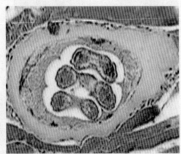

图 8-9-4　病理镜检

蜷曲的幼虫,虫体周围有炎症细胞包绕,形成小型肉芽肿

2. PCR 法在旋毛虫患者血液中扩增幼虫的 DNA,因为旋毛虫在血液循环中存在的时间较短,检测旋毛虫 DNA 对于免疫功能低下者在感染早期抗体检测阴性时有一定的应用价值。

💡 注1.7 血清免疫学检查

1. 检测抗体 常用方法有间接血凝法、间接免疫荧光法、酶联免疫吸附法等检测血清抗体,临床常用 ELISA 法检测。由于 IgG 在血清中含量高,持续时间长,较易检测,且酶结合物来源方便,价格便宜,故临床上检测血清中特异性 IgG,如恢复期血清抗体较急性期增加 4 倍以上,具有诊断意义。

(1) 间接血凝试验(IHAT):阳性率高。

(2) 间接荧光抗体试验(IFAT):以带肌肉的幼虫冷冻切片或石蜡包埋切片作抗原,对早期和轻度感染者亦有诊断价值。

(3) 免疫酶染色试验(IEST)及酶联免疫吸附试验(ELISA):检出阳性率高,特异度高。

(4) 皮内试验(ID):方法简便、快速、敏感性高,但特异性较差。一般用于临床筛查和流行病学检查。

(5) 环幼沉淀实验(CLPT):此法操作简单,敏感度和特异度高。

(6) 免疫酶染色试验(LAT):此法检出率高,假阳性反应极少,可作为实验室常规检测之一。

2. 检测抗原 采用 ELISA 法及双抗体夹心法检测血清中的 CAg 抗原,检测 CAg 抗原对旋毛虫病具有早期诊断和考核疗效的价值。

💡 注1.8 鉴别诊断 疾病早期胃肠道症状应与食物中毒、细菌性痢疾相鉴别;幼虫移行期患者发热、肌痛症状与伤寒、风湿病、皮肌炎、多发性肌炎及钩端螺旋体病相鉴别。

疾病早期胃肠道症状鉴别诊断

	食生肉史	集体发病史	临床症状	实验室检查
旋毛虫病	有	有	早期有腹痛、腹泻、胃肠道症状,后期出现发热、水肿、肌痛等症状	肌肉活检可检出旋毛虫幼虫囊包;血清学诊断可检测血清中循环抗原及特异性抗体
胃肠型食物中毒	无	有	有腹痛、腹泻胃肠道症状,无水肿、肌痛症状	病原学检查可检测出致病菌

续表

	食生肉史	集体发病史	临床症状	实验室检查
细菌性痢疾	无	无	有腹痛,解黏液脓血便等胃肠道症状,无水肿、肌痛症状	大便镜检可见多数红细胞、白细胞,病原学检查可检出痢疾杆菌(图 8-9-5)

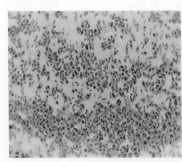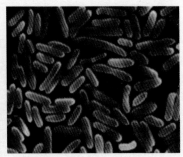

图 8-9-5　显微镜下大肠埃希菌

幼虫移行期鉴别诊断

	食生肉史	临床特点	病原学检查
旋毛虫病	有	早期有腹痛、腹泻、胃肠道症状,后期出现发热、水肿、肌痛等症状,阿苯达唑治疗有效	外周血嗜酸性粒细胞升高及血清酶学改变,肌肉活检可检出旋毛虫幼虫囊包;血清学诊断可检测血清中循环抗原及特异性抗体
伤寒	无	有发热、表情淡漠、玫瑰疹及脾大等症状,但无水肿、肌痛等症状	血白细胞及嗜酸性粒细胞均降低,血清学肥达反应阳性;细菌学可检出伤寒杆菌
风湿病	无	有发热、肌痛症状,常伴有心肌及瓣膜病变,但无水肿症状,阿司匹林治疗有效	血沉增快,抗链球菌溶血素"O"试验阳性

	食生肉史	临床特点	病原学检查
皮肌炎	无	可有不规则发热,可出现特征性的多形性皮损及向阳性紫红斑,肌肉受损症状依被侵肌肉而不同,以四肢近心端肌肉多见,呈对称性,皮质类固醇及免疫抑制剂可有一定疗效(图8-9-6)	血沉增快;肌酶增高以肌酸激酶最敏感;肌活检90%异常表现为肌纤维变性或空泡性坏死,间质有炎症细胞浸润(图8-9-7);特异性抗体抗-Jo-1抗体可为阳性
结节性多动脉炎	无	可有不规则发热,伴有体重减轻,肌肉消瘦和疼痛,皮肤可见沿动脉血管分布的黄豆大的皮下结节,或皮疹,可并发肾脏、心血管及神经系统症状,皮质类固醇及免疫抑制剂可有一定疗效(图8-9-8)	血白细胞或中性粒细胞增高,可有嗜酸性粒细胞增高,血沉增快,类风湿因子和抗核抗体呈弱阳性至强阳性;血管造影显示中等大小动脉达1cm左右的动脉瘤样扩张,经皮肤、肌肉活检可确诊(图8-9-9)
钩端螺旋体病	无	本病多有疫区、疫水接触史,有发热、肌痛尤其是腓肠肌明显疼痛和触痛,伴有结膜充血及淋巴结肿大,亦可有明显脏器损害如肺出血、脑膜炎及肾衰竭,青霉素治疗有效(图8-9-10)	病程早期可检出钩端螺旋体,血清钩端螺旋体凝集溶解试验阳性

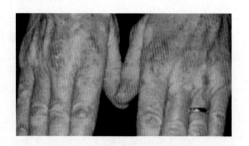

图 8-9-6　皮肌炎皮肤损害

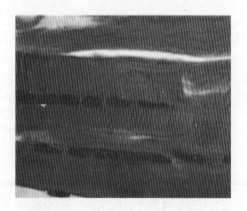

图 8-9-7　皮肌炎肌肉活检病理改变

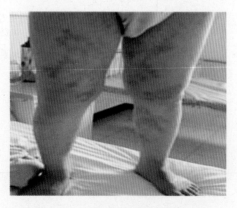

图 8-9-8　结节性多动脉炎皮肤损害

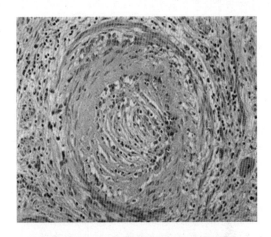

图 8-9-9　结节性多动脉炎病理改变

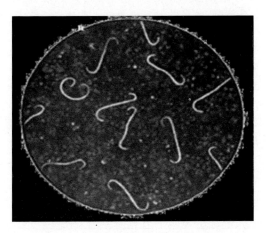

图 8-9-10　钩端螺旋体显微镜下改变

💡 注 1.9　确诊为旋毛虫病患者：流行病学史上是否在病前12周生食或半生食猪肉类食品或加工品；临床症状表现为水肿、发热及肌痛三大症状，此时只能说明可能是旋毛虫病，确诊需进行实验室检查及检出虫体。血清学诊断临床上通常检测血清中循环抗原及血清特异性抗体。

💡 注 2.0　药物治疗

1. 病原学治疗　首选阿苯达唑，对各期旋毛虫均有较好的杀虫作用。成人剂量为 20~25mg/(kg·d)，儿童剂量为 20mg/

(kg·d),分2次口服,5~7日为一疗程。根据病情需要间隔半个月后可再给1个疗程。还可以选用甲苯达唑,对各期旋毛虫幼虫的疗效可达95%,对成虫作用较弱。每日剂量300mg,每日3次,5~7日为一疗程。因阿苯达唑及甲苯达唑可能具有致畸性,故在孕妇及2岁以下的儿童禁用。噻嘧啶因在胃肠道内吸收差而被推荐用于治疗孕妇和2岁以下的儿童,但其疗效尚不确定,剂量为10mg/kg,疗程为1~3天。重度感染的孕妇应在医生监护下应用阿苯达唑。常于治疗开始2日后体温下降,4天后体温恢复正常,水肿消失,肌痛减轻。部分病人出现头晕及食欲缺乏等轻微副作用,少数患者于服药后第2~3日因虫体死亡出现异常蛋白反应,体温升高(类赫氏反应)。

2. 一般治疗 急性期应卧床休息,保持水电解质、酸碱平衡,改善营养可给予易消化的食物,必要时可输注血浆、白蛋白。高热患者给予酒精擦浴或敷冷毛巾;烦躁不安、头痛、肌痛患者给予镇静、止痛药物;脑水肿时可给予退水药物。

3. 激素治疗 对高热和(或)明显毒血症和(或)有心肌炎、脑炎者,可与病原治疗合用。开始使用地塞米松5mg/d或氢化可的松100~200mg/d静脉滴注,待症状减轻后可改为口服泼尼松30mg/d,疗程5~7日。重者可加大用量、延长时间至7~10日。

附:常规医嘱

长期医嘱	临时医嘱
传染科常规护理	血常规
消化道隔离	尿常规
二级护理	粪常规 +OB
半流质饮食	肝肾功能
阿苯达唑片 400mg Bid	电解质检查
	心肌酶谱
	心电图
	胸部正侧位片
	心脏超声多普勒检查
	肌肉活检
	旋毛虫血清免疫学检查

(张欣欣 陈 洁)

第十节　肠绦虫病

关键词

绦虫　小肠　肠绦虫病　肠道寄生虫病　猪带(肉)绦虫　牛带(肉)绦虫　囊尾蚴　吡喹酮

常见就诊原因

患者常因发现粪便中白色带状节片而就诊,有些患者可有肛门及会阴部瘙痒,恶心、呕吐、腹部不适、腹胀、腹泻等表现。

诊疗思路

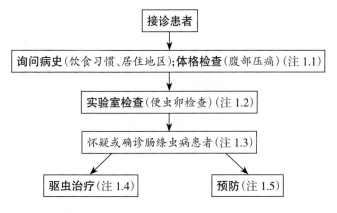

诊疗思路注解

注1.1

1. **询问病史**　肠绦虫病是人吃生的或未煮熟的含囊尾蚴的猪肉或牛肉而受感染,还可因尝肉馅、生肉与熟食用同一砧板、餐具造成熟食污染而感染。其中牛带绦虫病以牧区或以牛肉为主要肉食的地区人群高发。所以采集病史时应注意询问患者的饮食习惯,是否有食生猪肉、生牛肉、牛肉干、烤肉串、食未煮熟的猪肉等饮食习惯。询问患者的居住地区,是否为牧区,或居住环境是否有厕所,居住附近是否饲养禽畜等。

2. 体格检查 多数患者无阳性体征。猪带绦虫患者因头节穿破肠壁而致腹膜炎、肠梗阻,牛带绦虫患者偶有肠梗阻或阑尾炎,这时查体腹部可有压痛。

注1.2 实验室检查

1. 孕节检查 粪便中发现孕节,通过检测子宫孕节分支即可确诊。但要防止虫卵污染手。

2. 虫卵检查 各种粪检方法均可使用,但检出率低,且无法区分猪带绦虫与牛带绦虫,只能诊断为带绦虫卵。

3. 虫体检查 对可疑病人进行试验性驱虫。在排出粪便中可检获头节、成节或孕节。

注1.3 诊断

1. 有食生的或未熟的猪、牛肉史,粪便排出白色带状节片即可作出临床诊断。根据子宫孕节分支数即可确诊,即使有些患者无明显症状。

2. 对可疑病人进行试验性驱虫。在排出粪便中检获头节、成节或孕节也可确诊。

注1.4 驱虫治疗

1. 吡喹酮 可使绦虫颈部细胞损伤继而破溃死亡,虫体肌肉痉挛利于随粪便排出。驱猪或牛肉绦虫 $15\sim20mg/kg$,空腹顿服。有效率达95%。不良反应轻。

2. 甲苯达唑 广谱驱虫药,能抑制绦虫摄取葡萄糖,致能量不足,虫体麻痹。剂量为 $300mg/d$,2 次/天,疗程 3 天,疗效好。不良反应少,有致畸作用,孕妇不宜使用。

3. 硫氯酚 驱绦迅速,疗效佳。成人 3g 空腹顿服,或 $1g/h$,连服 3 次,小儿 $50\sim60mg/kg$。绦虫头节多被破坏而不易找到。可有轻微头昏、恶心等不良反应。

4. 阿苯达唑 驱虫效果好,每日剂量为 $8mg/kg$,疗程 3 天,不良反应轻。

注1.5 预防

1. 管理传染源 包括普查普治病人;圈养猪、牛,饲料不被人粪污染以防猪、牛感染。

2. 切断传播途径 加强肉类检疫,严禁出售含囊尾蚴的肉类。改变生食肉类的不良习惯,生熟砧板、饮食器具分开。

3. 猪肉绦虫病地方性流行区,对人和猪采用氯硝柳胺(灭绦灵)化学预防取得明显效果。

附:常规医嘱

长期医嘱	临时医嘱
二级护理	血常规、便常规(查孕节或虫卵)
普通饮食	腹部超声或腹平片
吡喹酮 15~20mg/kg 空腹顿服	

（张凯宇）

第十一节 囊 尾 蚴 病

关键词

癫痫　皮下结节　颅内多发性占位病变　驱虫治疗　治疗
过程管理

常见就诊原因及疑诊的线索

多因癫痫,皮下结节或剧烈头痛、呕吐、复视来诊。部分患者因头颅
MRI 或 CT 检查发现颅内多发性占位病变。极少数情况下,因脑外科手
术,发现脑内寄生虫来诊。症状复杂多样,因此凡具有皮下结节、癫痫发
作尤其是表现为多灶性及不稳定型的癫痫、头痛、精神障碍等症状的患
者应注意本病。

诊疗思路

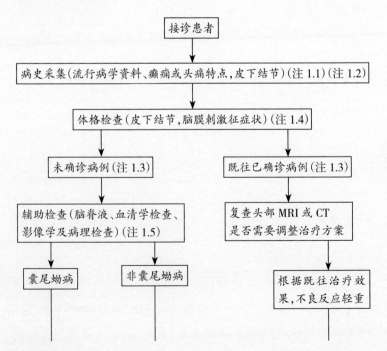

```
一般治疗    鉴别诊断(注1.6)
及对病原    根据不同临床类型主要临床表现进
学治疗      行鉴别：
            如脑囊尾蚴病：原发性癫痫、颅内肿
            瘤、脑炎、脱髓鞘、腔隙性梗塞等疾病
```

```
按照传染病防治法(丙类),24小时之内报传染病卡,不需要进行隔
离措施。凡需要病原治疗的患者均应住院治疗
```

注1.1 流行病学特点

1. 发病年龄 发病以青壮年多见,男性多于女性。

2. 既往史 应询问患者有否肠绦虫病史,或粪便中发现白色片状绦虫妊娠节片史。

3. 职业及地区特点 农民较多见。农村高于城市。是否来自绦虫病、囊尾蚴病的流行区域。

4. 个人卫生 有否生食或半生食猪肉、蔬菜、瓜果史。有无进食"米"猪肉史。

注1.2 临床经过 本病无明显分期经过。症状有无及轻重与囊尾蚴寄生的部位、数目、死活及局部组织的反应程度而不同。

活的囊尾蚴因无明显免疫反应可长期存在而不引起脑组织炎症改变,此时病人可长期无症状。当虫体死亡时,释放出虫体抗原诱发局部组织炎症。脑组织中囊尾蚴数量越多,局部反应越重者,临床表现越明显。脑囊虫病多数无症状。眼囊虫病可早期有异物感。

无症状期:此期可因各种原因体检时发现。

有症状期:可表现为皮下肌肉型及脑型、眼型等临床类型。

治疗后恢复期:患者症状可以改善,头痛减轻或消失,皮下结节变小及消失,占位数量减少,无头节,无外周水肿带。

注1.3 囊尾蚴病的临床类型及其主要症状

1. 皮下肌肉囊尾蚴病(皮肌型) 表现为皮下囊尾蚴结节。

2. 脑囊尾蚴病(脑囊虫病) 依寄生部位可进一步分为以下4型。

(1) 脑实质型:又称癫痫型,占脑囊尾蚴病80%以上。临床表现以癫痫最为常见,表现为多种类型发作,以多灶性与不稳定型为特点。约半数病人表现为单纯大发作,其发作频率较低,多在3个月以上才发作1次。弥漫性脑实质受累者常引起颅内压增高或

器质性精神病,亦可因广泛脑组织破坏和皮质萎缩导致痴呆。

(2) 脑室型:又称颅内高压型,囊尾蚴寄生在脑室内。导致脑脊液循环障碍、脑室扩张、脑积水、颅内压增高。

(3) 软脑膜型。

(4) 脊髓型。

3. 眼囊尾蚴病 常寄生于玻璃体和视网膜下。

多为单眼感染。囊尾蚴在眼内存活时病人尚可耐受,虫体死

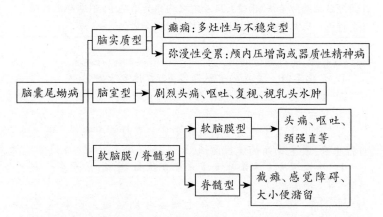

亡后产生强烈的刺激,可引起色素膜炎、视网膜脉络膜炎导致视力下降、压迫性头痛等。

注1.4 体格检查

典型囊尾蚴患者 皮下肌肉型可见皮下结节。

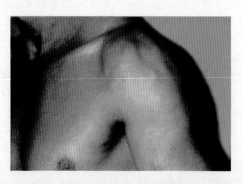

图 8-11-1 皮下结节特点

直径约 0.5~1.0cm 大小,呈圆形或椭圆形,数个至数百个不等,质韧似软骨,无痛,与周围组织无粘连,多见于头部、躯干及大腿上端。结节可分批出现,亦可逐渐自行消失

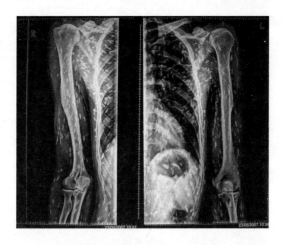

图 8-11-2　皮下肌肉型囊尾蚴 X 线片,图中可见大量梭形钙化影

注1.5　囊尾蚴病的实验室检查

1. 脑脊液检查　多数患者无改变。此项检查在诊断本病中主要起排除其他疾病作用。软脑膜型病人脑脊液检查可表现为脑脊液压力增高,细胞数和蛋白质轻度增高,糖和氯化物正常或略低。部分病人可见嗜酸性粒细胞升高。

2. 血清学检查　取血清或脑脊液用 ELISA 法或间接血凝试验法检查特异性 IgG 抗体和抗原。

免疫学检查可有假阳性和假阴性,仅起辅助诊断作用。阳性率高低与囊尾蚴数量及是否存活有关,且抗体产生后持续时间较长,抗体阳性不一定代表是有活性囊尾蚴,阴性不能排除囊尾蚴病。

3. 影像学检查

(1) 头颅 MRI 及 CT:对本病的诊断及疗效判断有重要意义,阳性率高达 90% 以上。其影像特征为多发性囊性低密度影,直径 < 1cm,部分病人可见脑室扩大,高密度影、钙化灶等。部分病变周围可见炎症水肿带。头颅 MRI 因能查见头节以区分死活囊尾蚴及易查见脑室内囊尾蚴而优于头颅 CT。

(2) X 线平片检查:可见头部或肢体软组织内椭圆形或梭形囊尾蚴钙化影。

(3) 眼裂隙灯或 B 超检查:可查见眼玻璃体内的囊虫蠕动,具有确诊价值。

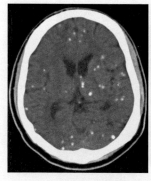

图 8-11-3 头颅 CT
脑实质内多发性囊性低密度影，
直径 <1cm，高密度影、钙化灶

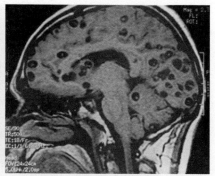

图 8-11-4 头颅 MRI 多发性占位，周围
可见水肿带，可见到头节影。病变多见于
大脑皮质

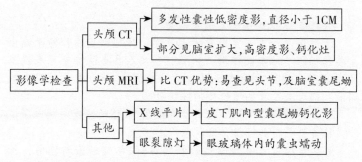

4. 病理检查 取皮下结节作活体组织检查或眼、脑手术病理组织检查，找到囊尾蚴可明确诊断。

注 1.6 鉴别诊断

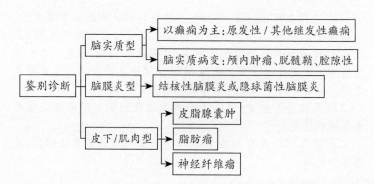

治疗方案

注2.1 一般治疗

重病者卧床休息,眼、鼻、口腔保持清洁,清淡饮食,多饮水。

注2.2 抗癫痫药物治疗

癫痫发作者或多发性病变伴有明显病变周围水肿者,可酌情选用抗癫痫药物,如地西泮、苯妥英钠等,直至治疗后囊虫活动性影像学表现消失或钙化后6~12个月。如停药后癫痫复发,需要长期使用抗癫痫药物。

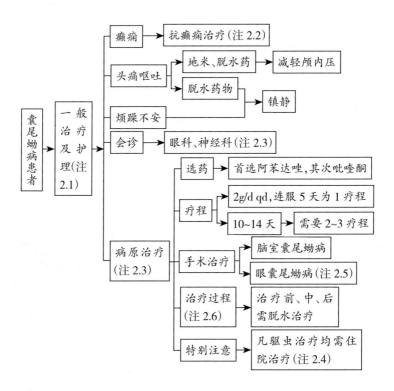

注2.3 驱虫药物选择及用法

阿苯达唑优于吡喹酮。治疗时间长短取决于临床表现类型。单个高密度影可仅治疗7天。多个囊性损害者,治疗至10~14天,蛛网膜下腔病变者,治疗至28天,必要时重复2~3个疗程,每个疗程间隔14~21天。

(1)阿苯达唑:疗效好,不良反应较轻,为首选药物,可用于治疗各型囊尾蚴病，尤其适用于严重感染或伴明显精神症状的病例。剂量为 15mg/(kg·d)，一般 800mg/d，分 2 次与食物同服，以提高生物利用度。

(2) 吡喹酮：多作为二线用药，用于阿苯达唑治疗效果欠佳者。剂量为 20mg/(kg·d)，分 3 次口服，总量 120~180mg/kg。

也可以吡喹酮(50mg/(kg·d))与阿苯达唑 15mg/(kg·d)联合使用，提高治疗效果。

注 2.4 住院治疗 但囊尾蚴病病人于治疗后，因虫体死亡释放出各种物质可引起不良反应，如头痛、呕吐等颅内高压表现或发热等过敏性反应，个别病人发生过敏性休克或脑疝。故全部病原治疗病例均应住院治疗，以免治疗后因潜在脑囊尾蚴死亡引发严重不良反应。

注 2.5 手术治疗 对眼囊尾蚴病者或脑室囊尾蚴病者，应先行手术摘除囊尾蚴，再给予驱虫药治疗，以防止驱虫后局部炎症反应加重导致视力障碍或脑室孔堵塞。

注 2.6 治疗过程管理 主要是预防颅内高压，进行脱水治疗，治疗前 3~7 天起至治疗后 3~7 天宜用 20% 甘露醇 125~250ml，加地塞米松 6mg，静滴，每日 1 次，以预防及减轻因虫体死亡后产生炎症性水肿而引起的颅内高压，也有利于癫痫控制。有过敏表现者，可给予抗过敏治疗。

附：常规医嘱

长期医嘱	临时医嘱
按内科疾病护理	血常规、尿常规、大便常规
二级护理	肝肾功能及常规生化检查
普通饮食	血清寄生虫(囊尾蚴)抗体检查
阿苯达唑 400mg bid	皮下结节活检
或吡喹酮 400mg tid	头部 MRI 或 CT
(有癫痫：)地西泮 10mg qd、苯妥英钠	脑脊液检查
地塞米松 0.75mg qd	胸片
20% 甘露醇 125~250ml qd	必要时行心电图及其他

预 防

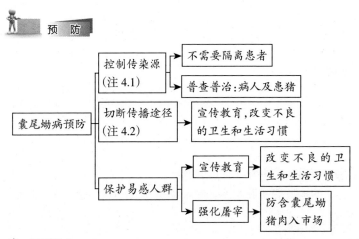

注 4.1 **控制传染源** 在流行区应开展普查普治,对患病的人和猪及时进行驱虫治疗,这是消灭传染源和预防囊尾蚴病发生的最根本措施。

注 4.2 **切断传播途径** 加强卫生宣传教育工作:改变不良的卫生和生活习惯,不吃未煮熟的猪肉,生食瓜果、蔬菜必须洗净,饭前、便后要洗手,以防误食绦虫虫卵。

强化生猪屠宰的卫生检疫制度,防止含囊尾蚴猪肉流入市场。

加强粪便卫生,猪饲养方法等环节的管理。

(赵志新)

第十二节 棘 球 蚴 病

关键词

    牧区   囊型包虫病   泡型包虫病   肝区胀痛   消瘦   阿苯
达唑

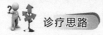

常见就诊原因及疑诊的线索

    上腹饱胀、肝脏肿大、肝区胀痛、黄疸、胸痛、咳嗽、咳痰、痰中带血。

诊疗思路

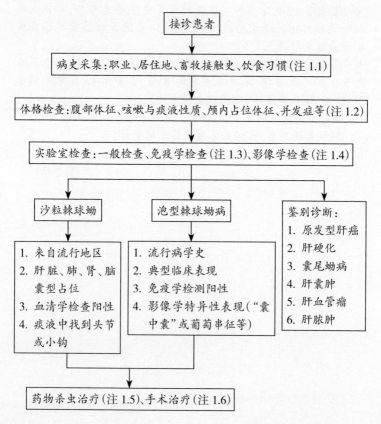

注 1.1 病史采集要点

1. 沙粒棘球蚴病 来自牧区或牧区旅居史。
2. 泡型棘球蚴病 狩猎史或皮毛接触史。

注 1.2 体检要点

1. 沙粒棘球蚴病 腹部常有肝脏肿大、局部隆起,具囊型感,有时可触及"包虫震颤"。寄生在脑部者常有颅内压增高一系列表现:头痛、恶心、呕吐及癫痫发作症状。

2. 泡型棘球蚴病 以累及肝脏最为多见,表现为肝脏明显肿大、质硬、结节。也可能有胸部或脑部等相应症状。

注 1.3 免疫学检查

1. 沙粒棘球蚴病 皮内试验快捷,有 90% 以上的阳性率,用于初筛。ELISA 敏感性与特异性均较好,但免疫学检测均存在于猪囊尾蚴、并殖吸虫等交叉反应。

2. 泡型棘球蚴病 可行皮内试验,IHA、ELISA 检测其抗原 Em2 有高度敏感性和特异性。

注 1.4 影像学特异性表现

1. 沙粒棘球蚴病 超声检查可见边缘明确的囊状液性暗区,其内可有散在光点或小光圈;CT 对实质性脏器病变有重要诊断意义。

2. 泡型棘球蚴病 超声为首选方法,特征性表现"囊中囊"、内囊分离、破裂、钙化等使其诊断符合率可达 97%。CT 检查可见边缘不规则、结构不均质的大块占位性病变,中央坏死时可见液性暗区。

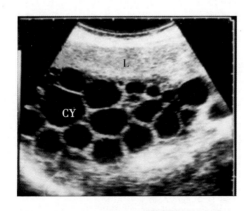

图 8-12-1　肝棘球蚴病超声表现:多囊征
L:肝;CY:囊肿

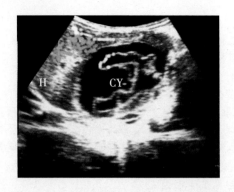

图 8-12-2 肝棘球蚴病超声表现:囊壁塌陷

L:肝;CY:囊肿。

💡 **注1.5 药物杀虫治疗**

1. 药物杀虫治疗应用对象 沙粒棘球蚴病;继发性腹腔、胸腔棘球蚴病;多脏器、多发囊、多次手术后复发者;早期发现患者;不宜手术或拒绝手术者;泡型棘球蚴患者无论手术与否都需行药物治疗。

2. 治疗方案 首选阿苯达唑,对于沙粒棘球蚴病按6.0~7.5mg/kg 或 0.4g bid。连服 4 周为一个疗程,必要时可延长6~10 个疗程。有致畸作用,孕妇禁用。肝沙粒棘球蚴病阿苯达唑乳剂效果较优,按 12.5mg/kg,连服 3 个月为一个疗程,必要时可延长服用时间 6 个月~2 年。而泡型棘球蚴患者手术后可按10mg/kg,分两次服用,依病变大小可持续2~3 年甚至更长。

💡 **注1.6 手术治疗** 手术治疗是沙粒棘球蚴病的主要疗法,以切除棘球蚴为主,将内囊剥离完整取出,以防囊液外溢。手术治疗泡型棘球蚴主要为早期切除病灶及周围肝组织或肝叶切除术。

预 防

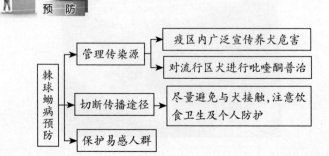

棘球蚴病预防
- 管理传染源 → 疫区内广泛宣传养犬危害
- 管理传染源 → 对流行区犬进行吡喹酮普治
- 切断传播途径 → 尽量避免与犬接触,注意饮食卫生及个人防护
- 保护易感人群

(宋建新)

第十三节 蠕虫蚴移行症

关键词

中间宿主 转运宿主 匐行疹 钩蚴皮炎 丝虫蚴移行症 热带嗜酸性粒细胞增多症 弓首蛔蚴移行症 曼氏裂头蚴病 棘颚口线虫病 斯氏狸殖吸虫病

常见就诊原因及疑诊的线索

患者一般在发热,皮疹,线状丘疹性红斑,出血点,荨麻疹样风团,刺痒,发作性哮喘、咳嗽、胸闷、气急等呼吸系统症状,食欲缺乏、恶心、呕吐、腹痛腹泻等消化道症状,头痛、感觉异常、意识障碍等神经精神症状而就诊。

诊疗思路

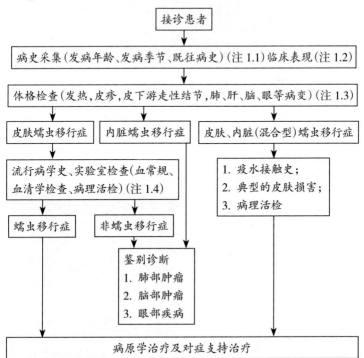

☀ **注 1.1 流行病学特点**

1. 发病年龄 发病年龄不限。
2. 既往史 有无疫水接触史,有无动物接触史。
3. 流行季节 发病多见于夏秋季节,与蚊虫传播相关。

☀ **注 1.2 临床表现**

1. 皮肤蠕虫蚴移行症

(1) 匐行疹:主要由寄生于猪、犬、猫、羊等动物钩虫幼虫引起,最常见为巴西钩虫线虫。猪、猫、犬、羊感染性钩虫入侵机体数小时后受感染部位出现红色丘疹,继以红肿和水疱形成。2~3 天内幼虫开始在皮内移行,形成匐行疹。皮疹红色,线状,略高于皮肤表面,伴奇痒,尤于夜间为甚,以足部皮肤多见,手部次之(图 8-13-1)。

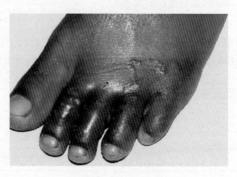

图 8-13-1 匐行疹

(2) 血吸虫尾蚴性皮炎:是血吸虫的尾蚴入侵人体皮肤引起的皮肤炎症反应,俗称"鸭怪"等,为我国各地稻田皮炎的主要原因。接触疫水数十分钟内在接触部位发生刺痒,尤以四肢末端常见。随即在尾蚴侵入部位出现红色针尖大小的丘疹或斑丘疹,可融合成大片状或风团状。皮疹周边红肿,奇痒,并逐渐加剧,常在夜间睡眠时为甚。瘙痒后每造成皮肤破溃糜烂感染。少数人有发热、淋巴结肿痛。症状以疫水接触后 3~4 天最明显,1 周后消退。如重复感染症状一般较初次感染为重,且出疹迅速、皮疹大,伴剧痒,消退亦缓慢。

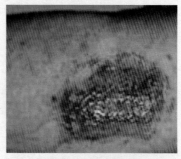

图 8-13-2 血吸虫尾蚴性皮炎

2. 内脏皮肤蠕虫蚴移行症

(1)肺蛔虫蚴移行症:动物蛔虫蚴尤其猪蛔虫蚴可引起肺蛔虫蚴移行症。人蛔虫蚴感染也可引起本症。猪、人蛔虫卵被人吞食后,在小肠内孵出蛔虫蚴,可穿过肠壁、通过肝脏经过4~6日移行至肺部,引起游走性炎症或细支气管痉挛、水肿,炎症部位有嗜酸性粒细胞浸润。潜伏期约3~15日,症状可轻重不一,有阵发性咳嗽,多为刺激性干咳,有时有白色黏痰,偶有痰中带血。部分患者有低热,少数患者出现高热、胸闷、荨麻疹和皮疹。哮喘发作严重者出现呼吸困难,端坐呼吸、发绀等症状。X线检查显示肺纹理增多,双肺有点、片、絮状浸润阴影,数日内可消退。嗜酸性粒细胞增多。病程较短,多为1~2周,反复感染者,病程可延长。

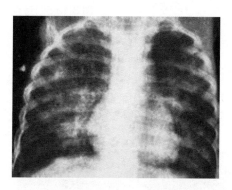

图 8-13-3　肺蛔虫蚴移行症

(2)肺丝虫蚴移行症:肺丝虫蚴移行症是由动物犬恶丝虫的微丝蚴移行至人体肺脏所引起的疾病。主要症状为长期发作性的哮喘、咳嗽、胸闷、气急、低热、乏力、咳白色黏痰,偶有痰中带血。肺部可闻及哮鸣音。胸部X线检查可见粟粒或结节状阴影。病程在2月以上;皮下结节较多见,偶见移行性皮肤损害及眼球结膜等处小结节。

(3)弓首线虫蚴移行症:弓首线虫蚴移行症是人通

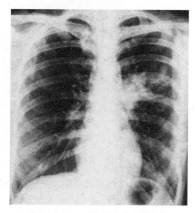

图 8-13-4　肺丝虫蚴移行症

过摄入感染性弓首线虫虫卵所引起的疾病。病情轻重取决于感染幼虫数、受累器官与组织和持续时间。轻症病人可无任何症状,仅有中度嗜酸性粒细胞增多。重者可有发热、腹痛、恶心、呕吐、肌肉关节痛,以及剧哭等行为异常;癫痫大发作可引起死亡。此外,肝大伴压痛和肺部炎症最为常见,眼内炎多见于7~9岁儿童。

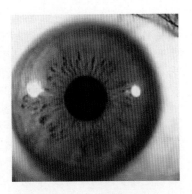

图 8-13-5 弓首线虫眼病

(4)广州管圆线虫蚴移行症:广州管圆线虫成虫寄生在鼠类的肺动脉分支内,以螺类、蛞蝓为中间宿主,蟾蜍、青蛙等为转续宿主,人主要生食或半生食虾、蟹、螺、蛙、蜗牛等而感染,其幼虫在体内移行主要到达脑部,致嗜酸性粒细胞脑膜炎。严重者可瘫痪、嗜睡、昏迷甚至死亡。潜伏期约为3~36天,患者有严重

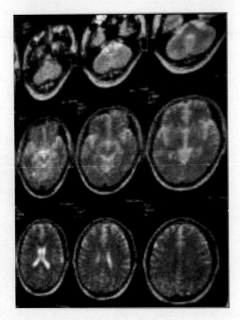

图 8-13-6 广州管圆线虫病

头痛、恶心、呕吐、感觉过敏、低热、皮疹等,伴有脑膜刺激症状。严重者有精神异常、意识障碍、嗜睡、视力减退、失明、昏迷甚至死亡。一般病程数周至数月,多数病人预后良好,少数病人可复发。

(5)异尖线吸虫蚴移行症 异尖线吸虫蚴移行症为人进食感染异尖线虫幼虫的海鱼后所造成的内脏蠕虫蚴移行症。幼虫钻入胃壁致胃异尖线虫病,分急、慢性型。急性型多在食生海鱼后12小时内发病,表现剧烈腹痛。慢性型上腹部绞痛、间歇性加剧;幼虫钻入肠壁致肠异尖线虫病,食鱼后1~5天突然剧烈下腹部痛、恶心、呕吐、腹泻,多为一过性,很少产生肉芽肿病变;此外,致食道异尖线虫病;一旦幼虫穿过消化道管壁进入腹腔,到达肝、肠系膜、卵巢、肺、咽喉及口腔黏膜等处致异位异尖线虫病。

3. 皮肤、内脏(混合型)蠕虫蚴移行症

(1)曼氏裂头蚴病:曼氏裂头蚴病系曼氏裂头蚴寄生于人眼部、皮下组织或脑、肾、肺等脏器所致的疾病。其严重性因裂头蚴移行和寄居部位不同而异。常见寄生于人体的部位依次是:眼睑部、四肢、躯体、皮下、口腔颌面部和内脏。被侵袭部位可形成嗜酸性肉芽囊肿包,致使局部肿胀,甚至发生脓肿。囊包直径约1~6cm。具囊腔,腔内盘曲的裂头蚴可从1~10余条不等,根据临床表现,可归纳为以下5型:①眼裂头蚴病;②皮下裂头蚴病;③口腔颌面部裂头蚴病;④脑裂头蚴病;⑤内脏裂头蚴病。

(2)棘颚口线虫病:棘颚口线虫病是由棘颚口线虫等引起的寄生虫病。皮肤幼虫移行症和内脏幼虫移行症。损害部位极为广泛。皮肤幼虫移行症可在全身各部位表现出匐行疹或间歇出

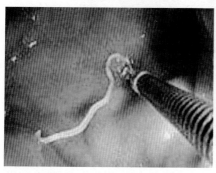

图 8-13-7　胃中的异尖线虫

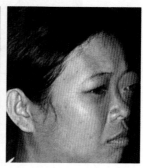

图 8-13-8　眼曼氏裂头蚴病

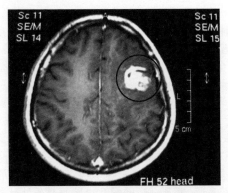

图 8-13-9　脑曼氏裂头蚴病

现的皮下游走性包块。局部皮肤表面稍红,有时有灼热感和水肿,可有痒感,疼痛不明显。内脏型幼虫移行症的临床表现随寄生部位的不同而异,如进入脊髓和脑可引起嗜酸性粒细胞增多性脑脊髓炎,后果严重可致死亡;可在消化、呼吸、泌尿系统中移行或寄居,引起相应的症状。

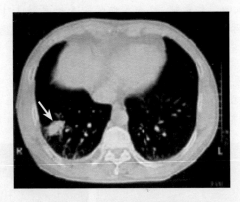

图 8-13-10 肺棘颚口线虫病

(3) 斯氏并殖吸虫病:斯氏并殖吸虫病为由寄生狸、猫的斯氏并殖吸虫幼虫侵入人体所致的疾病,主要见于我国。临床表现与棘颚口线虫病相似,可引起游走性皮下肿块或结节,也可伴肝大或侵犯中枢神经系统。

💡 注1.3　体格检查　可见皮疹,皮下游走性结节,淋巴结肿大,腹部压痛,腹部包块,肺、肝、脑、眼等部位的肿块。

注 1.4　蠕虫蚴移行症的实验室检查

1. 血常规　外周血常规中嗜酸性粒细胞增多。

2. 血清学检查　血清相应的寄生虫抗原、抗体阳性可以协助诊断。

3. 病原学检查　动物蠕虫在人体内不能发育成熟，故实验室检查不能查见虫卵，活组织检查可以发现蚴虫而得以确诊，但是由于蚴虫的移行特性，有时候活检也难以发现蚴虫。

治疗方案

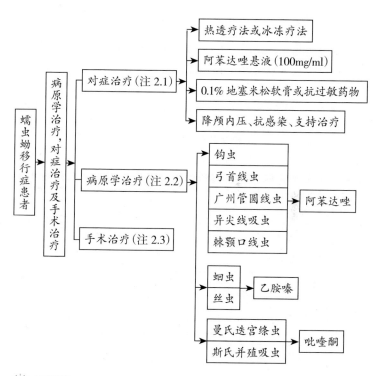

注 2.1　对症治疗　皮炎初期可用热透疗法(将患处置 56~60℃热水中，间接反复 15~30 分钟)或冷冻疗法(液氯、氯乙烷或二氧化碳霜局部喷雾)。阿苯达唑可制成混悬液(100mg/ml)局部涂抹。蚴虫移行症症状多由于过敏反应引起，可以局部应用 0.1% 地塞米松软膏，严重者可以静脉或口服应用地塞米松和其他抗过敏药物，如果并发感染、支气管痉挛、咳嗽、颅内高压等并发症需要积极抗感染、解痉、止咳、降颅压等治疗。

💡 **注2.2** 病原学治疗 根据病原学选择不同的驱虫药物,匐行症:钩虫引起的匐行症皮损广泛可以用阿苯达唑,成人剂量为每次 10mg/kg,每日 2 次,疗程为 3 日。如皮损不愈,3~7 日后可重复 1 疗程。弓首线虫蚴移行症:阿苯达唑,成人 400mg 顿服,连服 10~14 天。也可选用噻苯达唑、氟苯达唑,但是不良反应较多。广州管圆线虫:阿苯达唑,成人剂量每次 10mg/kg,每日 2 次,儿童按每次 10~15mg/kg,每日 2 次,疗程为 2~3 周,个别患者需要根据病情服用 2~3 个疗程。异尖线吸虫蚴移行症:阿苯达唑,每次 500mg,每日 3 次,共 3 日,也可以选用噻苯达唑,按 25mg/kg,每日 2 次,共 3 日。棘颚口线虫病:阿苯达唑每次 400mg,每日 1 次顿服,疗程 7~14 日。肺蛔虫蚴移行症:乙胺嗪(海群生),成人每次 200mg,每日 3 次,儿童按 8~14mg/kg,分 3 次服用,疗程 7~14 日,左旋咪唑隔日服用 120mg,共服用 6 次,或阿苯达唑 400mg,每日 2 次,5~7 日为 1 疗程。肺丝虫蚴移行症:乙胺嗪,成人每次 200mg,每日 3 次口服,疗程为 7 日。曼氏裂头蚴病:吡喹酮,120~150mg/kg,2 日内分服。斯氏并殖吸虫病:吡喹酮,25mg/kg,每日 3 次,疗程 2~3 日。

💡 **注2.3** 手术治疗 曼氏裂头蚴病、棘颚口线虫病、斯氏并殖吸虫病引起的皮肤、眼周、内脏蚴虫移行症手术摘除病灶是主要的治疗方法。

附:常规医嘱

长期医嘱	临时医嘱
感染科常规检查	血常规、尿常规、大便常规 + 潜血
二级护理	肝肾功能电解质
清淡饮食	胸片、B 超、头颅 CT
驱虫治疗	必要时行肺部 CT、全腹 CT 及其他检查
必要时加用其他药物或手术治疗	寄生虫相关抗原、抗体检查

预 防

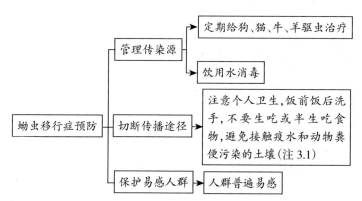

注3.1 注意个人卫生,饭前饭后洗手,不要生吃或半生吃螺、虾、蜗牛、蟾蜍、蛙肉、蛇肉、淡水鱼、泥鳅、鸡肉、鸭肉、猪肉等,生菜应洗干净。

(黄建荣)

第十四节 隐孢子虫病

关键词

人兽共患病　水样腹泻　艾滋病相关性腹泻　隐孢子虫卵
囊　免疫重建

常见就诊原因及疑诊的线索

　　患者一般因发热、呕吐、腹痛和水样腹泻就诊,免疫功能低下者表现
为难以控制的腹泻和消耗症状而就诊。

诊疗思路

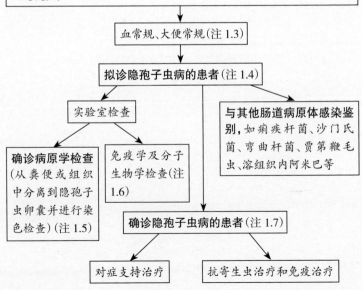

💡 **注 1.1** 流行病学特点

1. **发病年龄** 婴幼儿及成人均有发病。

2. **危险因素** 接触感染动物或患者(牧民、护理人员),幼龄儿童,有饮生水习惯者(饮用被污染的池水和井水),在河流湖泊游泳者,旅游者,男性同性恋者,免疫功能有缺陷者(如艾滋病患者)或受抑制者(如长期应用免疫抑制剂、抗肿瘤药患者)。

3. **流行特征** 卫生条件差的国家发病率高,夏秋季发病多,婴幼儿发病率高于一般人群,可在集体机构呈小型流行。

💡 **注 1.2** **临床经过** 隐孢子虫可引起无症状感染,轻微腹泻或严重肠炎,伴或不伴有胆道累及。临床表现和转归与患者的免疫功能状态密切相关。

1. **免疫功能正常患者** 潜伏期较短,一般7~10天(5~28日)。临床表现为自限性腹泻,每日5~10次,以水样便多见,或为黏液稀便,持续数日自愈,偶可持续一个月左右。可伴有发热、恶心、呕吐、上腹痛、食欲缺乏、乏力、全身不适。体温常低于39℃。腹痛可为间歇性或持续性痉挛性疼痛。婴幼儿可有脱水和电解质紊乱。

2. **免疫功能受损患者** 免疫缺陷或免疫受抑制的患者,特别是艾滋病患者患本病后表现为慢性持续性腹泻,缓慢起病,在数周至数月期间粪便次数逐渐增多,可多至每日10次以上,可有暂时的缓解。粪便呈水样,有时可呈血性。腹泻重且持续时间长者出现脱水、电解质与酸碱平衡紊乱甚至营养不良、恶病质,可导致死亡。艾滋病患者的隐孢子虫病还有其他临床表现,如胆囊炎,胆管炎,肝炎,胰腺炎,呼吸道炎症。

💡 **注 1.3** 常规实验室检查

1. **血常规** 白细胞计数通常正常,嗜酸性粒细胞有时可以增高。

2. **大便常规** 为带黏液的水样便,镜检可发现白细胞或脓细胞,少有吞噬细胞。

💡 **注 1.4** **拟诊隐孢子虫病患者** 临床上对有饮生水习惯或免疫功能有缺陷者,出现发热、呕吐、腹痛和水样腹泻,持续数周至数月,外周血白细胞正常患者,应高度疑诊隐孢子虫病,迅速完善进一步诊疗。

💡 **注 1.5** **病原学检查** 从粪便或组织中分离到隐孢子虫卵囊是诊断本病可靠而简便的方法。粪便中的卵囊若不染色,难以辨认。改良抗酸染色方法较为简单,检出率较高。也可将卵囊浓集后采用湿片悬滴法(Wet mount examination)检测,然后再做图片染色,光镜下,卵囊无色透明,壁光滑,隐约可见有淡荧光的子孢子和一个小暗点。十二指肠引流物、胆汁、手术切除的胆囊、病变肠道组织活检标本或呼吸道分泌物等也可检测到卵囊。

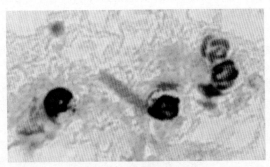

图 8-14-1 卵囊抗酸染色

在改良抗酸染色标本中,背景为蓝绿色,卵囊为玫瑰红色,
直径通常为 4~6μm,内部结构清晰

💡 **注 1.6** **免疫学检查**

1. 粪便标本中卵囊抗原在常规镜检的基础上,采用单克隆抗体免疫荧光实验和酶联免疫吸附试验(ELISA)检测患者粪便或者组织中的卵囊壁抗体,可以提高实验室诊断的敏感性。

2. 血清抗体可检测隐孢子虫病患者血清特异性 IgG 型抗体,抗体持续时间长,本法特异性和敏感性均较高,可用于流行病学调查。有研究表明,ELISA 方法检测高滴度的 IgG 抗体可用于近期感染的诊断,其敏感性可达到 96%。

3. 分子生物学检查聚合酶链反应(PCR)技术可用于检测粪便标本,敏感性和特异性均较高,可用于大样本中少量卵囊的检查。

💡 **注 1.7** **确诊隐孢子虫病患者** 临床上对有饮生水习惯或免疫功能有缺陷者,出现发热、呕吐、腹痛和水样腹泻,持续数周至数月,外周血白细胞正常黏液水样便患者,从粪便或组织中分离到隐孢子虫卵囊即可确诊。

治疗方案

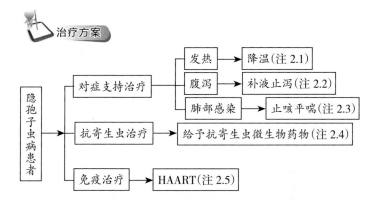

注2.1 一般早期发热不给退热药,个别高热者可给予小量镇静退热药,或头部冷敷,避免物理降温导致的急促退热致虚脱。

注2.2 对表现为急性胃肠炎的患者应给予充分的支持治疗和对症治疗,根据病情适当补液、纠正电解质和酸碱平衡紊乱。对急性腹泻患者,可用对肠道黏膜有覆盖和修复作用的蒙脱石散。对腹泻严重者可试用前列腺素抑制剂,如吲哚美辛(消炎痛)。对严重免疫缺陷特别是艾滋病患者食用抑制肠动力的药物如地芬诺酯、吗啡和普鲁卡因等,可减轻腹泻症状。亦可用生长激素抑制素减少肠道分泌,增加水和电解质吸收,抑制肠动力,改善患者营养状况。

注2.3 对肺部隐孢子虫感染者咳嗽、气喘等症状,可给予止咳、平喘药物及氧气吸入等。

注2.4 对本病似乎尚无成熟的病因治疗。免疫功能正常的儿童患者,推荐进行抗寄生虫病微生物治疗,硝唑尼特(nitazoxanide)是1~11岁儿童的首选药物。对于免疫健全的患者,可试用螺旋霉素,成人2~4g/d,疗程7~10天;亦可用大蒜素胶囊,成人40mg/次,每日4次,疗程7~10天。然而,对有免疫缺陷的患者,已证实口服或静脉给予螺旋霉素都是无效的。推荐使用硝唑尼特,1000mg,2次/天,或巴龙霉素联合阿奇霉素,巴龙霉素1000mg,2次/天,阿奇霉素600mg/d,疗程2周,可根据病情延长至8周。对HIV感染患者,硝唑尼特和巴龙霉素似乎有一定疗效,报道并不一致。

注2.5 对HIV感染者,最重要的治疗就是进行高效联合抗逆转录病毒治疗(highly active anti-retroviral therapy,HAART),

实行免疫重建。CD4 细胞计数 $>100/mm^3$ 的患者症状一般可获完全缓解。白介素 -2(IL-2)、高价免疫牛初乳(HBC)均曾用于人体隐孢子虫病治疗,但疗效尚未肯定。

附:常规医嘱

长期医嘱	临时医嘱
按消化道隔离	血常规、尿常规、大便常规 + 潜血
内科护理常规	HIV 抗体
二级护理	肝肾功、电解质、血尿淀粉酶
低脂半流饮食	大便培养
硝唑尼特片 1000mg po bid	找粪便中隐孢子虫卵囊
HAART(HIV 感染时)	胸片
必要时补充水电解质	腹部 B 超
	必要时行 CD4 细胞计数检查及其他

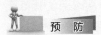

预 防

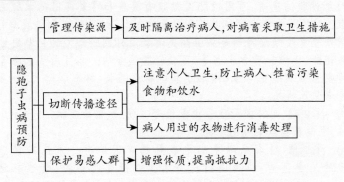

（张欣欣 龚 玲）

第九章 朊粒病

关键词

朊毒体 蛋白质感染因子 朊毒体蛋白(PrP^{sc}) 中年发病 克-雅病(Creutzfeldt-Jakob Disease,CJD) 致死性家族性失眠症(Fatal Familial Insomnia,FFI) 库鲁病(Kuru Disease) 杰茨曼-斯脱司勒-史茵克综合征(Gerstmann-Straussler-Scheinker syndrome,GSS)。

常见就诊原因与疑诊线索

共济失调(见于巴布亚-新几内亚地区)、锥体外系症状、精神症状、记忆困难、严重的失眠、自主神经功能紊乱甚至痴呆等亚急性进行性神经精神症状为表现。有家族性病史或其他高危因素(如人垂体生长激素的使用、1995年前神经外科手术史)。

诊疗思路

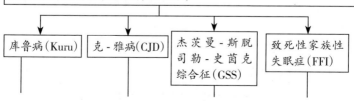

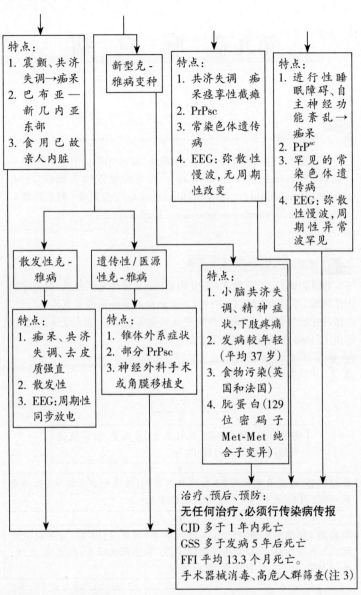

特点：
1. 震颤、共济失调→痴呆
2. 巴布亚—新几内亚东部
3. 食用已故亲人内脏

新型克-雅病变种

特点：
1. 共济失调 痴呆痉挛性截瘫
2. PrPsc
3. 常染色体遗传病
4. EEG：弥散性慢波，无周期性改变

特点：
1. 进行性睡眠障碍、自主神经功能紊乱→痴呆
2. PrP^{sc}
3. 罕见的常染色体遗传病
4. EEG：弥散性慢波，周期性异常波罕见

散发性克-雅病

遗传性/医源性克-雅病

特点：
1. 痴呆、共济失调、去皮质强直
2. 散发性
3. EEG：周期性同步放电

特点：
1. 锥体外系症状
2. 部分 PrPsc
3. 神经外科手术或角膜移植史

特点：
1. 小脑共济失调、精神症状，下肢疼痛
2. 发病较年轻（平均37岁）
3. 食物污染（英国和法国）
4. 朊蛋白（129位密码子Met-Met纯合子变异）

治疗、预后、预防：
无任何治疗、必须行传染病传报
CJD 多于 1 年内死亡
GSS 多于发病 5 年后死亡
FFI 平均 13.3 个月死亡。
手术器械消毒、高危人群筛查(注3)

诊疗思路注解

注1 流行病学
1. 发病年龄 除新变异型 CJD 外，多为中年以上发病。

2. 危险因素　家族性类似疾病、1995 年前有神经外科打开硬脑膜手术等。

3. 临床经过　神经症状,如震颤、共济失调等,又有精神症状、记忆困难、智能低下、痴呆等,呈亚急性进行性发展。

💡 **注2**　实验室/影像学/病理学检查

1. 实验室　脑脊液中 14-3-3 蛋白升高,代表神经元的大量死亡,虽然 14-3-3 蛋白可以在头颅创伤、阿尔兹海默病、癫痫持续状态以及肝性脑病时轻度升高,但是 CJD 的远高于其他疾病,因此 14-3-3 蛋白是诊断 CJD 的重要实验室指标之一。血清 S100 蛋白浓度测定,对 CJD 诊断特异性达到 81.1%,敏感性为 77.8%。

2. 影像学　脑电图改变被认为是临床诊断 CJD 的重要根据,疾病的不同时期,脑电改变也不尽相同。早期头颅 CT、MRI 无异常所见。病情进展快至中晚期可见皮质萎缩,排除其他各种局灶性脑病,有助于临床诊断。

3. 病理学　脑活检或尸检病理改变主要是神经细胞凋亡,星形胶质细胞增生和以灰质为主的海绵状变性,严重者可累及白质。但无任何炎症反应。Western blot 检测脑组织中的 PrPˢᶜ。

4. 其他检查　血常规、尿常规、大便常规+潜血、肝肾功能、胸片等。

💡 **注3**　预防措施

1. 筛选高危人群　使用过人垂体生长激素治疗的患者、家族中有朊毒体感染的患者、中年发病进行性痴呆未明确原因的患者、曾经有神经外科手术或角膜移植患者、其他器官移植或输血患者以及 1980—1996 年在英国和法国居住超过 1 年的居民。

2. 预防重点　严格处理朊蛋白感染患者的传染性高的人体组织,如中枢神经系统(脑、垂体、硬脑膜及脑脊液)、眼与眼神经、淋巴结样组织(淋巴结、扁桃体、脾脏、阑尾、Peyer 集结等),以及与患者组织体液接触或用过的手术器械、敷料及其废弃物,要采取严格消毒措施。手术器械可在高压 132℃ 60 分钟或 10% 次氯酸钠溶液浸泡 60 分钟,共 3 次。或 1mol/L 氢氧化钠溶液浸泡 30 分钟,共 3 次。敷料和尸检病理组织以焚烧处理为宜,取血注射器和针头宜用一次性制品,用后应作严格销毁焚烧处理为妥善。确诊或高度疑似朊毒体感染患者必须对患者进行隔离。

3. 职业暴露　医务人员的伤口暴露24小时内立即使用2%次氯酸钠溶液浸泡30分钟,处理后不能使用酒精再次消毒;眼部及黏膜暴露使用生理盐水冲洗,不能使用次氯酸钠溶液冲洗眼睛。

附:常规医嘱

长期医嘱	临时医嘱
传染科常规护理	血常规
二级护理	尿常规
	粪常规 +OB
	肝肾功能
	电解质检查
	心电图
	胸部正侧位片
	腰穿(脑脊液 14-3-3 蛋白检测)
	血清 S100 蛋白
	头颅 CT
	头颅 MRI
	脑电图

（张欣欣　杨之涛）

第十章 感染性休克

关键词

休克 组织灌注不足 感染源 抗感染治疗 全身炎症反应
综合征(SIRS) 脓毒症(Sepsis) 脓毒症休克(Septic Shock) EGDT
(早期复苏目标)

常见病因及疑诊线索

所有组织或器官的感染(细菌、真菌)均可能从脓毒症进展为严重脓毒症甚至脓毒症休克。感染性休克指出现组织低灌注状态伴有低血压,临床上怀疑或确诊感染。当然在部分患者,由于其血管收缩代偿或本身存在高血压状态,临床上还未出现低血压就已经存在休克。因此,早期识别休克,尽快采取治疗措施是改善患者预后的重要措施。

出现以下脏器临床表现或影像学表现需要怀疑感染:呼吸道症状或影像学显示肺炎;消化道症状(恶心、呕吐、腹痛以及肠蠕动异常)或腹膜炎体征;泌尿道症状或腰痛腰酸;皮肤破损、皮肤红肿热痛、关节肿胀疼痛;存在异物(金属关节、心脏瓣膜置换术后或侵入性导管);神经系统症状(尤其脑膜炎体征);免疫抑制状态(粒细胞缺乏、器官移植后、糖尿病、糖皮质激素应用、免疫抑制剂应用、非甾体类消炎药等)。

诊疗思路

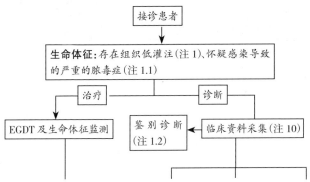

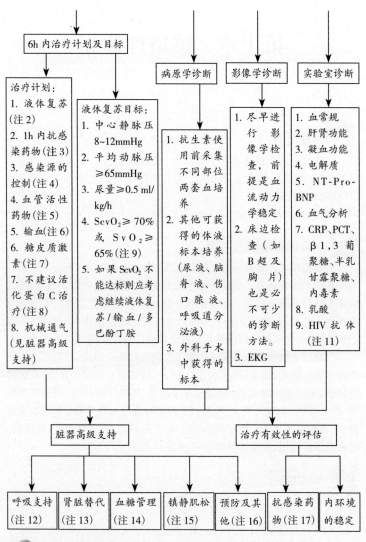

 诊疗思路注解

注 1 组织低灌注：血乳酸水平上升（≥4mmol/L）、急性意识障碍、低血压、少尿、外周循环障碍等表现。

注 1.1 严重程度＝低灌注表现或脏器衰竭

脏器衰竭	临床表现	辅助检查
神经系统	躁动、性格改变、谵妄、昏迷	
心血管系统	HR >120 次 / 分、收缩压 <90mmHg 或较基础值下降 40mmHg、舒张压 <40mmHg、平均动脉压 <65mmHg、心肌梗死、心律失常、心脏停搏	心电图、CK-MB、Troponine
皮肤	花斑、肢端发绀及湿冷	
呼吸系统	呼吸加快，表浅 >24 次 / 分、三凹征、SpO_2<90%、呼吸停止	血气分析、SaO_2<60mmHg、PaO_2/FiO_2<300
代谢	酸中毒(深大呼吸)	乳酸 >2mmol/L、pH<7.35
肾脏	少尿(<0.5ml/(kg·h))、无尿	肌酐 >177μmol/L 或升高 2 倍
肝脏	黄疸、肝性脑病、出血倾向、水肿	总胆红素 >34μmol/L、ALT/AST 升高 1.5 倍、凝血因子降低 30%、低蛋白\白蛋白血症
消化系统	肠梗阻或肠系膜缺血	
凝血功能	广泛出血、瘀斑、肢端缺血	PT 延长、APTT 延长、凝血因子降低 30%

注 1.2 感染性休克的鉴别诊断

休克	病因	临床提示	辅助检查
心源性休克	肺栓塞	胸痛、急性右心衰、静脉炎	EKG、胸片、血气分析、D-D 二聚体、核素扫描、心脏超声、肺血管 CT
	急性心包填塞	右心衰竭、全心衰竭、奇脉	EKG、心脏超声
	心肌梗死	胸痛、右心衰竭、左心衰竭	EKG、troponine、心脏超声
	心律失常	左心衰竭、全心衰竭	EKG

续表

休克	病因	临床提示	辅助检查
低容量性休克（绝对/相对容量缺乏）	严重脱水	皮肤干燥、腹泻、呕吐	红细胞压积
	出血	贫血、出血征象	血常规、隐血试验
	过敏性休克	皮疹、荨麻疹	
	急性胰腺炎	腹痛	脂肪酶、淀粉酶

💡 **注2** 液体复苏：目前液体的选择为生理盐水或胶体（分子量不大于200道尔顿或取代基<0.4羟乙基淀粉、白蛋白、血浆等）。初期液体复苏以输晶体液>1000ml或胶体液300ml。根据生命体征、中心静脉压CVP（目标8~12mmHg）及尿量（目标≥0.5ml/（kg·h））调整输液速度至达标。

💡 **注3** 抗感染药物必须在发现患者组织低灌注考虑感染1小时内使用（急诊3小时内）可以选择1~2种合适的广谱抗感染药物，也可以根据临床感染征象及流行病学特点选择合适的窄普抗感染药物。抗感染药物必须能够很好地渗透至感染组织。

💡 **注4** 感染源的控制：对于严重脓毒症或脓毒症休克患者要紧急感染源控制措施（如坏死性筋膜炎、急性腹膜炎、急性化脓性胆管炎及小肠坏死等）。作出特定的解剖学诊断，必要时尽快手术或外科引流（对于急性重症胰腺炎伴有胰腺坏死感染者，清创手术时机尽量延后至可见的包裹形成）。如果为侵入性操作或导管/异物导致的感染，则尽快拔出导管或置换。

💡 **注5** 建议从中心静脉输入去甲肾上腺素或多巴胺以使平均动脉压（MAP）达标（≥65mmHg）。效果不佳时可以加用肾上腺素或血管加压素（0.03U/min）。对于心肌功能障碍者输注多巴酚丁胺（最高剂量20μg/（kg·min））。

💡 **注6** 组织低灌注纠正但组织仍然缺氧时或Hb<70g/L，可以考虑输注红细胞使Hb>70g/L（Hct>30%）以及输注多巴酚丁胺以改善组织缺氧。

💡 **注7** 糖皮质激素限于脓毒症休克患者对于液体治疗及血管活性药物反应不佳时使用，最高氢化可的松200mg/d静脉持续注射（尽量不要使用地塞米松）并当血管活性药物撤离时尽快撤高糖皮质激素，不需要进行 ACTH 激发试验来决定是否使用糖皮质激素。

💡 **注 8** 由于活化蛋白 C 的多中心临床试验并未显示其对于脓毒症休克患者的获益，因此已经推出商业市场，在 2012 年国际脓毒症休克指南中已经不建议使用活化蛋白 C。

💡 **注 9** $ScvO_2$ 代表中心静脉氧饱和度；SvO_2 代表混合静脉氧饱和度。

💡 **注 10** 应询问患者发病时间、症状、疫苗接种史、家族史、个人史、服用药物和仔细地体格检查。

💡 **注 11** 实验室检查

1. 血常规　通常 WBC 升高 $>12 \times 10^9/L$ 或 $<4.0 \times 10^9/L$，在严重感染中 WBC 可以升到 $50 \times 10^9/L$ 表现为类白血病。血小板通常轻度或重度下降，甚至降到 $<20 \times 10^9/L$，由于凝血功能早期亢进高凝状态导致的血小板和凝血因子的大量消耗。

2. 肝肾功能　ALT/AST、总胆红素、肌酐可以上升，检查的目的协助诊断感染来源和评估患者脏器功能受损程度以调整用药。

3. 凝血功能　评估 DIC 发展情况，根据凝血功能适当使用肝素阻断 DIC 进展。

4. 电解质、血气分析　评估内环境，通常有代谢性酸中毒和呼吸性碱中毒，严重的肾功能受损时可以出现高钾血症。

5. NT-Pro-BNP　评估心脏功能。

6. CRP、PCT、内毒素、β1,3 葡聚糖、半乳甘露聚糖　CRP 与 PCT 协助诊断炎症状态尤其是 PCT 动态监测过程中可以协助抗感染药物的更改或停用。内毒素、β1,3 葡聚糖与半乳露聚糖用来协助诊断细菌感染和真菌感染。

7. 乳酸　$>4mmol/L$ 时需要启动液体复苏，代表微循环中的无氧酵解增加，乳酸的动态下降，即乳酸清除率可以预测患者预后。

8. HIV 抗体　排除 HIV 感染导致的免疫抑制状态，因为 HIV 有其特定的感染疾病谱。

💡 **注 12** 严重脓毒症导致的急性肺损伤 (ALI)/ 急性呼吸窘迫综合征 (ARDS) 的机械通气策略包括：①目标潮气量为 6ml/kg。②目标平台压不超过 $30cmH_2O$，当设置平台压时需考虑胸壁的顺应性。③兼顾平台压及潮气量，必要时可降低目标，允许高碳酸血症。④设置合适的呼气末正压 (PEEP) 防止呼气末的肺塌陷。⑤如果 ARDS 患者需要更高可能有害的平台压或

FiO_2 水平,可尝试俯卧位通气。⑥对于所有机械通气患者给予半卧位(床头抬高 45 度),除非有反指征 (30°~45°)。⑦轻度到中度缺氧 ALI/ARDS 患者可尝试无创通气,但患者必须血流动力学稳定、呼吸道畅通、服从指令或预期将很快恢复。⑧呼吸机撤离时需要进行撤机试验以评估撤机成功率(包括 CPAP 5cmH_2O 或 T 管试验),撤机前患者必须清醒服从指令、血流动力学稳定、已撤离或小剂量血管活性药物、呼吸支持水平低、FiO_2 水平可以用双通鼻导管或面罩替代、原发疾病已经控制或恢复期中。⑨对于没有明显组织低灌注的 ALI 患者,使用控制性液体复苏策略。

注 13 肾脏替代治疗可以使用间断性血液透析(IHD)或持续性静脉血液滤过(CVVH),对于血流动力学不稳定患者使用 CVVH 更合适。

注 14 对于严重脓毒症患者进行血糖程序化管理,静脉使用胰岛素并采用可靠的胰岛素剂量调整程序将血糖控制在 10mmol/L 以下 (180mg/L)。

注 15 对于机械通气患者需要使用间断或持续镇静药物,每日进行镇静程度评分以及唤醒计划。尽量不要使用神经肌肉阻滞剂(肌松药物)。

注 16 预防及其他措施

1. 下肢静脉血栓形成预防措施 ①如果没有禁忌证,使用普通肝素或低分子肝素;②如果存在反指征,使用物理方法(加压袜或间断加压装置);③极其高危患者可以联合使用药物及物理方法。

2. 应激性溃疡预防措施:H_2 受体阻滞剂或质子泵抑制剂。

3. 碳酸氢钠液使用:目前不建议在 pH≥7.15 患者使用以期达到减少血管活性药物的剂量及改善血流动力学。

4. 对于患者病情预后及实际期望,与患者或家属及时沟通以减少医疗资源的浪费。

注 17 抗感染药物的调整

1. 每日进行评估 药效、预防耐药、避免毒性以及费用。

2. 对于铜绿假单胞菌感染患者建议联合抗生素治疗。

3. 对于粒细胞缺乏患者建议联合抗生素治疗。

4. 联合治疗疗程不超过 3~5 天,根据微生物结果进行降阶梯治疗。

5. 疗程一般不超过 7~10 天,除非抗感染应答迟缓、不能引流的感染部位或免疫缺陷患者。

6. 如果证实非感染引起的休克,及时停用抗感染药物(动态监测 PCT)。

　附:常规医嘱

长期医嘱	临时医嘱
ICU 护理常规	血常规、尿常规、粪常规 + 隐血试验
暂禁食(血流动力学稳定后考虑肠内营养)	肝肾功能、电解质、乳酸
心电监护,SpO₂ 监护,血压监护	凝血功能(PT、APTT、Fg、D-Dimers)
深静脉导管护理	血气分析
导尿管护理	CRP、PCT
24 小时出入水量	β1,3 葡聚糖、半乳甘露聚糖
记每小时出入量(液体复苏时)	内毒素
CVP 监测 q6h(液体复苏时)	胸片(胸部 CT)
抗感染药物(合理选择及应用)	B 超(腹部 CT)
维生素 C₃~C₅g/d ivdrip(一周)	血培养 *2
H2 受体拮抗剂 / 质子泵抑制剂(禁食阶段)	尿培养 *1
普通肝素 / 低分子肝素(必要时)	痰培养 *2
还原型谷胱甘肽 1.2g/ 天	NT-Pro-BNP
其他特殊药物或治疗措施(根据感染部位)	HIV 抗体
	外科感染控制(如果为外科感染)
脏器高级支持	液体复苏程序
机械通气 + 镇静药物(必要时)	晶体 1000ml 或胶体 300ml ivgtt 液体复苏

续表

长期医嘱	临时医嘱
肾脏替代治疗（必要时）	去甲肾上腺素 / 多巴胺 微量泵
血糖监测 q4-6h	多巴酚丁胺（心功能受损时）
	输红细胞（Hgb<70g/L 或 Hct<30%）
	最高氢化可的松 200mg/d 静脉持续注射

（张欣欣　杨之涛）

第十一章　肝功能评估

　　肝脏是人体内最大的实质性腺体器官。其最主要的功能是物质代谢功能,它在体内蛋白质、氨基酸、糖、脂类、维生素、激素等物质代谢中起重要作用;同时肝脏还有分泌、排泄、生物转化及胆红素、胆汁酸代谢等方面的功能。通过检测血清某些酶及其同工酶活性或量的变化可早期发现肝脏的急性损伤;检测肝脏的代谢功能变化主要是用于诊断慢性肝脏疾患及评价肝脏功能状态。

　　肝功能检查目的:①了解肝脏功能有无损害及其程度,有助于诊断肝脏疾病;②临床药物的选择及疗效观察;③体检和术前检查。

一、肝功能评估方法

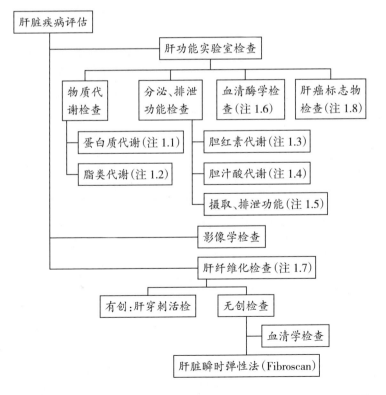

注1.1 蛋白质代谢检测

1. 血清总蛋白、清蛋白、球蛋白测定 常用于检测慢性肝损伤，并可反映肝实质储备功能。

【参考值】总蛋白 (serum total protein，STP)　60~80g/L

　　　　　清蛋白 (albumin，A)　　　　　　40~55g/L

　　　　　球蛋白 (globulin，G)　　　　　　20~30g

　　　　　A/G　　　　　　　　　　　　　1.5~2.5：1。

表 11-1-1　肝脏病变检测的临床意义

STP	A	G	A/G	临床意义
正常	正常	正常	正常	急性或局灶性肝损伤
正常、↑、↓	↓	↑	↓	慢性肝脏疾病：慢性中度以上持续性肝炎、肝硬化、肝癌
正常、↓	↓↓↓	正常、↑、↓	↓↓↓	亚急性、慢性重型肝炎、急性重型肝炎中晚期
<60g	或 <25g/L			低蛋白血症：见于严重浮肿、胸水、腹水
			<1	重度慢肝或肝硬化
> 80g/L		或 >35g/L		高球蛋白血症：见于自身免疫性肝炎、慢性肝炎、肝硬化、酒精性肝病、原发性胆汁性肝硬化等

2. 血清前清蛋白 早期反映肝细胞损害。

【参考值】1 岁：100mg/L；1~3 岁：168~281mg/L；成人：280~360mg/L。

降低：见于肝胆系统疾病：慢性肝炎、肝硬化、肝癌、重型肝炎及胆汁淤积性黄疸。对早期肝炎、急性重症肝炎有特殊诊断价值。

3. 血清凝血因子测定 在肝脏疾病早期可作为过筛试验。

表 11-1-2　血浆凝血因子检测

项目	参考值	异常	临床意义
凝血酶原时间 （prothrombin，PT）	11~14s	延长 >3s	急性缺血性肝损伤 及毒性肝损伤；
		延长极少超 过 3s	急性病毒性肝炎或 酒精性肝炎
		正常	慢性肝炎
		延长	肝硬化失代偿期、胆 汁淤积
		延长伴纤维 蛋白原、血 小板降低	见于重型肝炎合并 DIC
活化部分凝血酶原 时间（activated partial thromboplastin time， APTT）	28~44s	延长	严重肝病、维生素 K 缺乏
血浆凝血酶原活动度 （PTA）	80%~ 120%	<40%	重型肝炎
凝血酶时间 （thrombin time，TT）	16~18s	延长	肝硬化或急性重型 肝炎合并 DIC
纤维蛋白原 （plasma fibrinogen， FIB）	2~4g/L	降低	严重肝病
肝促凝血酶原试验 （HPT）		活性降低	严重肝病
抗凝血酶Ⅲ（AT-Ⅲ）		活性降低	严重肝病或合并 DIC 时

4. 血氨测定

【参考值】18~72μmol/L

病理性增高见于严重肝脏疾病（如肝硬化、肝癌、重型肝炎等）、上消化道出血及肝外门脉系统分流形成等。

5. 其他

（1）铜蓝蛋白测定：【参考值】150~600mg/L。

降低：见于肝豆状核变性（Wilson 病）和遗传性色素沉积症。

（2）转铁蛋白测定：【参考值】男性 15~200μg/L（15~200ng/ml）；女性 12~150μg/L（12~150ng/ml）。

升高：见于急性肝脏损害、肝癌。

降低：见于肝脏疾病晚期。

💡 注 1.2　脂类代谢检查

【参考值】
总胆固醇	2.9~6.0mmol/L
胆固醇酯	2.34~3.38mmol/L
胆固醇酯：游离胆固醇	3：1
阻塞性脂蛋白 X	阴性

表 11-1-3　肝脏疾病时脂类代谢检查的临床意义

总胆固醇	胆固醇酯	胆固醇酯：游离胆固醇	阻塞性脂蛋白 X	临床意义
		↓		肝细胞受损
↓↓↓	↓↓↓			肝细胞损害严重：肝硬化、暴发性肝衰竭
↑以游离胆固醇为主		↓	(+)	胆汁淤积
			(+)	胆汁淤积，其中当定量 >2000mg/L 时，提示肝外胆道阻塞

💡 注 1.3　胆红素代谢测定

1. 胆红素代谢过程　见图 11-1-1。

2.【参考值】

总胆红素（total bilirubin，TBIL 或 STB）　3.4~17.1μmol/L；

结合胆红素（direct bilirubin，DBIL 或 CB）　0~6.8μmol/L；

非结合胆红素（indirect bilirubin，IBIL 或 UCB）　1.7~10.2μmol/L；

尿胆红素　阴性；

尿胆原　定量：0.84~4.2μmol/24h；定性：阴性或弱阳性。

3. 判断有无黄疸及黄疸的程度

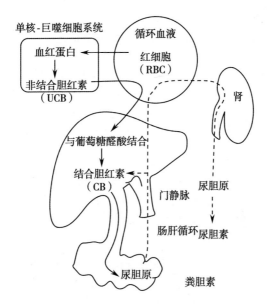

图 11-1-1　胆红素代谢过程

4. 根据黄疸程度判断黄疸原因

表 11-1-4　黄疸分度

黄疸分度	参考值（μmol/L）
隐性黄疸	17.1~34.2
轻度黄疸	34.2~171
中度黄疸	171~342
重度黄疸	>342

表 11-1-5　黄疸程度及病因

黄疸病因	TBIL（μmol/L）
完全阻塞性黄疸	>342
不完全阻塞性黄疸	171~342
肝细胞性黄疸	17.1~171
溶血性黄疸	<85.5

5. 正常人及常见黄疸的胆色素代谢检查结果

表 11-1-6　黄疸分类

	血清胆红素			尿胆色素	
	DBIL	IBIL	DBIL/TBIL	尿胆红素	尿胆原
正常人	0~6.8	1.7~10.2	0.2~0.4	（−）	0.84~4.2
阻塞性黄疸	↑↑↑	↑	>0.5	（±）	减少或缺如
溶血性黄疸	↑	↑↑↑	<0.2	（−）	↑↑↑
肝细胞性黄疸	↑↑	↑↑	0.2~0.5	（+）	正常或↑

🔆 **注 1.4** 胆汁酸代谢检查

【参考值】总胆汁酸　　　　　　0~10μmol/L

　　　　　胆酸　　　　　　　0.08~0.91μmol/L

　　　　　脱氧胆酸　　　　　0.23~0.89μmol/L

　　　　　甘氨胆酸　　　　　0.05~1.0μmol/L

增高见于：肝细胞损伤，如急性肝炎、慢性活动性肝炎、肝硬化、肝癌、酒精肝及中毒性肝病；胆汁淤积；门脉分流。

🔆 **注 1.5** 摄取、排泄功能检查

1. 靛氰绿滞留率试验

【参考值】15min 血内 ICG 滞留率 0~10%。

ICG 滞留率增加：见于肝功能损害，如慢性肝炎多在 15%~20%，慢性活动性肝炎更高，肝硬化平均为 35%，肝炎恢复期多恢复正常；胆道阻塞。

表 11-1-7　不同肝脏疾病 ICG 滞留率表现

疾病	ICG 滞留率
Dubin-Johnson 综合征	正常
Gilbert 综合征	↑、↑↑
Rotor 综合征	多 >50%

2. 利多卡因试验

【参考值】100 ± 18μg/L

降低：见于肝功能损害时，如慢性肝炎、肝硬化、原发性肝癌等。另外，可作为肝移植时选择供肝的依据，并用于预测肝移植后移植肝存在情况。

🔆 **注 1.6** 血清酶学检查

表 11-1-8　血清酶检测项目

项目	参考值	意义
丙氨酸氨基转移酶（ALT）	10~40U/L	检测肝细胞炎症损伤
天门冬氨酸氨基转移酶（AST）	10~40U/L	检测肝细胞炎症损伤
碱性磷酸酶（ALP）	40~110U/L	检测胆道疾病
γ- 谷氨酰转肽酶（GGT）	0~40U/L	检测肝脏炎症、胆道疾病、肝癌
乳酸脱氢酶（LDH）	100~240U/L	诊断肝细胞坏死
胆碱酯酶（CHE）	4300~10 500U/L	检测肝脏合成功能
单胺氧化酶（MAO）	0~3U/L	观察肝纤维化程度

表 11-1-9　肝脏疾病血清酶检测临床意义

ALT	AST	ALT/AST	ALP	GGT	LDH	CHE	MAO	临床意义
↑↑↑	↑↑↑	>1	↑	↑↑	↑	正常	正常	急性病毒性肝炎
↑	↑		正常或↑	正常或↑	↑	正常或↓	正常或↑	慢性活动性病毒性肝炎
正常或↑	正常或↑	<1	正常或↑	正常或↑	↑	正常或↓	正常或↑	肝硬化
正常或↑	正常或↑		↑↑	↑↑↑				肝内、外胆汁淤积如胰头癌、胆道结石引起的胆管阻塞、原发性胆汁性肝硬化等
正常或↑	↑↑	<1	正常或↑	正常或↑	↑↑	↓↓	↑	重型肝炎、急性重型肝炎
正常或↑	正常或↑		↑↑	↑↑	↑	正常、↑或↓		原发性肝癌
正常或↑	↑-↑↑	<1	正常或↑	↑↑↑	↑			酒精性肝炎、药物性肝炎

💡 **注 1.7** 肝纤维化检查　检测慢性肝损害时肝纤维化程度、预后及抗纤维化疗效评估

【参考值】Ⅲ型前胶原肽（P-Ⅲ-P）　　　　0.3~0.6μg/L

　　　　　Ⅲ型前胶原（PC-Ⅲ）　　　　　41~163μg/L

　　　　　Ⅳ型胶原（C-Ⅳ）　　　　　　　13~74μg/L

　　　　　透明质酸（HA）　　　　　　　　2~115μg/L

　　　　　层粘连蛋白（LN）　　　　　　　48~114μg/L

升高：可见于慢性活动性肝炎、肝硬化、肝癌、酒精性肝炎、重型肝炎、原发性胆汁性肝硬化等。

💡 **注 1.8** 肝癌标志物检测

【参考值】甲胎蛋白（AFP）　　　　　　　　<25μg/L

　　　　　α-L-岩藻糖苷酶测定（AFU）　　27.1±12.8U/L

　　　　　癌胚抗原（CEA）　　　　　　　　0~5μg/L

AFP、AFU升高见于原发性肝癌；CEA升高90%见于转移性肝癌。

💡 **注 1.9** 其他检测

1. 影像学检测　目的在于①确定肝内占位性病变即肝肿瘤、肝脓肿和囊肿的有无、大小、位置与性质；②鉴别右上腹肿块的来源；③了解肝的结构和其他病变，如门静脉高压的原因及其侧支循环形成的情况。

普通X线检查价值有限。CT和USG可以在无损伤的情况下查知肝内的结构并显示病变，已成为首选检查方法。

（1）USG诊断：肝脓肿：USG为首选检查方法。脓肿的声像表现为液性暗区，移动探头可显示脓肿呈球形。脓腔内的坏死组织等有形成分，可造成点状或线状回声。脓肿边缘较厚而不甚规则，内有散在细小光点。肝脓肿尚未充分液化时，可表现为大片边界不清的低回声区，难与实质性病变区别。有时肝脓肿内无声区不典型，则易与肝肿瘤坏死混淆，须结合病史及化验，以便和其他疾病鉴别。肝脓肿可为单发、多发或多房，检查时应注意。

肝囊肿及包囊虫病肝囊肿呈现一个或多个无回声暗区，直径自数毫米至几十毫米，断面接近圆形，其中可有不全分隔。囊肿壁薄而光滑，边界清晰，与肝实质有清楚分界。囊肿后壁及后方常有明显的回声增强效应。大的囊肿可使邻近肝内管道受压移位。

肝包囊虫病的声像图与肝囊肿类似。肝近膈面处是好发部位。有时病灶可有多房样结构。囊壁钙化形成壳状强回声。诊断需结合病史。

　　肝肿瘤:肝肿瘤在声像图上呈局限性强回声或低回声区,常难以确定肿瘤性质。因此,对肝肿瘤或占位性病变的性质常需结合其他检查加以判断。

　　原发性肝癌:USG 是影像学诊断中的首选方法。声像图上肝癌表现为聚集成团的强回声区,光团强弱分布不均,边缘不规则。光点常粗糙明亮,与正常肝组织有明显差别。肿瘤区下方的正常肝组织回声强度降低,系因肝癌引起的超声衰减所致(图11-1-2)。

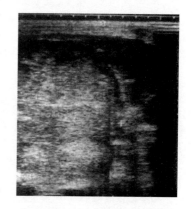

图 11-1-2　肝癌(巨块型)

　　另一种表现是病变区以低声为主,该区光点稀疏。肿瘤区后方边缘无增强效应,可与囊肿鉴别。在弥漫型肝癌可见到弥漫分布的点片状、粗细不规则光点或光斑,诊断较难。

　　肝癌不同类型的声象图表现,见图11-1-3。

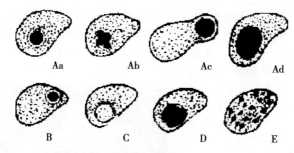

图 11-1-3　肝癌声象图分型示意图

Aa. 结节型强回声;Ab. 融合型强回声;Ac. 包膜型强回声;Ad. 巨块型强回声;B. 等回声型;C. 低回声型;D. 混合型;E. 弥漫型

　　除上述肝内回声的变化外,还可发现肝内静脉和胆管出现受压移位等改变。肝常增大,肝的上缘或下缘显示膨隆。由于肝癌常在明显肝硬化的基础上形成,故常同时有肝硬化的 USG 表现,诊断时要注意鉴别。

　　海绵状血管瘤:USG 易于发现,且发现逐渐增多,但定性诊断仍有一定限度。表现为均匀强回声区,边界清晰锐利。部分血管瘤可出现由血窦形成的液性无回声区或呈网状结构。病变单发或多发。较大的血管瘤多呈混合型图像特征。如 USG 诊断难以定性,应作 CT 或动脉造影协助诊断。如可能,可作穿刺活检。

肝硬化:在我国以门静脉性肝硬化及血吸虫病性肝硬化较多见。USG 表现在早期为肝增大,其后出现肝内纤维组织增生、硬化,肝回声增强、增多、变粗,形成弥漫不均的光点图像。浅层回声常增强而深层常减弱,肝内部各种管腔结构失去正常排列,显示不清。病变进一步发展,肝边缘因纤维组织收缩而不规则,肝内可出现异常回声的结节。后期则肝缩小,轮廓凹凸不平,肝内回声不均,可出现脾增大腹水,腹水表现为肝表面与腹壁软组织之间的液性暗区。

(2) CT 与 MRI 诊断:成为首选检测方法。肝的 CT 检查安全、可靠,有广泛的适应证。主要的适应证是肝占位病变。CT 与 USG 是肝检查的首选检查法,对病变的典型表现可以确诊。对一些不典型病例,两者应配合使用,互相补充和印证,可使病变的诊断更为正确。

原发性肝癌:CT 平扫绝大多数是低密度病灶,少数可以是低密度、等密度与高密度混合的病灶。肿瘤可以是单个或多个结节,也可呈巨块状。较大肿瘤因出血、坏死和囊变而致密度不均匀,中心部常出现更低密度区,其边缘部呈结节状。肿瘤边界多不清,少数边界清楚并有包膜。增强扫描肝癌区略有增强或不增强,而正常肝增强,因而使肿瘤境界更为清楚。癌变区可出现密度稍高的结节或膈,但其增强程度多不如正常肝。动态扫描时,即快速静脉注射造影剂并于开始注射后15~25 秒内即行扫描,由于肝癌由肝动脉供血且供血丰富而迅速,而造影剂尚未到达肝内门静脉形成实质期,故肝癌结节可成为高密度,甚或显出高密度的异常肿瘤血管。但肝癌增强的时间较短暂,2~3分钟内即恢复为原来的低密度状态(图 11-1-4)。

除了上述密度改变

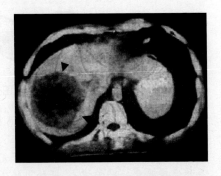

图 11-1-4　原发性肝癌

CT 增强扫描,肝右叶有一较大圆形低密度肿块(↓),其边缘部可见多个较高密度的强化结节,其强化程度不如正常肝,中心部仍为未强化的低密度区

外,CT 还可能看到另外一些改变,包括:①癌瘤处体积增大,轮廓隆凸;②肿瘤压迫肝门和(或)肝裂,使之变形和移位;③门静脉内瘤栓,表现为门静脉增粗,密度不均,增强后可见腔内充盈缺损影或门静脉不增强;④邻近器官如胃、胰、肾的受压移位;⑤附近或远处淋巴结增大(转移),腹水或其他脏器转移。

肝癌常在肝硬化的基础上发生,因此常可见到肝硬化的 CT 表现。

原发性肝癌在 T1WI 上肝癌的信号强度低于肝,境界常不清楚,有时难以认出。在 T2WI 上癌瘤较易识别,其信号高于正常肝,常不均匀。癌瘤中心常有不规则更低信号区,肿瘤边缘有时有一低信号的包膜(图 11-1-5)。注射造影剂后肝癌信号明显增强,可低于或高于正常肝的信号,境界更为清楚,其中低信号区(出血、坏死、瘢痕)则无强化。若有门静脉内瘤栓,可于低信号的门静脉中出现高信号块影。

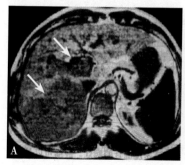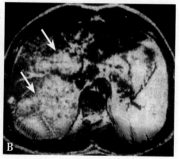

图 11-1-5　肝癌(MRI)

A. T1WI 肝右叶可见大块较低信号区,其内信号不均,轮廓不规则(↓)。门静脉内可见相同信号强度影像,为癌栓所致(↓);B. T2WI 上述稍低信号区成为稍高信号区(↓),门静脉内癌栓的信号也增强(↓)

海绵状血管瘤:CT 平扫表现为类圆形低密度区,境界较清楚,密度较均匀。较大的血管瘤,其中心部分呈更低密度区,平扫所见难与肝癌鉴别。增强扫描尤其是动态扫描是鉴别诊断的必要手段,而且以注射和扫描技术起决定性作用。以 60%~70% 泛影葡胺 60ml 于 30 秒内注入静脉,注射完毕立即对病区层面进行扫描,然后在 1、3、5 分后再对病区层面扫描,必要时最后一次扫描可延迟到注射后 10~15 分。在注射造影剂 60 秒内的扫描片上,血管瘤边缘出现结节状,高密度的增强灶,代表瘤中的"血窦"，其密度与主动脉的密度相近，明显高于正常肝。在其后的扫描片上，可见增强的范围逐渐向中心扩展，而增强灶的密度则逐渐减低，最后整个血管瘤被造影剂"填满"，即整个血管瘤与肝的密度相等。这个过程约为几分钟到 10~20 分钟。造影剂在血管瘤内持续时间长，是与肝癌鉴别的重要征象。较大的血管瘤，其中心可始终保持低密度（图 11-1-6）。

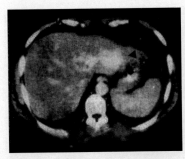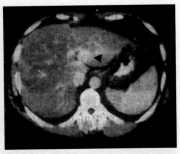

图 11-1-6　肝血管瘤

CT 增强扫描，注射造影剂后 10 分钟，可见原来两个低密度区被造影剂基本完全充盈（↓）。图为两个相邻层面

　　血管瘤在 T1WI 上表现为均匀低信号区，较大的血管瘤则在其中心结构不均匀且信号更低，乃由于其中的血管和纤维化所致。上述表现与肝癌难以鉴别。T2WI 对鉴别诊断很重要，血管瘤的信号很高，而其他实体性肿瘤只稍高（图 11-1-7）。最近文献报道，MRI 对肝癌和血管瘤鉴别诊断的准确性优于 CT 和 USG，92% 病例可作出鉴别。注射 Gd-DT-PA 行增强检查也有助于血管瘤的鉴别，血管瘤的信号强度比肝癌增高更快，更强，且停留时间更长。

　　肝脓肿：CT 显示为境界清楚的圆形低密度区，CT 值 20~30Hu 轮廓多整齐。脓肿壁表现为一圈"晕"，其密度高于脓腔而低于正常肝。增强扫描脓腔不强化，脓肿壁呈环形增强，轮廓光滑整齐，厚度均匀。若腔内有气体和（或）液面则可确诊。

　　肝脓肿在 MRI 上呈液体病变的信号特征，即长的 T1 和 T2。T2WI 上呈圆形、境界清楚的低信号区，其周围有一圈低信号晕围绕。注射 Gd-DTPA 后这一圈晕呈高信号环。

　　肝囊肿：典型 CT 表现为单发或多发边界锐利光滑的圆形低密度区，CT 值与水接近。增强扫描囊肿不增强

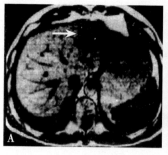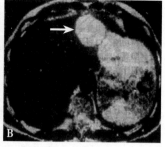

图 11-1-7 肝血管瘤（MRI）

A. T1WI 肝左叶有一边界清楚的低信号区（→）；B. T2WI 原低信号区表现为极高信号（→）此例 CT 检查亦表现为典型的血管瘤征象

　　肝囊肿的 MRI 特点是 T1 和 T2 时间极长，在 T1WI 上其信号极低，低于血管瘤和肿瘤的信号，在 T2WI 上则其信号强度高于血管瘤和肿瘤。注射 Gd-DTPA 后，肝囊肿信号不增强。有时在 T2WI 上囊肿和血管瘤的信号强度相似，难以区别，则应利用 T1WI 加以区别，此时囊肿的信号强度明显低于血管瘤的信号。

　　(3) 肝硬化：CT 有助于了解肝硬化的程度及腹部其他情况。平扫表现为肝密度普遍减低，CT 值接近或低于脾。早期肝增大，晚期肝缩小。肝轮廓凹凸不平呈结节状。肝各叶大小比例失常，常是尾叶与左叶较大而右叶较小。肝门和肝裂增宽。脾增大是诊断肝硬化的重要根据，其外缘前后径超过 5 个单元。(一个肋骨或肋间隙称为一个肋单元)。病情进展者或伴有腹水，表现为肝轮廓外的新月形水样低密度区。有些肝硬化患者没有 CT 变化。

（李　强）

第十二章　穿　刺　术

第一节　腹腔穿刺术

一、腹腔穿刺术的适应证

1. 腹水原因不明，或疑有内出血者。
2. 大量腹水引起难以忍受的呼吸困难及腹胀者。
3. 需腹腔内注药或腹水浓缩再输入者。

二、腹腔穿刺术的禁忌证

1. 广泛腹膜粘连者。
2. 有肝性脑病先兆、包虫病及巨大卵巢囊肿者。
3. 大量腹水伴有严重电解质紊乱者禁忌大量放腹水。
4. 精神异常或不能配合者。
5. 妊娠。

三、腹腔穿刺术的术前准备工作

1. 排除禁忌证。

2. 告知腹腔穿刺的意义、过程、操作中应注意的问题，以消除其顾虑，取得配合，并签署知情同意书。

3. 术前患者应进行测血压、脉搏、量腹围、检查腹部体征，术前嘱病人排尿，以防刺伤膀胱。

4. 器械准备（图12-1-1）　消毒液（2%碘酊和75%酒精或0.5%碘伏），无菌手套1副，无菌消毒腹腔穿刺包一个（包括腹腔穿刺针×1，洞巾×1，纱布×2块，止血钳1把），无菌注射器5ml、60ml各一个，2%利多卡因1支。

5. 穿刺体位（图12-1-2）　根据病情和需要可取坐位、半卧位、平卧位，并尽量使病人舒服，以便能够耐受较长的操作时间。对疑为腹腔内出血或腹水量少者行实验性穿刺，取侧卧位为宜。

四、腹腔穿刺术的部位

1. 脐与耻骨联合上缘间连线的中点上方1cm、偏左或右1~2cm，此

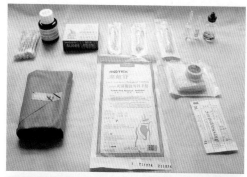

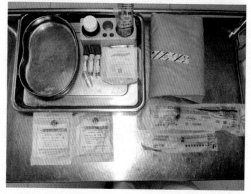

图 12-1-1　操作前器械准备

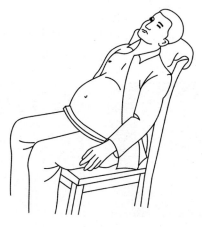

坐位

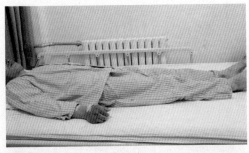

平卧位

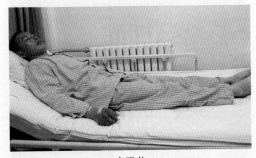

半卧位

图 12-1-2　穿刺体位

处无重要器官,穿刺较安全。此处无重要脏器且容易愈合(图 12-1-3)。

2. 左下腹部穿刺点　脐与左髂前上棘连线的中外 1/3 交界处(图 12-1-4),此处可避免损伤腹壁下动脉,肠管较游离不易损伤。放腹水时通常选用左侧穿刺点,此处不易损伤腹壁动脉。

3. 侧卧位穿刺点　脐平面与腋前线或腋中线交点处(图 12-1-5)。此处穿刺多适于腹膜腔内少量积液的诊断性穿刺。

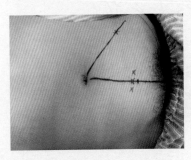

图 12-1-3　腹腔积液穿刺点

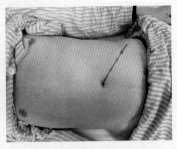

图 12-1-4　左下腹部穿刺点

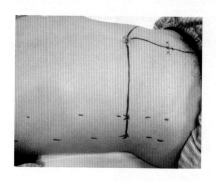

图 12-1-5　侧卧位穿刺点

五、腹腔穿刺术的步骤

1. 操作者戴好帽子口罩,协助患者取合适的体位,充分暴露腹腔穿刺部位(图 12-1-6)。

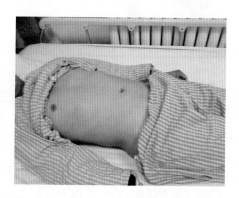

图 12-1-6　患者准备

2. 常规消毒穿刺点周围 15cm 皮肤,戴无菌手套,铺消毒洞巾,并用固定,检查穿刺针是否通畅,与穿刺针连结的乳胶管先用血管钳夹住,准备穿刺(图 12-1-7)。

3. 以 2% 利多卡因 3~5ml 局部麻醉,在选定的穿刺点皮肤打一皮丘,后沿穿刺点处皮肤垂直逐层进针,缓慢推进并注药,至有落空感时可轻回抽,如抽出液体,证明已进入腹腔内积液处,记住进针方向及深度后拔针。拔针后稍加揉按(图 12-1-8)。

4. 左手固定穿刺点皮肤,右手持穿刺针沿肋骨上缘按上述方向及深度穿刺,有落空感时,表示针尖已穿过腹膜壁层,即可行抽取和引流腹

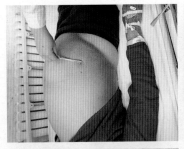
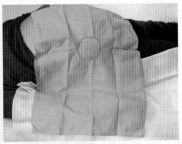

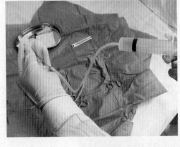

图 12-1-7　消毒、铺巾、检查腹穿针

水,并置腹水于消毒试管中以备做检验用,诊断性穿刺,可直接用 20ml 或 50ml 注射器及适当针头进行。大量放液时,可用 8 号或 9 号针头,并于针座接一橡皮管,以输液夹子调整速度,将腹水引入容器中记量并送化验检查。放腹水速度不宜过快,量不宜过大。肝硬化患者一次放腹水不要超过 3000ml(但有腹水浓缩回输设备

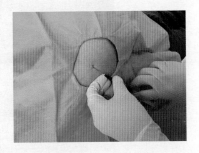

图 12-1-8　局部麻醉

者不限此量),过多放液可诱发肝性脑病和电解质紊乱,但在补充输注大量白蛋白的基础上,一般放腹水 1000ml 补充白蛋白 6~8g,也可以大量放液。放液中逐渐紧缩已置于腹部的多头腹带,以防腹压骤然降低,内脏血管扩张而发生血压下降甚至休克等现象。但对腹水量多者的放液,穿刺针自穿刺点斜行方向刺入皮下,然后再使穿刺针与腹壁呈垂直方向刺入腹腔,以防腹水自穿刺点滑出(图 12-1-9)。

　　5. 抽液完毕,拔出穿刺针,消毒并用无菌纱布包扎,局部按压数分钟,嘱患者注意局部卫生并卧床休息,继续临床观察,如遇穿刺孔继续有腹水渗漏时,可用蝶形胶布或涂上火棉胶封闭。抽出的腹水,根据病情需要分别送检腹水常规、生化、腺苷脱氨酶、病理等(图 12-1-10)。

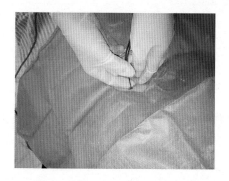

图 12-1-9　进腹穿针

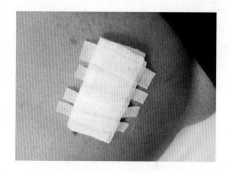

图 12-1-10　处理伤口

（余祖江）

第二节 胸腔穿刺术

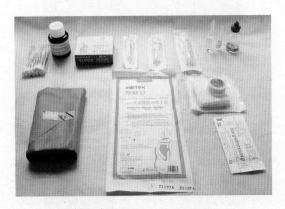

图 12-2-1 穿刺前机械准备

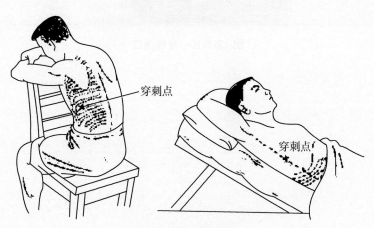

图 12-2-2 穿刺体位

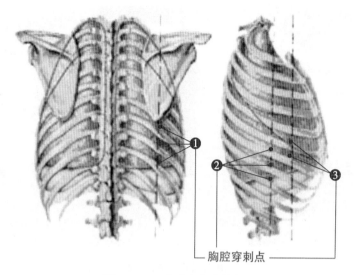

胸腔穿刺点

图 12-2-3　胸腔积液穿刺点

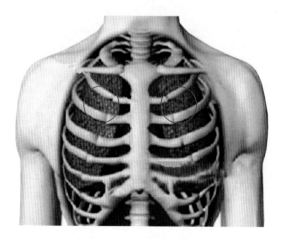

图 12-2-4　气胸穿刺点

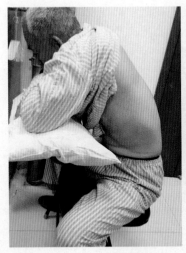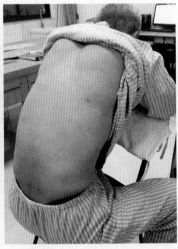

图 12-2-5 患者准备

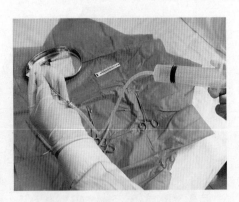

图 12-2-6 消毒、铺巾、检查胸穿针

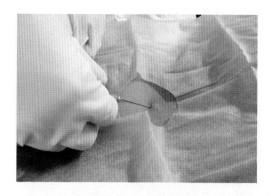

图 12-2-7　局部麻醉

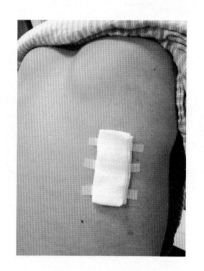

图 12-2-8　处理伤口

（余祖江）

第三节　腰椎穿刺术

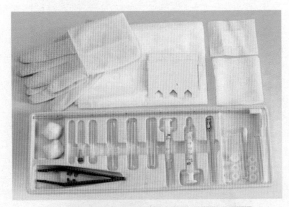

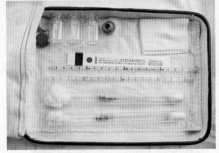

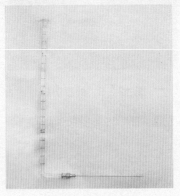

图 12-3-1　腰穿包

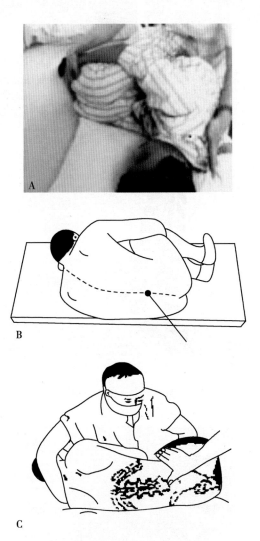

图 12-3-2 摆放体位

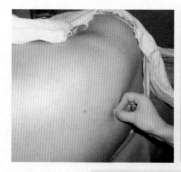

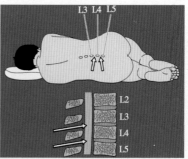

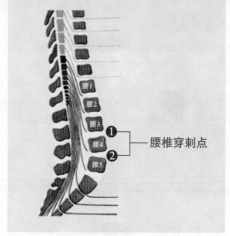

图 12-3-3　定位穿刺点

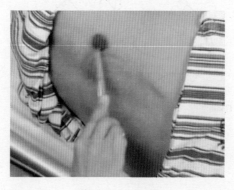

图 12-3-4　消毒

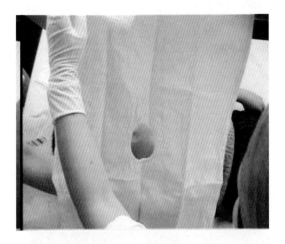

图 12-3-5 铺巾

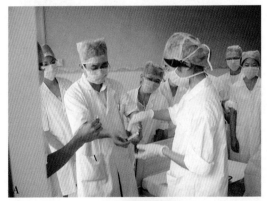

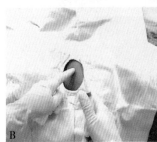 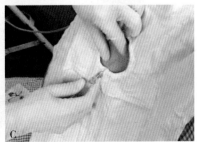

图 12-3-6 局麻

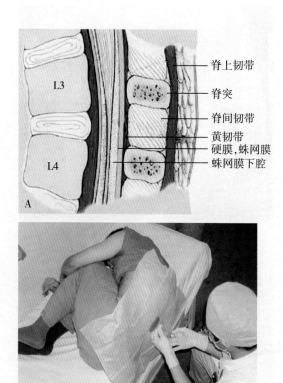

脊上韧带

脊突

脊间韧带

黄韧带

硬膜,蛛网膜

蛛网膜下腔

图 12-3-7　穿刺针经过的组织
A. 穿刺针经过的组织；B. 进针

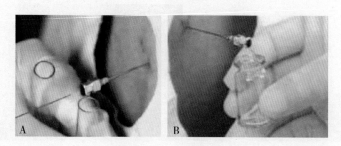

图 12-3-8　留取标本

486

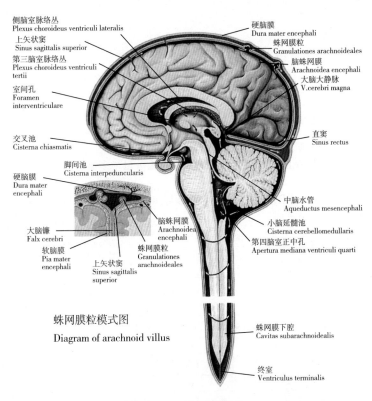

侧脑室脉络丛
Plexus choroideus ventriculi lateralis
上矢状窦
Sinus sagittalis superior
第三脑室脉络丛
Plexus choroideus ventriculi tertii
室间孔
Foramen interventriculare
交叉池
Cisterna chiasmatis
脚间池
Cisterna interpeduncularis
硬脑膜
Dura mater encephali
大脑镰
Falx cerebri
软脑膜
Pia mater encephali
上矢状窦
Sinus sagittalis superior
脑蛛网膜
Arachnoidea encephali
蛛网膜粒
Granulationes arachnoideales

硬脑膜
Dura mater encephali
蛛网膜粒
Granulationes arachnoideales
脑蛛网膜
Arachnoidea encephali
大脑大静脉
V.cerebri magna
直窦
Sinus rectus
中脑水管
Aqueductus mesencephali
小脑延髓池
Cisterna cerebellomedullaris
第四脑室正中孔
Apertura mediana ventriculi quarti
蛛网膜下腔
Cavitas subarachnoidealis
终室
Ventriculus terminalis

蛛网膜粒模式图
Diagram of arachnoid villus

图 12-3-9　脑脊液循环

（李智伟　杨　威）

第四节 骨髓穿刺术

一、常见检查原因

1. 各种血液病的诊断、鉴别诊断及治疗随访。

2. 不明原因的红细胞、白细胞、血小板数量增多或减少及形态学异常。

3. 不明原因发热的诊断与鉴别诊断,可作骨髓培养,骨髓涂片找寄生虫等。

二、术前准备

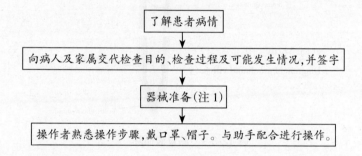

了解患者病情

↓

向病人及家属交代检查目的、检查过程及可能发生情况,并签字

↓

器械准备(注 1)

↓

操作者熟悉操作步骤,戴口罩、帽子。与助手配合进行操作。

💡 **注1** 器械准备包括无菌骨髓穿刺包、2% 碘酒或碘伏、2% 利多卡因、治疗盘、无菌棉签、手套、注射器、载玻片及胶布(图 12-4-1)。

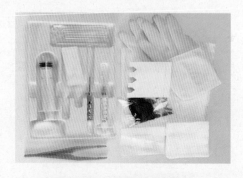

图 12-4-1 骨髓穿刺术器械

三、操作方法

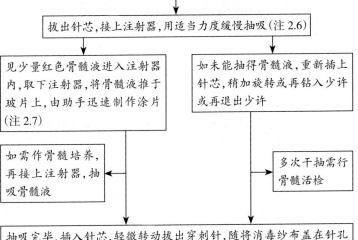

选择穿刺部位(注2.1)

↓

指导患者摆体位(注2.2)

↓

常规消毒皮肤,戴无菌手套、铺消毒洞巾,用2%利多卡因作局部浸润麻醉直至骨膜(注2.3)

↓

将骨髓穿刺针固定器固定在适当长度上(注2.4),以左手拇、示指固定穿刺部位皮肤,右手持针于骨面垂直刺入(注2.5)

↓

拔出针芯,接上注射器,用适当力度缓慢抽吸(注2.6)

见少量红色骨髓液进入注射器内,取下注射器,将骨髓液推于玻片上,由助手迅速制作涂片(注2.7)

如未能抽得骨髓液,重新插上针芯,稍加旋转或再钻入少许或再退出少许

如需作骨髓培养,再接上注射器,抽吸骨髓液

多次干抽需行骨髓活检

抽吸完毕,插入针芯,轻微转动拔出穿刺针,随将消毒纱布盖在针孔上,稍加按压,用胶布加压固定

💡 **注2.1** 穿刺部位选择

1. **髂前上棘** 常取髂前上棘后上方1~2cm处作为穿刺点,此处骨面较平,容易固定,操作方便安全(图12-4-2);

2. **髂后上棘** 位于骶椎两侧、臀部上方骨性突出部位(图12-4-3);

3. **胸骨柄** 此处骨髓含量丰富,当上述部位穿刺失败时,可作胸骨柄穿刺,但此处骨质较薄,其后有心房及大血管,严防穿透发生危险,较少选用(图12-4-4);

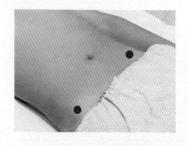

图 12-4-2 髂前上棘穿刺点

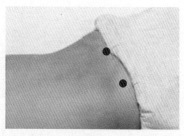

图 12-4-3 髂后上棘穿刺点

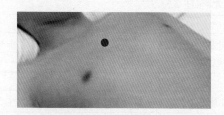

图 12-4-4 胸骨穿刺点

4. 腰椎棘突 位于腰椎棘突突出处,极少选用。

💡 注2.2 体位

　　胸骨及髂前上棘穿刺时取仰卧位,前者还需用枕头垫于背后,以使胸部稍突出。髂后上棘穿刺时应取侧卧位。腰椎棘突穿刺时取坐位或侧卧位。

💡 注2.3 局部浸润麻醉至骨膜处需多点麻醉(图12-4-5)。

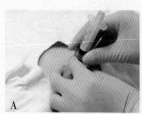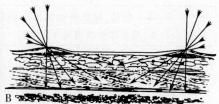

图 12-4-5 局部浸润麻醉

💡 注2.4 髂骨穿刺约 1.5cm,肥胖者可适当放长,胸骨柄穿刺约 1.0cm。

💡 注2.5 当穿刺针接触到骨质后则左右旋转,缓缓钻刺骨质,当感到阻力消失,且穿刺针已固定在骨内时,表示已进入骨髓腔(图12-4-6)。穿刺针进入骨质后避免摆动过大,以免折断,若为胸骨柄穿刺,穿刺针与骨面成30°~40°角斜行刺入。

💡注 2.6 骨髓液抽吸量以0.1~0.2ml为宜。

💡注 2.7 骨髓液涂片的制作方法

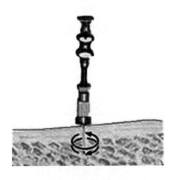

图12-4-6 接触到骨质后则左右旋转,避免摆动过大

(1)需载玻片2张,分别称为玻片1和玻片2(推片)。

(2)用玻片1一端接约3mm直径的骨髓液,将此玻片1保持水平。

(3)取另一边缘平整的载玻片2(推片),将其前端放在骨髓液前,与片1保持30°角并稍向后移与骨髓液接触,即见骨髓液沿片2(推片)下缘散开,使骨髓液展开并充满整个推片的宽度。

(4)立刻将推片与载玻片呈30°角,边轻压推片边将骨髓液按下图的箭头方向推动涂抹,至骨髓液铺完血膜为止(图12-4-7)。

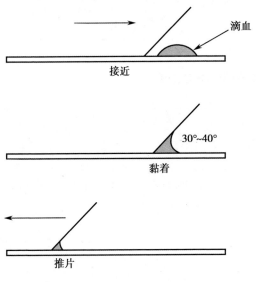

图12-4-7 骨髓涂片制作方法

491

四、术后处理

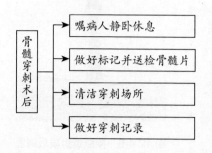

骨髓穿刺术后
- 嘱病人静卧休息
- 做好标记并送检骨髓片
- 清洁穿刺场所
- 做好穿刺记录

附:骨髓穿刺术医嘱
1. 骨髓穿刺术
2. 2% 利多卡因 3ml 局部浸润麻醉
3. 骨髓象初诊
4. 骨髓细菌培养
5. 骨髓涂片查寄生虫

五、术后护理

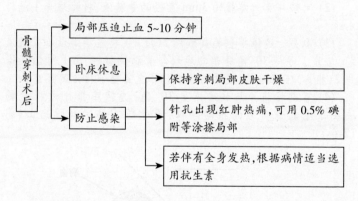

骨髓穿刺术后
- 局部压迫止血 5~10 分钟
- 卧床休息
- 防止感染
  - 保持穿刺局部皮肤干燥
  - 针孔出现红肿热痛,可用 0.5% 碘附等涂搽局部
  - 若伴有全身发热,根据病情适当选用抗生素

六、骨髓穿刺术禁忌证

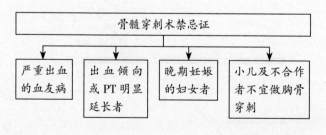

骨髓穿刺术禁忌证
- 严重出血的血友病
- 出血倾向或 PT 明显延长者
- 晚期妊娠的妇女者
- 小儿及不合作者不宜做胸骨穿刺

（李智伟　杨威）